高等医药院校基础医学实验教学系列规划教材

供本、专科医学类相关专业学生使用

病理学与病理生理学
学习与实验指导

主　编　赵时梅　韦丽华

副主编　张安文　李园园　利　华

编　者　(按姓氏笔画排序)

韦丽华 (广西科技大学医学院)

史　琳 (广西科技大学医学院)

任传伟 (广西科技大学医学院)

李丽娟 (遵义医学院)

李园园 (广西科技大学医学院)

利　华 (广西中医药大学)

张安文 (广西科技大学医学院)

罗　宇 (广西科技大学医学院)

罗秉庆 (广西科技大学第一附属医院)

赵时梅 (广西科技大学医学院)

电子工业出版社

Publishing House of Electronics Industry

北京·BEIJING

图书在版编目（CIP）数据

病理学与病理生理学学习与实验指导/赵时梅，韦丽华主编. —北京：电子工业
出版社，2017.3

高等医药院校基础医学实验教学系列规划教材

ISBN 978-7-121-30852-9

Ⅰ. ①病… Ⅱ. ①赵… ②韦… Ⅲ. ①病理学–医学院校–教学参考资料②病理
生理学–医学院校–教学参考资料 Ⅳ. ①R36

中国版本图书馆 CIP 数据核字（2017）第 018594 号

策划编辑：崔宝莹
责任编辑：崔宝莹
印　　刷：北京七彩京通数码快印有限公司
装　　订：北京七彩京通数码快印有限公司
出版发行：电子工业出版社
　　　　　北京市海淀区万寿路 173 信箱　　邮编：100036
开　　本：787×1092　1/16　　　　　印张：16　　　字数：360 千字
版　　次：2017 年 3 月第 1 版
印　　次：2024 年 1 月第 11 次印刷
定　　价：59.00 元

凡所购买电子工业出版社图书有缺损问题，请向购买书店调换。若书店售缺，请与本社发
行部联系，联系及邮购电话：（010）88254888，88258888。

质量投诉请发邮件至 zlts@ phei. com. cn，盗版侵权举报请发邮件到 dbqq@ phei. com. cn。

本书咨询联系方式：QQ 250115680。

高等医药院校基础医学实验教学系列规划教材
建设指导委员会

前言 PREFACE

病理学与病理生理学是研究疾病发生、发展规律的科学，是基础医学和临床医学之间的桥梁，并与各临床学科有着密切的联系。通过学习病理学与病理生理学，医学生可以掌握疾病的病因、发病机制、机体在疾病过程中形态和功能的变化及由此产生的各种临床表现，为以后学习临床医学各学科打下坚实的基础。

本书分为两篇。上篇为实验，包括病理学实验和病理生理学实验两部分。实验内容包括目的要求、实验材料、实验内容、病例讨论等。在每一个实验中还提出一些拓展思考题，突出病变与临床的联系。下篇为学习指导，主要涉及病理学与病理生理学练习题。与此同时，为方便医学生学习，本书附录部分还介绍了病理学常用检测技术、尸体剖验方法及意义、器官体积与重量正常参考值、显微镜的构造及使用等。本教材将理论与实践有机地结合在一起，融入项目教学法应用心得（广西教育厅项目：2013JGB310），注重对学生分析问题、解决问题能力和执业技能的培养。本书适用于本科及高职高专院校不同层次、不同专业的病理学与病理生理学实验教学。

本书的编写得到了电子工业出版社和各参编院校领导的大力支持，在此表示诚挚的感谢。书中参考并引用了行业内知名专家和学者有关教材及专著的一些观点，在此，特向原作者致谢。

由于我们的专业知识和教学经验有限，加之时间仓促，疏漏错误之处在所难免，敬请专家同行和使用本教材的广大师生批评指正。

赵时梅

2016 年 11 月

目录 CONTENTS

上篇　实验

下篇　学习指导

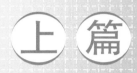

上篇

实　验

第一部分　病理学实验

病理学实验总则

【病理学实验课的目的】

病理学是联系基础医学和临床医学的桥梁课程,是学好临床各学科的必要基础。病理学又是一门形态学科,具有很强的直观性、实践性。通过实验,理论联系实际,培养学生利用理论知识解决实际问题的能力,同时培养学生观察、分析、表达、协作等的综合能力。

【实验课内容安排】

1. 大体标本和病理切片观察。

2. 多媒体演示。

3. 动物实验。

4. 临床病例讨论。

【大体标本的观察方法及步骤】

1. 观察路径

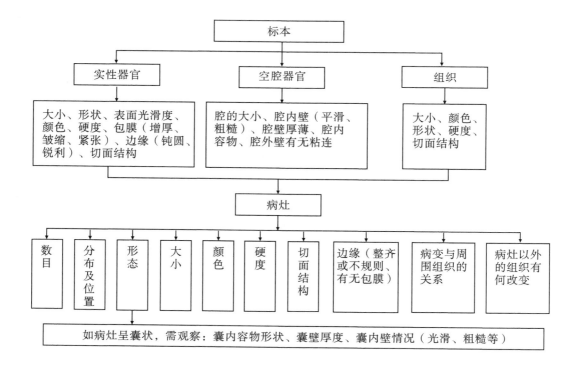

2. **做出诊断**　器官名称+病变。如肝瘀血、肺水肿等。

【组织切片的观察方法及步骤】

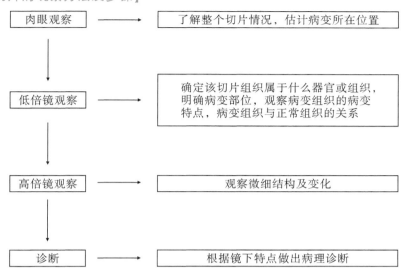

注意,观察显微镜时:①要以低倍镜为主,高倍镜为辅。②要两手同时动作,左手推动切片,右手转动螺旋。③全面观察,不可孤立地固定观察一个视野,移动切片,才能观察全面。

【动物实验】

用动物实验的方法,可以在动物身上复制出某些人类疾病的模型,对这些疾病的病因、发病机制、病理变化以及药物疗效等方面进行研究。在实习课程中开展动物实验,学生动手复制某些动物疾病模型,除达到验证理论、加深理解、巩固提高所学知识的目的外,对培养学生思维、分析能力和科研能力也具有重要意义。

每次实验前,首先仔细阅读实习指导有关部分,了解本实验目的、要求、方法和具体步骤。实验时,要认真按实习指导方法、步骤进行,细心操作,爱护实验器械、药品,爱护动物,仔细观察并准确记录实验结果,认真做好每次实验总结报告。

【临床病例讨论】

病例讨论是通过阅读典型病例的临床病理(尸体解剖)资料,结合所学病理学理论知识,在教师指导下进行讨论,达到理论联系实际、进一步加深对所学理论知识的理解及运用的目的。同时培养学生分析问题、解决问题的能力,培养学生临床思维、团队协作等综合实践能力。

讨论方法:在成果为本的理论指导下,采用项目教学法进行讨论。

项目教学法(广西教育厅项目:2013JGB310)是在一种真实的或模拟真实的情境中,将某一教学内容转化为任务,教师成为学生学习的高级伙伴或合作者,学生以小组合作的方式完成任务,以掌握相关的知识和技能。

项目教学法流程图：

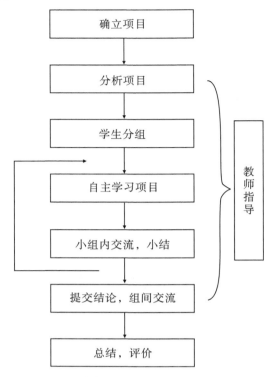

【实验报告的要求及注意事项】

1. 实验报告的内容包括绘图、分析和诊断。通过实验报告,培养学生严谨的科学态度和实事求是的科学作风。每次实验必须认真做好实验报告,交给老师审阅。

2. 实验报告的字体要端正、整洁,对病理标本的描述要力求精确。绘图也应准确地表达病变的要点。

3. 应做好实验前的准备工作。

(1)复习与本次实验有关的理论,这样才能深入认识和理解各种病理改变。

(2)每人必须备有实验指导、绘图本和彩色铅笔。

(3)熟练掌握显微镜的用法。

【实验室规则】

1. 严格遵守学习纪律和请假制度,不得无故迟到或早退,不得随便离开实验室或旷课。

2. 爱护公物,爱护病理大体标本、组织切片、显微镜。如有损坏,要及时报告老师登记,实验物品用后放回原处。

3. 实验室内要保持肃静、整洁,不得随地丢纸屑、果皮,不得随地吐痰,不准穿拖鞋。

4. 实验室实行学生值日制,定期清洁整理。离开实验室前要把台凳整理好,关好门窗及水电。

(赵时梅)

实验一 病理组织制片技术

✚ 目的要求

熟悉 石蜡组织切片的制作过程。

✚ 实验材料

各种固定液、苏木素染液、伊红染液、1%的盐酸、各级浓度的酒精、二甲苯（或生物环保透明脱蜡液）、蒸馏水、中性树胶等。以及所需的组织和器官的蜡块。

✚ 实验内容

要想获得以微米为单位的切片（一般情况下 3～4μm），须进行严格的操作过程，一般来说要经过以下几个步骤：

1. 固定　取下的组织应尽快放入固定液中（如 10% 甲醛，如果用 95% 酒精固定需要将组织充分切开）。

2. 取材　取下来的组织，经过 10% 的中性甲醛完全固定后，根据需求，大小视组织而定，实体组织一般取不超过 5mm×5mm×5mm 为好，并用标签进行标记。

3. 浸洗　根据固定液的不同，可分别用自来水、蒸馏水等浸洗。

4. 脱水　组织分别经过 70% 酒精、80% 酒精、95% 酒精、100% 酒精脱水各数小时后进入下一步。

5. 透明　二甲苯透明 2～3 次，时间一般 2～3 小时就可达到透明效果，这还与温度有关。温度越高，透明越快。

6. 浸蜡　60℃ 的石蜡中浸 3 次，每次 1 小时。

7. 包埋　将包埋框注入已溶石蜡，再将组织用镊子放入框内，并将标签放在最上面以区分不同的组织。

8. 修块　用刀切去周边多余的石蜡，一般修成梯形。

9. 切片　用切片机将蜡块切成 3～4μm 的薄片。

10. 摊片　将切成的薄片先放入适宜浓度的酒精中展开，再放入 40℃ 左右水浴箱中展平，然后再贴在载玻片上进行烤片。

11. 染色　将烤好的载玻片放入切片架上，放入二甲苯（或生物环保透明脱蜡液）进行脱蜡，再进入不同梯度的酒精除去二甲苯，用水洗后方可进行染色。最常用的染色为苏木素和伊红染色，也叫 HE 染色。

12. 脱水、透明和封片　用梯度酒精脱水，二甲苯透明，中性树胶封片。

结果：细胞核被苏木素染成蓝紫色，细胞质和细胞外基质的胶原纤维等被伊红染成不同程度的红色。

（罗　宇）

实验二　组织适应、损伤与修复

╫ 学习视角

　　本章主要讲解机体组织细胞当内外环境改变后会出现的反应:适应(萎缩、肥大、增生、化生),损伤(变性及坏死),其中坏死是不可逆性损伤,机体将对其进行修复(再生、纤维性修复)。创伤愈合根据不同的条件分为一期愈合和二期愈合。骨折的愈合中最关键的因素是正确的复位和良好的固定。

╫ 目的要求

　　1. *掌握*　萎缩、增生、肥大、化生、细胞水肿、脂肪变性、玻璃样变、坏死、凝固性坏死、液化性坏死、坏疽、机化、溃疡、空洞、再生、纤维性修复和肉芽组织的概念,适应、变性、坏死的形态特点,坏死的结局,肉芽组织在损伤修复过程中的作用,创伤愈合的类型。

　　2. *熟悉*　萎缩、细胞水肿、脂肪变性常见发生器官及其形态变化特点。

　　3. *了解*　少见变性类型的形态特点。

╫ 实验材料

大体标本	组织切片	病例资料
1. 肾压迫性萎缩	1. 肝脂肪变性	病例 1
2. 肾压迫性萎缩伴肾盂结石	2. 脑液化性坏死	
3. 心脏肥大	3. 干酪样坏死	
4. 肝脂肪变性	4. 肾凝固性坏死	
5. 脾凝固性坏死	5. 胃溃疡	
6. 脑液化性坏死		
7. 干酪样坏死		
8. 溃疡		
9. 空洞		

╫ 实验内容

标本观察

（一）肾压迫性萎缩

观察要点:肾体积、肾实质的变化。

1. *病史*　患者,女,45 岁。右下腹囊性肿块伴阵发性疼痛 10 余年。X 线检查发现右输尿管阳性结石影。

2. 大体标本　肾脏体积明显增大,肾实质变薄如纸,肾盂肾盏极度扩大积水,形成巨大囊腔,输尿管腔狭窄(图1-2-1)。

3. 思考　肾萎缩后功能有何变化?

(二)肾压迫性萎缩伴肾盂结石

观察要点:肾体积、肾实质及肾盂腔内变化。

1. 病史　患者,女,50岁。右下腹囊性肿块伴阵发性疼痛12余年。X线检查发现右肾盂阳性结石影。

2. 大体标本　肾脏体积明显增大,肾实质变薄如厚纸,肾盂肾盏极度扩大积水,形成巨大囊腔,肾盂可见一枚结石(图1-2-2)。

3. 思考　去除结石后萎缩的肾脏能否完全恢复?

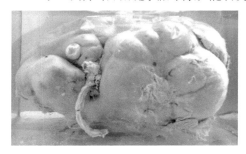
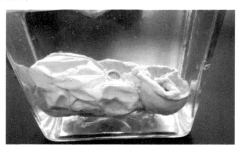

图1-2-1　肾压迫性萎缩　　　　　　　图1-2-2　肾压迫性萎缩伴肾盂结石

(三)心脏肥大

观察要点:心脏体积的改变。

1. 病史　患者,男,68岁。患高血压病20年,血压在(21.3～24.0)/(12.7～14.7)kPa〔(160～180)/(95～110)mmHg〕,经常头昏头痛,常年服用降压药。突然跌倒后昏迷,经抢救无效死亡,临床诊断为脑出血。

2. 大体标本　心脏外形明显增大,重达1050g,心尖钝圆,左心室扩大,左心室肌壁显著肥厚,约1.5cm,乳头肌明显增粗,心瓣膜及腱索正常(图1-2-3)。

3. 思考　心脏肥大后功能有何改变?

(四)肝脂肪变性

观察要点:肝脏体积、颜色、质地,有无脂滴。

1. 病史　患者,男,56岁。有长期饮酒史,近5年时觉右上腹疼痛。因发生意外死亡行尸检获取标本。

2. 大体标本　肝脏体积增大,被膜紧张,边缘变钝,表面及切面均呈淡黄色,手触摸有油腻感,固定液表面可见脂滴(图1-2-4)。

3. 切片　脂肪变性的肝细胞质中见大小不等的空泡,为脂滴,细胞核常偏向细胞一侧。肝窦明显受压变窄。肝细胞索结构消失。

4. 思考　肝脂肪变性是否可逆?对机体有何影响?

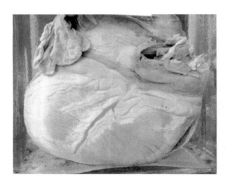

图 1-2-3　心脏肥大

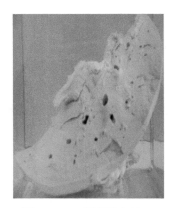

图 1-2-4　肝脂肪变性

（五）脾凝固性坏死

观察要点：脾切面颜色、质地。

1. 病史　患者，女，52 岁。患主动脉粥样硬化症 10 余年，因脑动脉血栓栓塞死亡行尸检获取标本。

2. 大体标本　脾脏切面被膜下可见多灶性灰白色梗死区，较干燥，无光泽，失去正常结构，边缘清楚，欠整齐，坏死区周边可见暗红色充血、出血带（图 1-2-5）。

（六）脑液化性坏死

观察要点：脑组织切面颜色、质地的变化。

1. 病史　患者，男，55 岁。患主动脉粥样硬化症 10 余年，继发脑动脉血栓栓塞。

2. 大体标本　脑组织一块，切面灰白，区域脑组织液化，质软（图 1-2-6）。

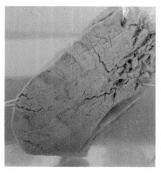

图 1-2-5　脾凝固性坏死

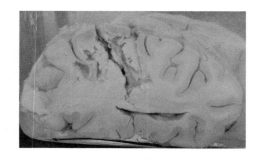

图 1-2-6　脑液化性坏死

3. 切片　脑组织区域脑细胞细胞核溶解，细胞质呈嗜酸性红染，伴少许炎细胞浸润。

4. 思考　脑液化性坏死的结局是什么？

（七）干酪样坏死

观察要点：肾切面颜色、质地。

1. 病史　患者，女，45 岁。乏力、纳差 6 个月有余，腰部钝痛，时有血尿。

2. 大体标本　肾切面区域肾组织呈淡黄色、奶酪样，可见数个大小不一的空洞，空洞内见淡黄色、奶酪样物（图 1-2-7）。

3. 切片　肾组织中区域组织呈无结构颗粒状红染物,未见肾单位结构残影,周围见朗格汉斯细胞、上皮样细胞增生及少许淋巴细胞浸润。

4. 思考　见到干酪样坏死应考虑何种疾病?

(八) 溃疡

观察要点:胃壁黏膜是否完整及其形态特点。

1. 病史　患者,女,48 岁。左上腹痛 3 年余,伴返酸、嗳气。

2. 大体标本　胃小弯侧见一黏膜缺损区,边缘整齐,底部平坦干净,周围黏膜皱襞呈放射状向其集中(图 1-2-8)。

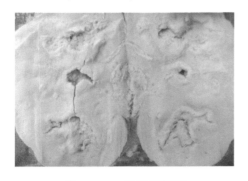

图 1-2-7　干酪样坏死

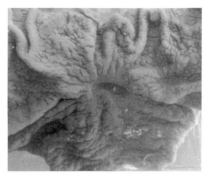

图 1-2-8　胃溃疡

3. 思考　胃溃疡的结局是什么?

(九) 空洞

观察要点:肺切面改变,缺损的形态特点。

1. 病史　患者,女,48 岁。反复咳嗽、咳血丝痰 2 年,伴气促 1 周。X 线片见左肺有透亮区。

2. 大体标本　在肺切面见一个厚壁空洞,直径约 5cm,空洞内有干酪样坏死物,其外有较厚的纤维组织增生,附近肺组织纤维化(图 1-2-9)。

3. 思考　肺空洞的结局是什么?

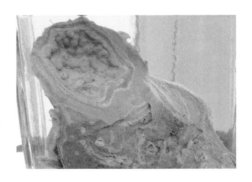

图 1-2-9　肺空洞

思考题

1. 肉芽组织的成分是什么?良好的肉芽肉眼观有何特点?

2. 伤口的一期愈合和二期愈合有何区别?如何才能获得一期愈合?

(张安文)

实验三 局部血液循环障碍

学习视角

生命活动依赖于正常血量在密闭的心血管系统内持续流动。当血液不在正常的位置流动则为出血;当流动血液的量异常,则出现充血、瘀血、梗死;当血液的质出现异常,则可能发生血栓形成、栓塞。上述病变并非孤立存在,而是相互影响或递进的,学习时注意各种病变的相互联系。

目的要求

1. **掌握** 瘀血的概念、病理变化及其后果,血栓形成的概念、形成条件、形态特点及结局,两种梗死的形态特点及区别,血栓、栓子、栓塞、梗死的概念及其相互关系。

2. **熟悉** 血栓的形态和结局,常见栓塞的类型及后果;瘀血、血栓形成、栓塞、梗死之间的内在联系及演进。

3. **了解** 动脉性充血及出血的概念、原因、病理变化和后果,梗死的原因和条件、梗死对机体的影响和结局。

实验材料

大体标本	组织切片	病例资料
1. 脑出血	1. 急性肺瘀血	病例 1
2. 慢性肺瘀血	2. 慢性肺瘀血	病例 2
3. 血栓形成	3. 慢性肝瘀血	
4. 肺动脉栓塞	4. 肺动脉栓塞	
5. 肺动脉瓣栓塞	5. 机化血栓	
6. 脾贫血性梗死		
7. 肺出血性梗死		
8. 肠出血性梗死		

实验内容

一、标本观察

(一)脑出血

观察要点:病灶部位固定后呈黑色。

1. 病史 患者,女,66岁。有高血压病10多年,近来常感头痛,突然跌倒昏迷4小时而入院。治疗无效死亡。

2. 大体标本 大脑矢状面,见大脑、小脑、脑干、胼胝体。脑干处见灶性黑色不规则出血区,其余脑组织未见异常(图1-3-1)。

3. 思考 此例脑出血属于什么类型的出血?

(二)急性肺瘀血

观察要点:肺泡壁血管扩张充血,肺泡腔内有粉染水肿液。

1. 病史 患者,女,65岁。高血压病史10年,因情绪激动、心悸、胸闷入院。

2. 切片 肺组织。肺泡壁毛细血管和小静脉高度扩张并充满血细胞。肺泡腔内有粉染淡薄物质及少量红细胞和巨噬细胞(图1-3-2)。

3. 思考 临床上什么原因可导致急性肺瘀血的发生?肺泡腔内水肿液从何而来?临床上可能出现什么症状?

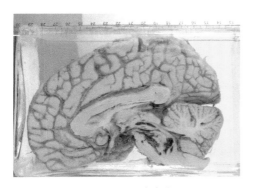

图1-3-1 脑出血

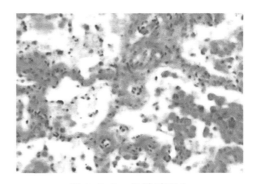

图1-3-2 急性肺瘀血

(三)慢性肺瘀血(肺褐色硬化)

观察要点:大体——肺质地变硬,有棕褐色小点。

镜下——肺泡壁增厚,肺泡腔内有心衰细胞。

1. 病史 患者,男,60岁。高血压病史20年,因头晕、心悸入院。

2. 大体标本 肺体积饱满,质地变硬,肺膜表面见散在多数棕褐色小点(与炭末沉积斑点不同)(图1-3-3)。

3. 切片 肺泡壁增厚,壁内纤维结缔组织增生,毛细血管扩张充血。肺泡腔内可见较多巨噬细胞和胞质内含铁血黄素的心力衰竭细胞。个别肺泡腔内可见少许红细胞(图1-3-4)。

4. 思考 急、慢性肺瘀血有何不同?心衰细胞是如何形成的?

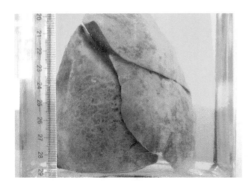

图1-3-3 慢性肺瘀血大体标本

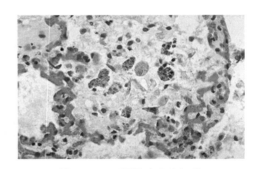

图1-3-4 慢性肺瘀血切片

(四)慢性肝瘀血(槟榔肝)

观察要点:肝窦扩张、充血,肝小叶外周肝细胞脂肪变性。

1. **病史** 患者,男,45岁。全身关节疼痛1年,双下肢水肿,进而全身水肿5个月,心慌、气喘,不能平卧而入院。经抢救治疗无效死亡。尸检为心肌炎、心包炎并心衰,肝脏增大,色暗红。

2. **切片** 肝小叶结构尚清楚,中央静脉及周围的肝窦明显扩张,充满红细胞,肝细胞索因受压而萎缩,甚至消失。小叶周边肝细胞索尚完整,肝窦轻度扩大或无扩大,肝细胞发生脂肪变性(细胞质透亮,胞核位于细胞一侧)。有的肝小叶中央的瘀血区因扩展而互相连接(图1-3-5)。

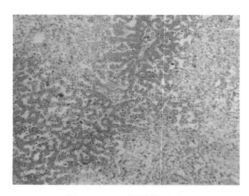

图1-3-5 慢性肝瘀血

3. **思考** 临床上引起慢性肝瘀血常见的原因是什么?慢性肝瘀血进一步发展有可能会出现什么改变?

(五)血栓形成

观察要点:血管内膜不光滑,血管内条索状凝固物。

1. **病史** 患者,男,50岁。高血压病史10年,散步途中突然死亡。

2. **大体标本** 腹主动脉及分支。血管腔内膜面不光滑,可见大小不等的黄白色斑块,微隆起于内膜表面。内膜面尚可见浅表、不规则组织缺损,大小约10mm×0.8mm,病灶黄白色,深 1～2mm。标本下方,血管分支处管腔内见一褐色条索状凝固物(图 1-3-6)。

3. 思考 假如在活体组织内,血管内的条索状凝固物可能会发生什么改变?会引起什么后果?临床可能会出现什么症状?

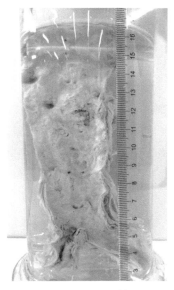

图 1-3-6 血栓

(六)肺动脉栓塞

观察要点:大体——左、右肺动脉管腔内见条索褐色状物。

镜下——粉红色带与红色带相间排列。

1. 病史 患者,女,56 岁。咳嗽、心慌、气短 4 年,反复水肿 1 年多,症状加重 3 个月。经住院治疗无效,病情恶化死亡。尸检发现大中动脉有粥样硬化。

2. 大体标本 肺脏,已剖开。在左、右肺动脉主干血管腔内有条索状褐色凝固物,长约3cm,堵塞整个血管腔(图 1-3-7)。

3. 切片 混合血栓,粉红色带与红色带相间排列。粉红色带主要为血小板、纤维素,红色带主要为纤维蛋白网网罗红细胞(图 1-3-8)。

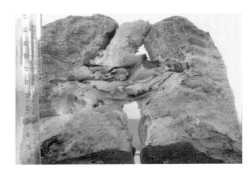

图 1-3-7 肺动脉栓塞大体标本

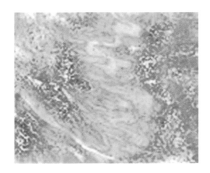

图 1-3-8 肺动脉栓塞切片

4. 思考　混合血栓和人体死亡后血管内形成的凝血块如何鉴别?

(七)肺动脉瓣栓塞

观察要点:肺动脉瓣口见白褐色不规则块状物堵塞。

1. 病史　患儿,男,8 岁。游戏中突然倒地死亡。

2. 大体标本　儿童心脏,已沿血流动力学方向剪开。右心室肺动脉开口处见白褐色不规则块状物堵塞(图 1-3-9)。

3. 思考　如何判别左、右心室?临床上肺动脉瓣栓塞常见的原因是什么?

(八)脾贫血性梗死

观察要点:病变区域灰白灰黄色。

1. 病史　患者,女,35 岁。风湿性心脏病多年,心跳、气喘、症状加重伴发热 5 个月。尸检诊断为亚急性细菌性心内膜炎(二尖瓣有易脱落的赘生物),脾梗死。

2. 大体标本　部分脾脏,切面见黄白色病灶,粗糙、无光泽。梗死灶周围可见暗红色充血带(图 1-3-10)。

3. 思考　梗死灶周围为什么会出现暗红色充血带?

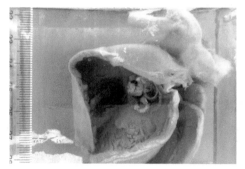

图 1-3-9　肺动脉瓣栓塞

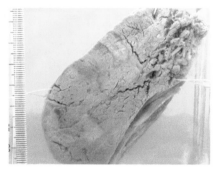

图 1-3-10　脾贫血性梗死

(九)肺出血性梗死

观察要点:病灶区呈暗黑色。

1. 病史　患者,女,30 岁。心悸、气喘 20 天,产后 2 天心搏突然加快,气喘,不能平卧。贫血明显。尸检见子宫、卵巢静脉血栓形成,肺中、小动脉血栓栓塞,肺出血性梗死。

2. 大体标本　部分肺叶,切面观,在肺膜下肋膈角处有一境界清楚的黑色病灶,略呈三角形,失去正常的多孔海绵状结构,质地较坚实,相对应的肺膜表面有一层纤维素性渗出物,较粗糙(图 1-3-11)。

3. 思考　肺梗死发生的条件是什么?

(十)肠出血性梗死

观察要点:梗死灶暗红色,节段状。

1. 病史　患者,男,30 岁。不明诱因突然出现剧烈腹痛入院。

2. 大体标本　小肠:肠管明显肿胀,部分呈暗红至紫黑色,无光泽,病灶边缘不清(图 1-3-12)。

3. 思考　肠梗死患者临床可能出现哪些症状?

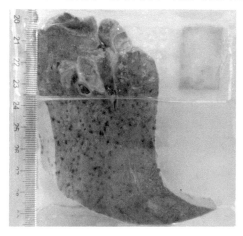

图 1-3-11　肺出血性梗死

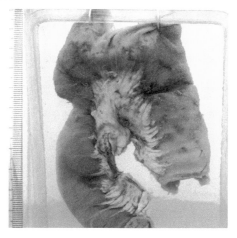

图 1-3-12　肠出血性梗死

(十一) 血栓机化

观察要点:扩张血管腔内见肉芽组织。

1. 病史　患者,男,30 岁。痔疮手术。

2. 切片　纤维结缔组织中央血管扩张,扩张血管腔内见半球形突起,突起物由增生的成纤维细胞及微小血管构成(图 1-3-13)。

3. 思考　血栓机化对患者有何意义?

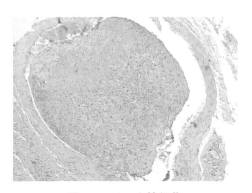

图 1-3-13　血栓机化

二、动物实验

(一) 空气栓塞

1. 目的要求

(1)掌握　兔耳缘穿刺技术,实验家兔的解剖方法。

(2)了解　空气栓塞对机体的影响。

2. *实验动物*　健康家兔 1 只。

3. *器材*　手术器械 1 套,10ml 注射器 1 支,针头 1 支。

4. *步骤与方法*

（1）观察并记录正常家兔的一般情况、活动状况、呼吸频率和深度、心率、嘴唇颜色、角膜反射及瞳孔大小等。

（2）用注射器从耳缘静脉注入空气（1.5～2ml/kg），记录时间,然后观察家兔情况,做好记录。

（3）待家兔死亡后,剖开胸腔,剪开心包壁层,通过扩张的右心耳薄壁,观察心腔内的气泡。此外,注意观察上、下腔静脉和肺动脉内有无气泡。随后将心脏周围的大血管结扎、剪断,取出心脏。观察记录心脏各部分的体积和色泽,再依次剪开左心房、左心室、右心房和右心室,观察有什么现象。

5. 制作肺脏病理切片（略）。

6. 观察肺脏切片。

病例讨论

病例 1：

患者,男,63 岁,工人。患高血压病 10 余年,常觉头晕、头疼。血压波动在（200～250）/（100～110）mmHg。医生除给予积极治疗外,还嘱患者要适当休息,但患者仍坚持工作。近两年来,感觉劳累后心慌气短,体力减退。一年来,每于劳累后就出现呼吸困难,不能平卧、咳嗽、咯泡沫状痰等症状,并发现尿少、双下肢水肿。半年来感觉双下肢发凉、发麻,行动时腿疼明显,休息后好转。上述症状渐渐加重。近几天来右足剧痛,足背动脉搏动消失,皮肤发黑,感觉消失,完全不能活动,行右小腿截肢术。患者最后因心功能不全抢救无效死亡。

尸体解剖主要所见：

1. 心脏肥大,左心室壁片状灰白色瘢痕灶。

2. 主动脉及其分支明显动脉粥样硬化。

3. 肺瘀血及水肿。

4. 肝瘀血及脂肪变性。

5. 肾瘀血及颗粒性萎缩。

6. 脾小动脉玻璃样变及脾瘀血。

7. 双侧髂动脉及分支血栓形成（左侧血栓较小）。

8. 右足坏疽。

9. 左下肢肌肉萎缩。

讨论：

1. 心脏产生病变的原因是什么？

2. 患者为什么近一年来发生呼吸困难、咯泡沫状痰、尿少及双下肢水肿？

3. 肝脂肪变性和肾颗粒性萎缩的原因是什么？

4. 双侧髂动脉为什么会形成血栓？

5. 为什么左下肢肌肉发生萎缩,右足发生坏疽？

6. 思考各器官病变的相互关系。

病例 2：

患者,男,27 岁,保安员。

主诉:左下肢红肿、疼痛 8 天。

现病史:患者 8 天前左下肢红肿、疼痛,在本厂职工医院诊断为感染而住院治疗,经抗感染治疗 1 周,未见好转而转院。

过去病史:无高血压病史。

体检:发育正常,T 37.2℃,P 85/min,R 20/min,BP 130/85mmHg,心肺听诊无异常,左下肢红肿,大隐静脉明显可见。

入院后诊断为"左大隐静脉炎",给予抗感染治疗,次日患者吃饭后外出散步,突感胸部不适,呼吸困难,尖叫后倒地而亡。

病理解剖所见:男性尸体,身长 180cm,营养良好。

胸腔:胸膜光滑无粘连,各肺叶间无粘连。

心包:心包膜光滑无积液。

心脏、肺:注意观察肉眼标本与切片。

肝、脾、肾及胃肠各器官外观未见明显病变。

左下肢大隐静脉:局部内膜面粗糙,见少许灰白色较干燥凝块附着。切片为血栓结构。

讨论:

1. 试做出病理诊断,并提出诊断依据。

2. 本例病变是怎样发生、发展的？死亡原因是什么？

3. 结合本病例,说明瘀血、血栓形成、栓塞与梗死的相互关系。

思考题

1. 血栓形成的条件有哪些？血栓形成对机体有何影响？

2. 简述瘀血、血栓形成、栓塞、梗死的相互关系。

（赵时梅）

实验四 炎 症

学习视角

注重炎症的基本病理变化:变质、渗出、增生。炎症的病变本质是以防御为主,其防御性反应体现在渗出与增生;学习中注重理论结合实验,病理变化结合临床表现。

╬ 目的要求

1. **掌握** 炎症的基本病变,炎症的常见类型及形态特点,炎症的经过、结局及对机体的影响。

2. **熟悉** 炎症时的渗出的现象和各种炎细胞的形态结构。

╬ 实验材料

大体标本	组织切片	病例资料
1. 化脓性脑膜炎	1. 化脓性脑膜炎	病例1
2. 阑尾炎	2. 蜂窝织性阑尾炎	病例2
3. 纤维素性心包炎(绒毛心)	3. 纤维素性心包炎	
4. 结肠假膜性肠炎	4. 纤维素性结肠炎	
5. 慢性扁桃体炎		
6. 结肠息肉		
7. 风湿性心瓣膜炎		
8. 慢性胆囊炎		

╬ 实验内容

一、标本观察

(一)化脓性脑膜炎

1. **病史** 患者,女,4 岁。剧烈头痛、呕吐、昏迷抽搐 3 天。检查:颈项强直,克氏征(+),腰椎穿刺脑脊液混浊呈灰黄色,压力增高,有大量中性粒细胞及脓细胞,脑脊液培养出肺炎球菌。因脑水肿脑疝死亡。

2. **大体标本** 脑膜混浊失去光泽,蛛网膜下腔有大量灰黄色、灰白色渗出物充填,渗出物较少处可见高度扩张充血的血管,渗出较多时血管小分支模糊不清并可将脑沟填平,使脑沟回结构不清(图 1-4-1)。

3. **诊断** 化脓性脑膜炎。

4. **思考** 流行性脑脊髓膜炎的病变性质是什么?

(二)阑尾炎

1. **病史** 患者,女,36 岁。脐周围疼痛转为右下腹疼痛并加剧 3 天。检查体温 39℃,WBC 17 000/L,中性分叶核 80%,右下腹麦氏点有明显压痛及反跳痛。

2. **大体标本** 阑尾明显肿胀变粗,浆膜面失去光泽,血管高度扩张充血,表面覆盖灰黄脓性渗出物,有暗红色出血点,阑尾腔内亦见脓性渗出物,有的阑尾腔内见蛔虫或其他异物阻塞(图 1-4-2)。

3. 诊断 蜂窝织性阑尾炎。

4. 思考 阑尾炎可分为几种类型? 其各自特点是什么?

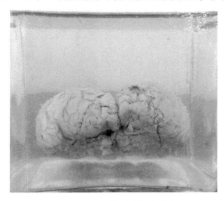

图1-4-1 化脓性脑膜炎

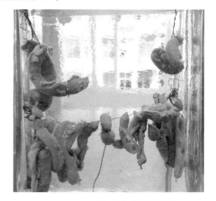

图1-4-2 蜂窝织性阑尾炎

(三) 纤维素性心包炎

1. 病史 患者,男,53 岁。咳嗽、咯痰、气急 2 年。全身肌肉酸痛 10 天,呼气带尿味。NPN 1200mg,CO_2 结合力 10.7g/L,蛋白尿++,死于慢性肾炎,尿毒症。

2. 大体标本 心外膜失去光泽,血管模糊不清,有一层灰黄色絮状纤维素性渗出物,由于心脏不断搏动,把纤维素磨成绒毛状外观(绒毛心)(图1-4-3)。

3. 诊断 纤维素性心包炎(绒毛心)。

4. 思考 根据绒毛心的大体形态分析其形成机制。

(四) 结肠假膜性肠炎

1. 病史 患者,男,56 岁。腹痛、腹泻,最初为稀便,后发展为黏液脓血便,伴里急后重感,粪便中偶见片絮状灰白色膜状物。

2. 大体标本 结肠黏膜附着一层灰白色糠皮样膜状物(假膜),附着的假膜可见少部分脱落形成黏膜溃疡(图1-4-4)。

3. 诊断 细菌性痢疾(假膜性肠炎)。

4. 思考 患者大便内为何会出现灰白色膜状物? 其成分可能是哪些?

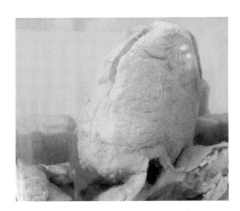

图1-4-3 纤维素性心包炎

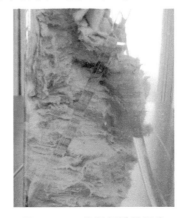

图1-4-4 结肠假膜性肠炎

（五）慢性扁桃体炎

1. 病史　患者,女,25 岁。易患感冒,反复咽喉疼痛 10 年,检查见两侧扁桃体Ⅱ度肿大。

2. 大体标本　扁桃体明显肥大,呈半球状,表面稍粗糙,切面见扁桃体隐窝加深(图 1-4-5)。

3. 诊断　慢性扁桃体炎。

4. 思考　患者大便内为何出现灰白色膜状物?其成分可能是什么?

（六）结肠息肉

1. 病史　患者,男,34 岁。经常出现腹痛、便秘。有时粪便带血,经肠镜检查,结肠有多个大小不等的息肉状增生物。

2. 大体标本　结肠表面见多个表面膨大的增生物,大小不等,表面光滑,根部有细蒂与子宫颈相连(图 1-4-6)。

3. 诊断　结肠息肉。

4. 思考　该患者患有的可能是什么疾病?该疾病属于哪种炎症类型?

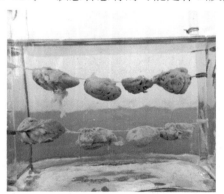

图 1-4-5　慢性扁桃体炎

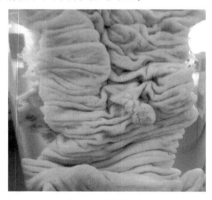

图 1-4-6　结肠息肉

（七）风湿性心瓣膜炎

1. 病史　患者,女,38 岁。反复心悸、咳嗽、气促、发热 5 年,以前曾患过"风湿",天气变冷时常有发热、咽痛、关节痛。查体:心尖部闻及Ⅱ级收缩期吹风样杂音和舒张期隆隆样杂音。两肺有湿啰音,腹胀,肝肋下 4cm,两下肢水肿。死于全心衰竭。

2. 大体标本　二尖瓣明显增厚、变硬、缩短。瓣膜口明显狭窄,呈鱼口状,腱索增粗、变硬(图 1-4-7)。

3. 诊断　风湿性心瓣膜炎。

（八）慢性胆囊炎

1. 病史　患者,男,45 岁。长期反复右上腹隐痛,某日聚餐后出现右上腹痛明显,向右肩背部放散,疼痛呈持续性,阵发性加剧,伴随有恶心、呕吐,急诊入院。

2. 大体标本　胆囊体积明显增大,胆囊壁增厚,内膜粗糙,囊内见泥沙样结石(图 1-4-8)。

3. 诊断　胆结石并慢性胆囊炎。

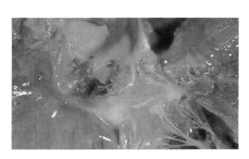

图 1-4-7　风湿性心瓣膜炎

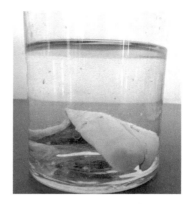

图 1-4-8　慢性胆囊炎

二、病理切片

(一)化脓性脑膜炎(图 1-4-9)

要点:见蛛网膜下腔增宽,腔内水肿,并有大量中性白细胞浸润。

(二)蜂窝织性阑尾炎(图 1-4-10)

要点:阑尾各层及系膜均可见大量以中性白细胞为主的炎细胞弥漫浸润,其中混有少量单核及嗜酸性粒细胞,亦可见少量纤维素渗出。各层组织疏松水肿,血管扩张充血,黏膜有部分坏死脱落,腔内有脓性渗出物聚积。

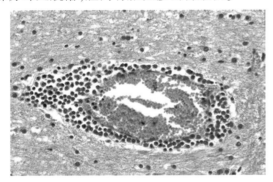

图 1-4-9　化脓性脑膜炎

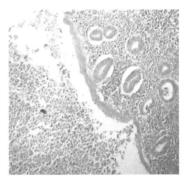

图 1-4-10　蜂窝织性阑尾炎

(三)纤维素性心包炎(图 1-4-11)

要点:切片一侧可见心肌纤维,紧靠心肌纤维的是心包膜脏层(由结缔组织、脂肪组织、血管、神经等构成)。被覆心外膜表面的间皮细胞已被破坏消失,可见内皮细胞增生肿胀,心外膜表面覆着一层炎性渗出物,内层炎细胞较多,外层的红染物是纤维素凝块,呈梁索状或片块状,少数呈丝网状,其间有少量炎细胞混杂。

(四)纤维素性结肠炎(图 1-4-12)

要点:结肠黏膜上皮大部分已坏死脱落。坏死组织与渗出的纤维素、中性粒细胞共同构成假膜,直接附着于固有层表面。固有层炎性充血水肿伴炎细胞浸润。

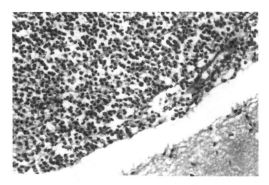
图 1-4-11　纤维素性心包炎

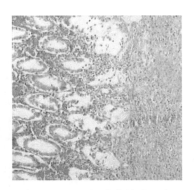
图 1-4-12　纤维素性结肠炎

◈ 病例讨论

病例 1：

患者，男，20 岁。20 天前鼻旁粉刺增多，后红肿、顶端变黄，挤压后红肿扩大至面部。14 天前开始发热（T 38.5℃），面部红肿显著。8 天前因寒战、体温持续增高、心悸而入院。入院时查体：神志尚清楚，嗜睡。T 39.2℃，P 92/min，BP 10.6/13.6kPa，皮肤黏膜多数小出血点，表浅淋巴结轻度肿大，脾左肋缘下 2cm 可触及。心电图异常。尿中可检出红细胞和白细胞。救治无效死亡。

观察病变并写出病变诊断。

1. 心脏切片。

2. 肾脏标本。

3. 肾脏切片。

分析面部病变与心脏、肾脏病变的关系，即心脏、肾脏病变是如何产生的？

病例 2：

患者，女，11 岁，黄陂人。

主诉及现病史：患者于 9 天前开始发高烧，左、右踝关节及膝关节疼痛不能伸直。

查体：T 38.5℃，一般情况较差，贫血状，神志恍惚，呼吸急促，肝在肋下 1.5cm 处，两肺有水泡音。

实验室检查：血常规 WBC 9000/L。

临床诊断：脓毒血症，支气管肺炎。

住院经过：入院后给予抗生素及一般支持治疗，救治无效死亡。

尸检解剖所见：女童尸体，身长 121cm，发育较差，营养不良，消瘦，两下肢凹陷性水肿。

四肢及关节：右踝、左肩、右胸锁及髋关节均有大小不一的脓肿并骨髓炎。

胸部：左侧胸腔有约 30ml 黄稠液体，两肺下叶与胸腔及膈肌有纤维性粘连。

肺：注意观察大体标本及切片。

心：心肌间质瘀血。

肝:肝大、肝瘀血、脂肪变性及灶状坏死。

脾:急性脾炎。

肾:注意观察大体标本。

脑:重1240g,瘀血水肿。

讨论:

1. 根据检查所见,做出各脏器的病理诊断,并提出主要诊断依据。

2. 本例病变是怎样发生、发展的?

思考题

1. 炎症的类型有哪几种? 各有何病变特点?

2. 试述炎症时血液中白细胞的变化及其临床意义。

(任传伟)

实验五　肿　瘤

目的要求

1. 掌握　肿瘤的概念、一般形态和结构、异型性、生长与扩散、良恶性肿瘤的区别。

2. 熟悉　肿瘤对机体的影响、癌和肉瘤的区别、命名原则及分类、常见肿瘤的特点。

3. 了解　肿瘤的病因学和发展学、常用的病理检查方法、肿瘤诊疗新进展。

实验材料

大体标本	组织切片	病例资料
1. 皮肤乳头状瘤	1. 皮肤乳头状瘤	病例1
2. 甲状腺腺瘤	2. 甲状腺腺瘤	病例2
3. 肩背部脂肪瘤	3. 肩背部脂肪瘤	
4. 卵巢黏液性囊腺瘤	4. 子宫平滑肌瘤	
5. 子宫平滑肌瘤	5. 结肠息肉状腺瘤	
6. 结肠息肉状腺瘤	6. 卵巢畸胎瘤	
7. 卵巢畸胎瘤	7. 子宫颈癌	
8. 子宫颈癌	8. 结肠癌	
9. 结肠癌	9. 上腹部脂肪肉瘤	
10. 乳腺癌		
11. 上腹部脂肪肉瘤		

实验内容

标本观察

(一) 皮肤乳头状瘤

观察要点:表面呈菜花或乳头状,有小蒂与皮肤相连。

1. 病史　患者,男,70岁。发现面部肿物1个月。检查见颧部皮肤有花生米样大肿物,表面呈菜花或乳头状,做局部肿物切除后送病理检查。

2. 大体标本　肿物呈外生性生长,突出于皮肤表面,外观如桑葚,灰红、灰白色。切面呈多个乳头状突起,有小蒂与皮肤相连(图1-5-1)。

3. 切片标本　肿瘤的实质为增生的鳞状上皮,向表面形成多个乳头状突起。上皮的层次、排列及细胞形态都与正常皮肤结构相似,异型性小,乳头的轴心为含有毛细血管的结缔组织。基底膜清楚,与其下的结缔组织有明显的分界线(图1-5-2)。

4. 思考　是否呈乳头状增生的肿物都叫乳头状瘤?

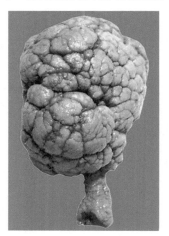

图1-5-1　皮肤乳头状瘤大体标本

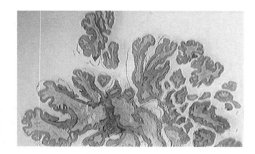

图1-5-2　皮肤乳头状瘤切片

(二) 甲状腺腺瘤

观察要点:灰红色,包膜完整,切面有棕褐色胶质。

1. 病史　患者,女,33岁。发现左颈前肿块8个月,随吞咽上下移动,无心悸、气喘等不适,检查见左甲状腺下部有鸡蛋大肿物,境界清楚,易分离摘出。

2. 大体标本　肿物圆形,境界清楚,有完整包膜,切面呈棕褐色,为半透明胶质,并被灰白色的纤维组织分隔成较多的小腔(图1-5-3)。

3. 切片标本　包膜完整的类圆形结节,内由腺体组成,形态与外围正常的甲状腺相似,但腺细胞小,多呈立方形,含胶质,间质少(图1-5-4)。

4. 思考　甲状腺腺瘤如何与结节性甲状腺肿鉴别?

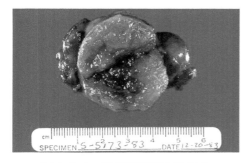

图 1-5-3　甲状腺腺瘤大体标本

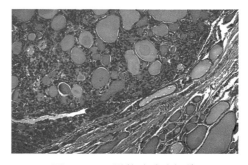

图 1-5-4　甲状腺腺瘤切片

(三) 肩背部脂肪瘤

观察要点:灰黄色,包膜完整,呈分叶状。

1. 病史　患者,女,50 岁。10 年前发现右肩背部有一无痛性肿物,拳头大,无自觉症状。检查见肿物位于皮下,与周围组织无粘连,活动度好,质软,无压痛。

2. 大体标本　肿物圆形或卵圆形,表面呈分叶状,黄色、质软,外观与脂肪组织相似,但有完整包膜(图 1-5-5)。

3. 切片标本　包膜完整的分叶状肿物,内由成熟脂肪细胞组成,形态与正常的脂肪组织相似,细胞质空、胞核偏位(图 1-5-6)。

4. 思考　机体哪些部位好发脂肪瘤?

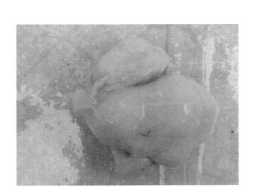

图 1-5-5　肩背部脂肪瘤大体标本

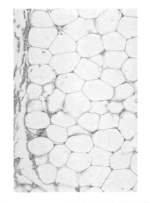

图 1-5-6　肩背部脂肪瘤切片

(四) 卵巢黏液性囊腺瘤

观察要点:卵巢囊状肿物,腔内含黏液,镜下细胞无异型。

1. 病史　患者,女,35 岁。发现下腹部无痛性肿物 10 个月,伴下坠感,饮食及二便均正常,检查见左附件有 1 个 20cm×30cm 大的肿物,无粘连,可推动,略有波动感,与子宫有明显分界。

2. 大体标本　肿物圆形或椭圆形,包膜完整,卵巢原组织结构被压迫萎缩、消失。切面有多个大小不等的囊腔,囊壁光滑,囊内为半透明胶样物,如伴有出血则呈棕褐色胶样物(图 1-5-7)。

3. 思考　卵巢黏液性囊腺瘤和浆液性囊腺瘤大体表现的区别是什么？

（五）子宫平滑肌瘤

观察要点：灰白结节，嵌于子宫各层组织，切面呈编织状。

1. 病史　患者，女，43 岁。月经过多 5 年，妇科检查子宫增大如 8 个月妊娠，表面不平但无粘连，活动尚好，宫颈及两侧附件正常。

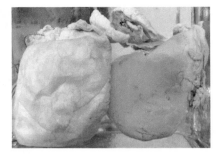

图 1-5-7　卵巢黏液性囊腺瘤

2. 大体标本　子宫体积明显增大，切面见黏膜下层、肌层、浆膜下层有数个大小不等的结节，圆形或类圆形，突出于腔内或于浆膜面隆起，与周围组织间的界限清楚，切面灰白色，肌纤维呈编织状或旋涡状排列（图 1-5-8）。

3. 切片标本　结节境界清楚，但无明确包膜。瘤细胞长梭形，核呈长杆状、核两端钝圆，瘤细胞形态一致且与正常平滑肌细胞相似，极向紊乱，呈编织状或栅栏状排列，但细胞质略少（图 1-5-9）。

4. 思考　什么年龄段的女性好发子宫平滑肌瘤？

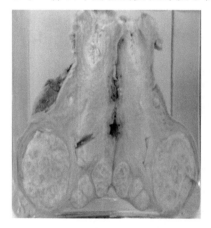

图 1-5-8　子宫平滑肌瘤大体标本

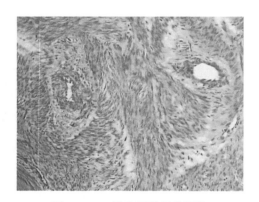

图 1-5-9　子宫平滑肌瘤切片

（六）结肠息肉状腺瘤

观察要点：灰红或灰白息肉状突起，有小蒂与黏膜相连。

1. 病史　患者，男，67 岁。大便带血数月。就诊当天血便后有花生米大肉团排出，无其他不适。乙状结肠镜检见肠壁有多个花生米大的肿物隆起，有蒂。

2. 大体标本　肠壁黏膜面有多个息肉状肿物突起，有小蒂与黏膜相连，可活动。为多发性腺瘤（图 1-5-10）。

3. 切片标本　由大小不等但分化成熟的肠腺体构成（图 1-5-11）。

4. 思考　结肠的息肉性疾病中，哪种是易癌变的？

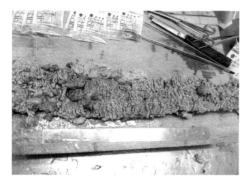

图 1-5-10　结肠息肉状腺瘤大体标本

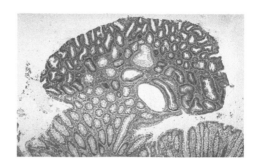

图 1-5-11　结肠息肉状腺瘤切片

(七)卵巢畸胎瘤

观察要点:囊状,内容物可见皮脂、毛发、头节、牙齿、骨骼等不同成分组织。

1. 病史　患者,女,36 岁。1 年前无意中发现右下腹肿块。手术见肿物如足球大,表面光滑,与子宫分界清楚,囊性感。肿物剖面充满黄色脂膏样物,有毛发及头节。

2. 大体标本　卵巢原组织结构已完全消失,肿瘤呈囊状,包膜光滑、完整。切面见囊内充满油脂、毛发、牙齿、骨等组织。囊壁厚薄不一(图 1-5-12)。

3. 切片标本　可见油脂、毛发、牙齿、骨、皮肤等组织结构(图 1-5-13)。

4. 思考　畸胎瘤是不是只发生在卵巢?

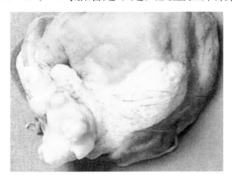

图 1-5-12　卵巢畸胎瘤大体标本

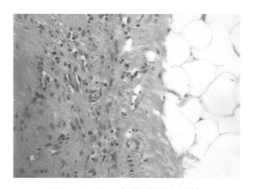

图 1-5-13　卵巢畸胎瘤切片

(八)子宫颈癌

观察要点:宫颈外口菜花状肿物,触之易出血。

1. 病史　患者,女,48 岁。白带多且腥臭半年余,近来转变为血性分泌物,并有接触性出血。检查见宫颈外口有菜花状肿物,触之易出血。阴道后穹隆消失。宫颈涂片发现异型细胞。

2. 大体标本　子宫颈肿胀,明显增大,表面凹凸不平,有破溃。切面肿瘤组织呈灰白色,粗糙,浸润宫颈管,无明显分界线(图 1-5-14)。

3. 切片标本　鳞状细胞癌成分(图 1-5-15,肿瘤实质间质分界清楚,形成癌巢)。

4. 思考　宫颈癌的常见病因是什么?

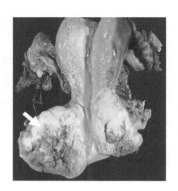

图 1-5-14　子宫颈癌大体标本

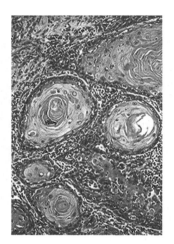

图 1-5-15　子宫颈癌切片 (高分化鳞癌)

（九）结肠癌

观察要点:反复血便,肿块侵犯肠壁,镜下为紊乱异型的腺样结构。

1. **病史**　患者,男,67 岁。反复血便半年,3 个月前自己触及左下腹包块,结肠镜检发现乙状结肠狭窄,有肿块,经活检证实为结肠癌,行左半结肠切除术并辅以化疗。

2. **大体标本**　肠壁局部明显增厚,黏膜表面坏死,形成边缘高起的溃疡,呈结节状突入肠腔,致使肠腔明显狭窄。肿瘤切面灰白色,浸润并破坏肠壁组织,两者界限不清（图1-5-16）。

3. **切片标本**　结肠黏膜大部分正常,仅个别地方有癌变。癌组织主要见于黏膜下层及肌层。癌细胞形成大小不等、形状不一、排列紊乱的腺腔。癌细胞排列多层,核大浓染,失去极性,可见病理性核分裂象（图1-5-17）。

4. **思考**　目前结肠癌的高发病率与哪些因素有关?

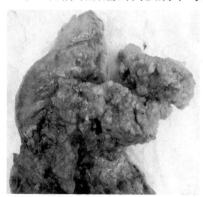

图 1-5-16　结肠癌大体标本

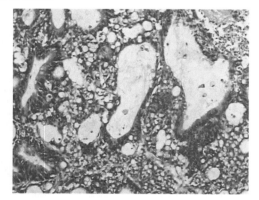

图 1-5-17　结肠癌切片

（十）乳腺癌

观察要点:乳腺肿物,无明显痛感,生长迅速,浸润性生长。

1. **病史**　患者,女,36 岁。发现右乳腺外上方有龙眼大的肿物,近 2 个月迅速增大,至今已如鹅蛋大。检查:肿块硬,与皮肤及四周组织粘连,不易推动。局部皮肤呈橘皮样外观。

同侧腋窝淋巴结如板栗大,质硬。

2. **大体标本**　切面正常乳腺结构已被破坏,脂肪中有灰白色肿瘤组织,质地坚实,粗糙,并像树根一样向周围组织浸润生长,界限不清(图1-5-18)。

3. **切片标本**　呈浸润性导管癌改变,此类型最常见。常突破导管基膜向间质浸润,异型细胞呈腺样、巢团状排列,可见病理性核分裂象,间质纤维组织增生。

4. **思考**　乳腺癌患者的预后与哪些因素有关?

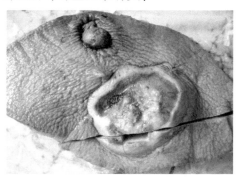

图1-5-18　乳腺癌

(十一)上腰部脂肪肉瘤

观察要点:灰红、灰黄肿物,切面细腻如鱼肉状,镜下见大量异型脂肪细胞。

1. **病史**　患者,男,56岁。腹胀痛2个月,发现右上腹肿块20多天,检查见右上腹有儿头大肿块,剖腹探查见肿块来自后腹腔,已广泛粘连不能切除,不久死亡。尸检见肿瘤直接侵犯右肾、右肾上腺、肝脏、升结肠和膈肌,并血行转移到肺。

2. **大体标本**　肿瘤切面灰红色,均匀细腻呈鱼肉状。肿瘤有假包膜(图1-5-19)。

3. **切片标本**　肿瘤细胞弥漫分布,明显间变,有多核瘤巨细胞,细胞质内可见少量脂肪空泡(图1-5-20)。

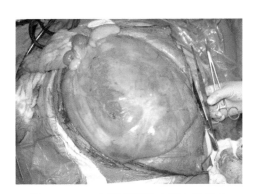

图1-5-19　上腹部脂肪肉瘤大体标本

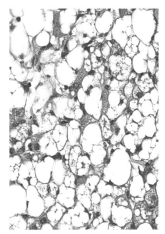

图1-5-20　上腹部脂肪肉瘤切片

4. **思考**　脂肪瘤和脂肪肉瘤之间的最大区别是什么?

✚ 病例讨论

病例1：

患者，男，19岁。象州县人，学生。

主诉：反复血便7个月，腹部肿块4个月，术后症状加重2个月。

现病史：自7个月前开始出现鲜血便，病情反复。纳差、消瘦，间有腹痛。4个月前于右下腹触及肿块，并在当地医院做肿物切除，术中发现肝脏有多个灰白色的瘤结节。术后情况更差，右上腹出现肿块并迅速增大伴右上腹部疼痛。

过去史及个人史：无肝炎及结核病史，无烟酒嗜好，从未到达外地。

入院时体检：体温、脉搏、呼吸、血压均在正常范围，消瘦急性病容，心脏正常。右上腹及右胸稍隆起，肝上界于第四肋，下界平脐，质硬，表面凹凸不平，有轻压痛。神经系统及四肢脊柱均无异常。

实验室检查：红细胞$4.4×10^{12}/L$，白细胞$10.2×10^9/L$，血红蛋白$122g/L$，中性分叶核0.9，血小板$12×10^9/L$，CO_2-CP（二氧化碳结合率，正常值$18～24mmol/L$）$28.4mmol/L$，NPN（碱性磷酸酶）$28.5mmol/L$，凝血酶原时间15.5秒，对照14秒，AFP（-），CT扫描见肝右叶占位性病变。

住院经过：入院后腹痛加剧。死亡前35天起反复出现神志模糊，意识障碍，烦躁不安，此时血糖测定为$1.7～1.55mmol/L$（正常$3.9～5.8mmol/L$）。经抗癌和保肝治疗，因病情严重而死亡。

尸检记录摘要：青年男尸，身长158cm，体重46kg，消瘦，皮肤巩膜无黄染，右胸下部及右上腹隆起，腹水200ml，混浊。

肝：2660g，大小为31cm×17cm×14cm，红褐色，有大小不等的灰白色瘤结节，境界清楚，癌脐明显。切面见全肝均有瘤结节，以右肝多见，中心有显著出血坏死。镜下为低分化腺癌。

肺：暗红色，各肺叶均有灰白色瘤结节，黄豆大。肺门处可见肿大淋巴结3个，直径1～1.5cm，质硬。镜下见肺及淋巴结均为低分化腺癌。

胰：100g，结构无改变，胰头淋巴结肿大，直径3～7cm，切面灰白色，中心有出血坏死。镜下见淋巴结有腺癌组织形态。

腹腔淋巴结：腹主动脉旁淋巴结肿大粘连成5cm×1.5cm×1.5cm的肿块，肠系膜淋巴结亦粘连肿大，两处镜下均为腺癌。

结肠：手术吻合口周围与大网膜、腹壁粘连，已无肿块。复查9月份手术切除结肠标本的病理切片，诊断为腺癌Ⅱ级。

讨论：

1. 做出主要脏器的病理诊断。

2. 肝、肺的癌肿是原发还是继发灶？依据是什么？

3. 本例的转移途径有哪些？

病例2：

患者，女，55岁。柳州市人，工人。

主诉:消瘦、腹胀、呼吸困难 3 个月。

现病史:患者 10 年前因右乳房触及无痛性肿块来院就诊,入院时体检见右乳房乳头下陷,外上象限皮肤呈橘皮样外观,可触及 3cm×4cm 肿块,边界不清,质硬,同侧腋窝可触及蚕豆样大淋巴结两粒,考虑给予乳腺手术。术中快速冰冻切片诊断为乳腺癌,遂行根治手术。术后病理切片诊断为:乳腺单纯癌,腋窝淋巴结转移;免疫组化:PR+、ER+。给予化疗及激素受体治疗。3 年前,乳腺癌手术切口皮下触及蚕豆大肿物两粒,切除后诊断为腺癌而行局部放射治疗。3 个月前自觉消瘦、腹胀、咳嗽、气短,逐渐加重而再次入院。入院时体检:T 37.2℃,R 27/min,P 95/min,BP 130/70mmHg,神志清,消瘦,腹膨隆,下肢水肿,胸水(+),腹水(+),胸水涂片找见癌细胞,X 线检查见肺内散在多个阴影。

住院经过:入院后经各种对症治疗和辅助治疗,病情逐渐加重而死亡。

尸检记录摘要:女性尸体一具,消瘦,腹部膨隆,下肢水肿。

胸腔:内有大量茶黄色液。

肺:右侧肺胸膜部分粘连,肺表面暗红色,各肺叶均有灰白色瘤结节,镜下为低分化腺癌。

心包:可见心包积液。

心脏:镜下为低分化腺癌。

乳房(10 年前根治术标本):注意观察肉眼标本及切片。

讨论:

1. 根据临床病史及病理解剖检查,做出病理诊断。

2. 以本病例为例,说明恶性肿瘤的特点。

┿ 思考题

1. 良、恶性肿瘤的区别要点有哪些? 请结合具体例子对比说明(如乳腺纤维腺瘤与乳腺癌,纤维瘤与纤维肉瘤等)。

2. 简述肿瘤的命名原则并举例说明。

3. 试比较良、恶性溃疡的肉眼形态区别。

4. 简述恶性肿瘤对机体的影响。

(史　琳)

实验六　心血管系统疾病

┿ 目的要求

1. **掌握**　风湿病、风湿性心脏病、亚急性细菌性心内膜炎、高血压病、动脉粥样硬化、冠心病的基本病变。

2. **熟悉**　风湿病、风湿性心脏病、感染性心内膜炎、高血压病、动脉粥样硬化、冠心病的病因,心瓣膜病的病理变化。

3. 了解 风湿病、风湿性心脏病、感染性心内膜炎、高血压病各期、动脉粥样硬化、冠心病的发病机制,心肌病的基本病变。

✛ 实验材料

大体标本	组织切片	病例资料
1. 急性风湿性心内膜炎	1. 急性风湿性心内膜炎	病例1
2. 风湿性心包炎	2. 风湿性心肌炎	病例2
3. 二尖瓣狭窄并关闭不全	3. 高血压性固缩肾	病例3
4. 亚急性细菌性心内膜炎	4. 冠状动脉粥样硬化	
5. 高血压性心脏病		
6. 高血压性脑出血		
7. 高血压性固缩肾		
8. 主动脉粥样硬化		
9. 冠状动脉粥样硬化		
10. 脑动脉粥样硬化		

✛ 实验内容

标本观察

(一)急性风湿性心内膜炎

观察要点:瓣膜闭锁缘上有单行排列的串珠样赘生物。

1. 病史 患者,女,17 岁。咳嗽、咽痛、发热伴四肢游走性关节肿痛 2 个月,心悸、气喘、不能平卧,下肢水肿 7 天入院。最后死于风湿性全心炎引发的心力衰竭。

2. 大体标本 二尖瓣轻度肿胀,瓣膜闭锁缘上有单行排列的串珠样赘生物。赘生物灰白色、光滑、呈疣状突起,黏附牢固,有时在腱索上也有同样的赘生物(图 1-6-1)。

3. 切片标本 赘生物为血小板和纤维素构成的白色血栓,可见特征性风湿小体(图 1-6-2)。

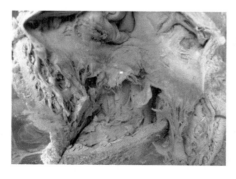

图 1-6-1 风湿性心内膜炎大体标本

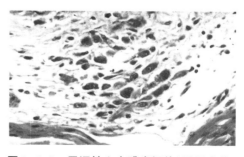

图 1-6-2 风湿性心内膜炎切片(风湿小体)

4. 思考　心脏的正常解剖结构和组胚形态是什么?

(二)风湿性心包炎

观察要点:心包膜粗糙、混浊,形成绒毛状,心包脏层和壁层相互粘连。

1. 病史　患者,男,12 岁。反复发热、咳嗽 3 周后出现心悸、气喘、不能平卧、面色青紫、颈静脉显露、下肢水肿。检查:两肺满布水泡音,心率 130/min,心界扩大,心前区闻及心包摩擦音,肝肋下 4cm,最后死于风湿性心肌炎引发的心力衰竭。

2. 大体标本　心包腔积液已流失,心包已剪开,心包膜粗糙、混浊,血管模糊不清,有纤维素覆盖于心外膜,渗出物较多,已形成绒毛状。渗出物发生机化后,可引起心包脏层和壁层粘连(图 1-6-3)。

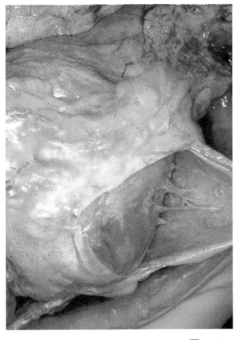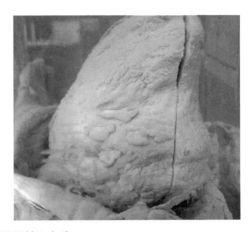

图 1-6-3　风湿性心包炎

3. 切片标本　心包表面有大量纤维素沉着及炎细胞浸润。

4. 思考　风湿病的常见病因和诱因是什么?

(三)风湿性心肌炎

观察要点:风湿细胞。

1. 病史　患者,女,52 岁。因 1 周来心悸、气短加重,腹胀,尿少及下肢水肿住院。患者自幼年开始经常发生游走性多关节疼痛,主要累及肢体的大关节,关节红、肿、疼痛,并伴有低热,每次发作服用阿司匹林后关节症状消失。

2. 切片标本　心肌间质水肿,有散在炎细胞浸润,于心肌间质及心内、外膜下,特别是血管旁可见细胞群集构成结节状病灶,即风湿小体。小体中心为纤维素样坏死物,周围是体积肥大、细胞质丰富、略嗜碱性、核呈圆形或卵圆形、单核或多核的风湿细胞。典型的风湿细胞核内染色质聚集在中央呈毛虫状(纵切面)或枭眼状(横切面),小体周围尚有少量单核细胞、淋巴细胞和浆细胞(图1-6-4)。

3. 思考　风湿性全心炎是否整个心脏都有病变?

(四)二尖瓣狭窄并关闭不全

观察要点:二尖瓣口高度狭窄,瓣膜明显增厚、变硬、缩短、变形。

1. 病史　患者,男,42岁。反复心悸、气喘、咳嗽、足部水肿3年。现再次发作2个月入院。检查两肺满布湿性啰音,肝大至肋下4指,心尖部闻及收缩期、舒张期杂音,最后死于全心衰。患者幼年时常患感冒及关节肿痛。

2. 大体标本　在心脏的左心房处做横断面,可见心脏体积增大,心肌肥厚,二尖瓣口高度狭窄,瓣膜明显增厚、变硬、缩短、变形,瓣叶间粘连、固定、无法闭合,心房呈高度扩张状态(图1-6-5)。

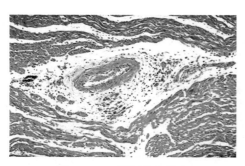

图1-6-4　风湿性心肌炎

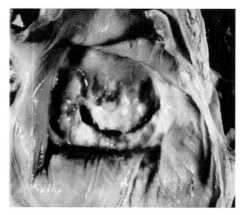

图1-6-5　二尖瓣狭窄伴关闭不全

3. 思考　心瓣膜病的常见诱因有哪些?

(五)亚急性细菌性心内膜炎

观察要点:赘生物呈褐色,粗糙、松脆、易脱落,如绿豆或黄豆大。

1. 病史　患者,男,31岁。反复发热、心悸气喘、下肢水肿半年入院。入院后第3天突然腹痛、烦躁、休克,抢救无效死亡。尸检诊断为亚急性细菌性心内膜炎伴回肠下段出血性梗死。

2. 大体标本　二尖瓣和主动脉瓣瓣膜增厚、变硬,在迎血流面有大小不均、分布不规则的赘生物。赘生物呈褐色,粗糙、松脆、易脱落,如绿豆或黄豆大,有的瓣膜有破溃(图1-6-6)。

3. 切片标本　赘生物由纤维素、血小板、坏死组织及菌落构成。

4. 思考　对比风湿性心内膜炎和细菌性心内膜炎的区别。

(六)高血压性心脏病

观察要点:左心室肥厚。

1. 病史　患者,女,55岁。身材较胖,有高血压病史15年,近来常感头晕、头痛、心悸,检查血压170/110mmHg(22.7/14.7kPa)。

2. 大体标本　心脏体积明显增大,重量增加,左心室厚度1.5~1.8cm,乳头肌及肉柱增粗变圆,但左心腔无明显扩张(失代偿期时可有扩张),右心室及各瓣膜均正常(图1-6-7)。

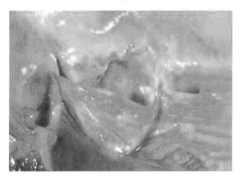

图1-6-6 亚急性细菌性心内膜炎

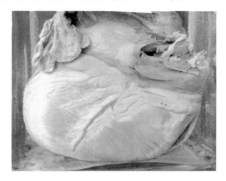

图1-6-7 高血压性心脏病

3. 思考 高血压病的发病机制是什么?

(七)高血压性脑出血

观察要点:内囊部有血肿,周围脑组织软化。

1. 病史 患者,男,70岁。有高血压病史多年,血压170/110mmHg,早晨被发现昏迷在床。脑脊液检查有红细胞,死因为大范围脑出血。

2. 大体标本 两侧大脑半球不对称,患侧增大、变形,脑回增宽、变平。大脑切面见丘脑、内囊部有大范围出血,形成血肿。该处脑组织破坏形成不规则囊腔,内为凝血块,周围脑组织软化或液化(图1-6-8)。

3. 思考 高血压性脑出血和脑动脉粥样硬化引起的栓塞,两者所导致的症状有何异同?

(八)高血压性固缩肾

观察要点:两肾体积呈弥漫对称性缩小,表面凹凸不平呈均匀细颗粒状。

1. 病史 患者,女,54岁。有高血压病史10年。反复出现眼睑及下肢水肿、尿少4年,病情逐渐加重最后死于肾衰竭。尸检见左、右肾萎缩,重量明显减轻。

2. 大体标本 两肾体积呈弥漫对称性缩小,重量减轻,质地变硬,表面凹凸不平呈均匀细颗粒状,切面肾皮质萎缩变薄,皮髓质分界不清楚(图1-6-9)。

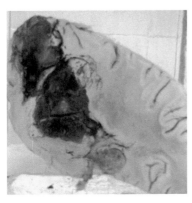

图1-6-8 高血压性脑出血

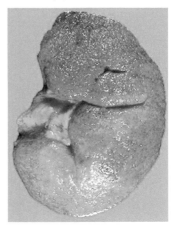

图1-6-9 高血压性固缩肾

3. 切片标本 肾小球入球小动脉透明变性,管壁增厚,间质小动脉内膜也增厚,管腔狭窄。部分肾小球明显萎缩纤维化或玻璃样变,相应的肾小管也萎缩变小或消失,被纤维组织取代,相对正常的肾小球、肾小管呈代偿性扩张肥大(图1-6-10)。

4. 思考 高血压性固缩肾与肾小球肾炎的鉴别点有哪些?

(九)主动脉粥样硬化

观察要点:主动脉内壁粗糙、破溃,呈灰黄色粥糜样。

1. 病史 患者,男,56岁。生前平素健康,死前半个月自觉心前区不适,在睡眠中突然尖叫后猝死。尸检见胸主动脉和腹主动脉内膜粗糙、凹凸不平,左冠状动脉前降支严重粥样硬化,阻塞75%以上,死于心肌严重缺血。

2. 大体标本 可见:

脂点、脂纹——灰黄色斑块,平坦或稍隆起。

纤维斑块——灰白色隆起斑,呈蜡滴状,表面光滑,质地较硬。

粥样斑块——灰黄色粥样,有破溃或钙化。

以上病变分布不规则,在血管分支开口处较明显(图1-6-11)。

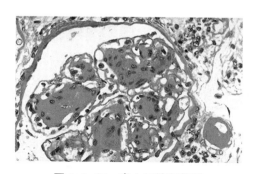

图1-6-10 高血压性固缩肾

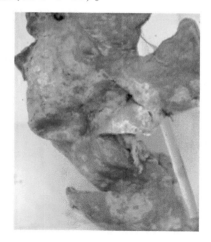

图1-6-11 主动脉粥样硬化

3. 思考 动脉粥样硬化的常见诱因有哪些?

(十)冠状动脉粥样硬化

观察要点:动脉内膜一侧呈灰黄色半月形增厚。

1. 病史 患者,女,52岁。生前平素健康,死前半个月自觉心前区不适,在睡眠中突然发出嚎叫声后猝死。尸检见左冠状动脉前降支严重粥样硬化,阻塞75%以上,死于心肌严重缺血。

2. 大体标本 首先认出心外膜结缔组织内的冠状动脉横断面。动脉内膜一侧呈灰黄色半月形增厚,管腔狭窄(图1-6-12)。

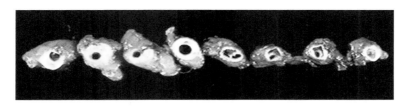

图 1-6-12 冠状动脉粥样硬化大体标本

3. 切片标本 冠状动脉内膜增厚,向腔内呈半月形隆起,隆起的内膜中有纤维组织增生,局部有透明变性,斑块深部可见较分散或成堆的泡沫状细胞及针形的胆固醇结晶,并可出现钙盐沉积。有的切片可见管腔内有血栓形成(图 1-6-13)。

4. 思考 冠状动脉粥样硬化性心脏病的分类是什么?

(十一)脑动脉粥样硬化

观察要点:脑中动脉及基底动脉有成片或散在的黄白色斑块。

1. 病史 患者,女,64 岁。头晕、精神呆滞,两下肢发麻,走路不稳月余,须手杖支持方能步行。昏迷后不省人事、大小便失禁 4 天,死于全身衰竭。

2. 大体标本 辨认出脑底动脉各支,特别要注意大脑中动脉及基底动脉。从外表看病变的动脉变硬,有成片或散在的黄白色斑块,不透明。切面内膜呈不规则增厚,斑块分布不均匀,内腔变窄(图 1-6-14)。

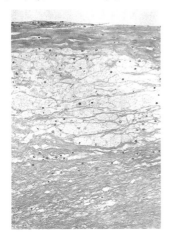

图 1-6-13 冠状动脉粥样硬化切片
脂纹期:动脉内膜见有大量泡沫细胞聚集

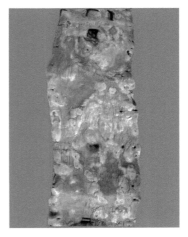

图 1-6-14 脑动脉粥样硬化

3. 思考 若患者有心血管基础病,当晕厥时要首先考虑哪些疾病?

病例讨论

病例 1:

患者,女,52 岁。因 1 周来心跳气短加重,腹胀,尿少及下肢水肿再次住院。患者自幼年开始经常发生游走性多关节疼痛,主要累及肢体的大关节,关节红、肿、疼痛,并伴有低热,每次发作服用阿司匹林后关节症状消失。

近10多年来,常于劳累后反复出现心悸、气短。近几年来,心悸气短加重,常咳嗽、咯泡沫样痰,有时咯血,并发现下肢水肿,经用强心药后,症状有好转。2年前因心悸气短加重就诊发现心房颤动。1年前某日去厕所途中突感头痛,摔倒在地,遂发现上、下肢活动不便,至今未愈。

既往无高血压病、肝炎及肾脏疾病病史。

体检:体温37℃,血压130/90mmHg。神志清,合作,半卧位。呼吸困难,口唇甲床青紫。颈静脉怒张,心界向左扩大,心尖搏动在左锁骨中线外1cm,心律不齐。心率120/min,心尖部可闻及2级收缩期吹风样杂音及3级舒张期雷鸣样杂音,肺动脉瓣区第二心音亢进。肺部叩诊清音,两肺散在中、小水泡音。腹略胀,肝肋下5cm,有压痛,脾未触及,腹部有可疑移动性浊音。两下肢凹陷性水肿。右侧上、下肢瘫痪。右侧半身痛觉减低。左侧上、下肢感觉和运动轻度障碍。胸透见左右心房扩张,呈梨形。肺(-)。

患者住院后,给予抗生素、利尿剂及洋地黄等治疗,心衰有好转。但于住院第7天上午洗脸时突然呼吸急促,继而意识丧失,血压下降,经积极抢救无效死亡。

尸体解剖主要发现:

1. 心、脑动脉可见粥样硬化改变。

2. 肺动脉主干内有一1.5cm×2cm的血栓。

3. 腹腔内有少量草黄色清亮液体。

4. 全身各内脏瘀血。

讨论:

1. 心、脑及肝脏有哪些病变?这些病变是如何形成的?

2. 结合病史、体检及尸检所见,患者得的是什么病(疾病诊断)?

3. 患者突然死亡的原因是什么?

解释以下症状体征:

1. 咯血、下肢水肿、腹水、颈静脉怒张、尿少。

2. 心尖部听到的杂音、两肺散在中小水泡音。

3. 患者1年前突然摔倒后,半身瘫痪。

病例2:

患者,男,48岁,矿工。

主诉:反复颜面及下肢水肿半年,伴呕吐、气喘1个月。

现病史:2年前出现颜面水肿,数日后出现下肢水肿、尿少,经原单位医院治疗后水肿消退,尿量增加。4个月前又出现颜面及下肢水肿,经治疗好转。出院后数天出现恶心、呕吐,1个月前转来本院。

既往史:无高血压病及急性肾炎病史。

入院检查:T 37.3℃,BP 150/110mmHg(20/14.7kPa),P 90/min,R 26/min,神志清楚,半卧位,贫血外貌,颜面及下肢水肿,心界扩大,肝肋下8cm,腹水(+)。

实验室检查:RBC $1.8×10^{12}$/L(正常$3.5～5.9×10^{12}$/L),Hb 85g/L(正常120～172g/L),

WBC 8×10^9/L(正常 $4\sim10\times10^9$/L),尿蛋白+++,RBC+,NPN 193mg/dl(正常值 $20\sim35$mg/dl),CO_2-CP 5.6mmol/L(正常 $50\sim70$mmol/L)。入院后经一系列治疗,突然出现抽搐,随后呼吸、心搏停止,抢救无效死亡。

尸检记录:

成人男尸,身长 165cm,体重 68kg,全身皮肤略水肿,心包积液 60ml,腹腔积液 1000ml。

心脏:重 510g,体积明显增大,瓣膜无病变,左心室肥大,厚 1.6cm,心腔扩张,右室壁厚 0.6cm,心腔轻度扩张,左冠状动脉前降支管壁呈半月形增厚,管腔狭窄,镜下观内膜下有粥样硬化灶,并有钙盐沉积。胸腹主动脉内膜也有粥样硬化灶。

肺脏:两肺各叶肿大稍呈棕黄色,肺切面有泡沫状粉红色液体流出,镜下观肺泡壁毛细血管扩张充血,纤维组织轻度增生,肺泡腔内有粉红色水肿液及红细胞,并有心衰细胞。

肝脏:重 1320g,质中等硬,表面红褐色,切面红黄相间,镜下观肝小叶中央静脉及周围的血窦扩张充血,肝细胞索萎缩,肝小叶外带肝细胞脂肪变性。

肾脏:左、右肾各重 80g,两肾体积缩小,表面呈细颗粒状,被膜不易剥离。切面皮质厚 0.4cm,部分区皮髓质分界不清。镜下观大部分肾小球纤维化,玻璃样变,周围肾小管萎缩消失,并有纤维组织增生,淋巴细胞浸润,部分肾小球、肾小管代偿性肥大、扩张。

讨论:

1. 做出本病例的病理诊断,并说明各脏器病变有否联系。

2. 本病例主要疾病是什么? 死亡原因是什么?

3. 试以病理变化解释其临床表现。

病例 3:

患者,男,58 岁。柳州市人,干部。

主诉:胸闷,右上腹疼痛不适半天,加剧半小时。

现病史:患者今日晨起活动时感胸闷,右上腹部疼痛不适,因过去有胃病史而未予注意,上午 11 时症状加剧而来院急诊,医生考虑胃病而行影像学检查,在检查途中患者突然挣扎而从手推车上落下而亡。

尸检记录:

男性尸体,营养良好。

胸腔:胸膜光滑无粘连。

肺:见双肺暗红、瘀血,肺叶间无粘连。

心包:心包腔内可见少许淡黄液。

心脏:注意观察肉眼标本及切片。

脑:大脑后动脉、中动脉有分布不均的淡黄色斑块,斑块较硬,凸向管腔。

主动脉:胸、腹主动脉内膜均见多处隆起斑块,淡黄色或灰白色。

肾:大体无明显改变。镜下见少数肾小球有玻璃样变。

腹壁皮下脂肪厚达 3cm。

讨论：

1. 根据脏器的病理变化做出本例的病理诊断。
2. 本例的死亡原因是什么？

⊹ 思考题

1. 风湿性心瓣膜炎与细菌性心内膜炎赘生物在形态及后果方面有何不同？
2. 高血压病的可能致死原因是什么？是如何引起的？
3. 简述高血压病晚期时心、肾、脑的病变特点。

（史　琳）

实验七　呼吸系统疾病

⊹ 目的要求

1. **掌握**　大叶性肺炎、小叶性肺炎、慢性支气管炎、肺气肿、支气管扩张症、肺心病、鼻咽癌、肺癌的病变及临床病理联系。
2. **熟悉**　大叶性肺炎、小叶性肺炎、慢性支气管炎、肺气肿、支气管扩张症、肺心病、鼻咽癌、肺癌的病因和发病机制，矽肺的病变及临床病理联系。
3. **了解**　呼吸窘迫综合征、喉癌的基本病变。

⊹ 实验材料

大体标本	组织切片	病例资料
1. 大叶性肺炎	1. 大叶性肺炎	病例1
2. 小叶性肺炎	2. 小叶性肺炎	病例2
3. 慢性阻塞性肺气肿	3. 慢性阻塞性肺气肿	
4. 支气管扩张症	4. 支气管扩张症	
5. 鼻咽癌	5. 鼻咽癌	
6. 肺癌	6. 肺癌	
7. 肺源性心脏病		

⊹ 实验内容

标本观察

(一) 大叶性肺炎

观察要点：肺叶体积增大饱满，质实如肝。

1. 病史　患者,男,40 岁。平素健康,因畏寒、发热、气促 1 天入院。检查呈急重病容,T 39.5℃,P 165/min,BP 76/42mmHg,WBC 20×10⁹/L,分类中性粒细胞 0.78(78%),右肺叩诊呈实音,听诊有胸膜摩擦音,呼吸音极度减弱,抢救无效死亡。

2. 大体标本　病变肺叶体积增大饱满,质实如肝,肺膜紧张,且有少量纤维素性渗出物。切面呈灰黄或灰白色,病变区不含气,正常海绵状结构消失,变得致密、均匀一致,有细颗粒状突起(图 1-7-1)。

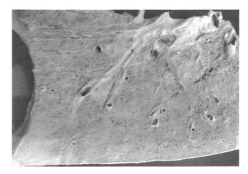

图 1-7-1　大叶性肺炎

3. 切片标本　切片肺泡组织轮廓尚可辨认,肺泡腔内充满大量纤维素和中性粒细胞。纤维素可穿过肺泡间孔互相连接,部分白细胞因变性坏死而轮廓不清。由于渗出物压迫,肺泡壁毛细血管呈贫血状态,胸膜表面可见多量纤维素及中性粒细胞渗出(图 1-7-2 ～图 1-7-5)。

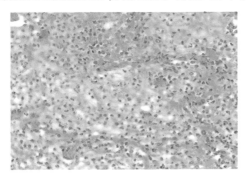

图 1-7-2　大叶性肺炎(充血水肿期)

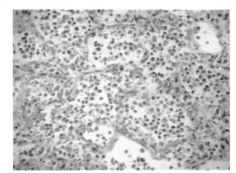

图 1-7-3　大叶性肺炎(红色肝样变期)

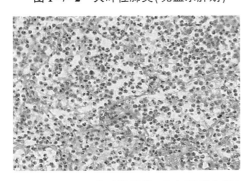

图 1-7-4　大叶性肺炎(灰色肝样变期)

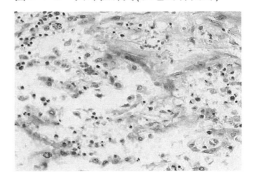

图 1-7-5　大叶性肺炎(溶解消散期)

4. 思考　大叶性肺炎的特征性痰是什么?

(二)小叶性肺炎(支气管肺炎)

观察要点:肺内大小不等、形状不规则的黄色病灶。

1. 病史　患儿,男,2 岁。因发热、咳嗽、气促 3 天入院。检查呈急重病容,T 39℃,P 160/min,R 30/min,口唇发绀,鼻翼扇动,有三凹征,两肺满布湿性啰音,WBC 12×10⁹/L,中性粒细胞 0.80(80%)。

2. 大体标本　肺切面上有散在分布大小不等、形状不规则的黄色病灶,多数相当于小叶范围(直径为1cm左右),边界不清,病灶中央可见一细支气管,有的小病灶互相融合为大病灶。发生于下肺多见,肺门淋巴结无明显肿大(图1-7-6)。

3. 切片标本 病灶围绕细支气管呈多灶性分布,细支气管腔内有多量中性粒细胞及少量单核细胞、脱落上皮细胞。支气管周围的肺泡腔内亦有相同的渗出物,若为融合病灶,则可见多个细支气管,病灶边缘的肺泡有时可出现炎性水肿及代偿性肺气肿(图1-7-7)。

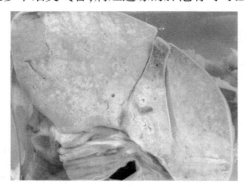

图1-7-6 小叶性肺炎大体标本　　　　　图1-7-7 小叶性肺炎切片

4. 思考 小叶性肺炎加重后是否会变成大叶性肺炎?

(三)慢性阻塞性肺气肿

观察要点:桶状胸,切面肺组织呈海绵状,肺泡腔膨胀。

1. 病史 患者,男,40岁。因咳嗽、气促2天入院。检查T 38℃,R 35/min,桶状胸,听诊双肺满布哮鸣音,叩诊两肺过清音。

2. 大体标本 肺体积增大,颜色变浅,呈灰白色(有的标本因炭末沉积而呈蓝黑色),肺边缘变钝圆。切面肺组织呈海绵状,可见大小不等的囊腔,有的标本在边缘处可见大泡凸起(图1-7-8)。

3. 切片标本 肺泡腔膨胀,肺泡间隔变窄、断裂或消失,肺泡互相融合成较大的囊腔,肺泡壁毛细血管数目显著减少(图1-7-9)。

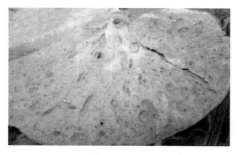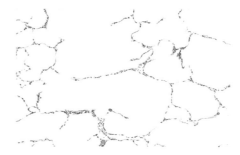

图1-7-8 慢性阻塞性肺气肿大体标本　　　图1-7-9 慢性阻塞性肺气肿切片

4. 思考 肺气肿患者肺内气体多了,但为何还是呼吸困难?

(四)支气管扩张症

观察要点:支气管呈囊状或圆柱状扩张伴化脓性病变。

1. 病史 患者,男,23岁。因反复咳嗽、咳痰10年,间断咯血4年,症状加重1周入院。

检查:T 39.2℃,P 90/min,R 30/min,WBC 11×10⁹/L,听诊两肺可闻及湿性啰音。

2. 大体标本　肺切面可见支气管呈囊状或圆柱状扩张(腔内脓液已流失),以下肺为重,腔内面粗糙,壁增厚,病变直达肺膜下,使肺切面呈蜂窝状。周围肺组织可有纤维化、气肿、肺不张或小叶性肺炎病灶(图1-7-10)。

3. 切片标本　支气管壁慢性炎症伴不同程度组织破坏(图1-7-11)。

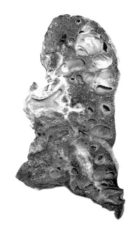

图1-7-10　支气管扩张症大体标本

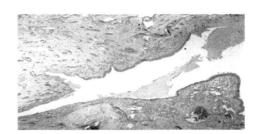

图1-7-11　支气管扩张症切片

4. 思考　支气管扩张症最主要的临床症状是什么?

(五) 鼻咽癌

观察要点:鼻咽部肿物,涕中带血,淋巴结转移。

1. 病史　患者,男,43岁。左侧颈部进行性肿大2~3个月,检查双侧颈部淋巴结,如拳头大,质硬、固定,鼻咽顶部有结节状肿物,左眼外展障碍,视力差。

2. 大体标本　在鼻咽部侧壁可见一个板栗大的灰白色肿物隆起,表面轻度溃烂,有炎性渗出物附着(图1-7-12)。

3. 切片标本　不同分化程度的鳞状细胞癌表现(图1-7-13)。

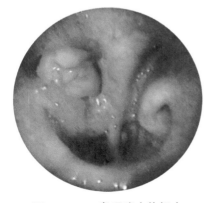

图1-7-12　鼻咽癌大体标本

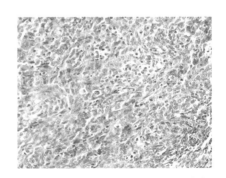

图1-7-13　鼻咽癌切片(低分化鳞癌)

4. 思考　鼻咽癌最好发哪个部位的转移?

（六）肺癌

观察要点:肺内肿物,细胞异型,血道转移。

1. 病史 患者,男,60岁。因反复咳嗽伴胸痛2年入院。曾有20年吸烟史。检查气管右移,左胸廓稍隆起,左胸叩诊实音,呼吸音减弱,胸片示左肺近肺门部有一圆形阴影。

2. 大体标本 切面见近肺门处有一灰白色、粗糙的肿块,与周围肺组织分界不清。大支气管被破坏,在瘤组织内可见软骨残余。肿瘤远端的肺组织有时可见小叶性肺炎病灶、支气管扩张、肺不张等继发改变(图1-7-14)。

3. 切片标本 原肺组织大部分已被肿瘤破坏,片中尚见残余的肺泡及支气管壁。癌细胞呈多边形,细胞质稍丰富,核大小不等,核仁清楚,可见核分裂象。癌细胞形成巢状。少数癌巢中有角化珠,一部分癌细胞呈腺腔样排列,还有分泌黏液现象。癌巢周围可见淋巴细胞浸润(图1-7-15)。

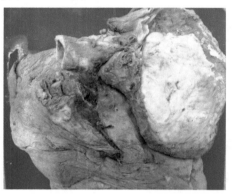

图1-7-14 中央型肺癌

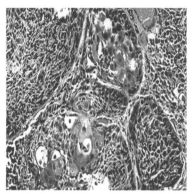

图1-7-15 肺癌(鳞状细胞癌)

4. 思考 肺癌的常见病因是什么?

（七）肺源性心脏病

观察要点:右心室壁增厚,右心腔扩张。

1. 病史 患者,女,41岁。反复咳嗽、气喘9年,近2年加重,近半年出现水肿。检查:半卧位,上身水肿,口唇青紫,颈静脉怒张,两肺底可闻及湿性啰音,腹水(++)。

2. 大体标本 心脏重量增加,外形增大呈球形,右心室壁较正常明显增厚(大于0.5cm),右心腔明显扩张,室上嵴、乳头肌、肉柱显著增粗,尤以肺动脉圆锥部明显,各瓣膜无异常(图1-7-16)。

3. 思考 肺源性心脏病、高血压性心脏病、冠心病三者的异同有哪些?

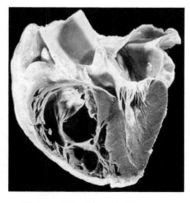

图1-7-16 肺源性心脏病

病例讨论

病例1：

患者，男，24岁。高烧、胸痛2天入院。2天前自觉感冒，感觉全身发冷、寒战，自测体温39.8℃，1天前开始感觉右侧胸痛，深呼吸时加剧，发病后曾服几次退烧药片，只能暂时退烧，于发病后第2天高烧不退，自觉胸闷、心悸。到医院急诊，就诊时检查呈急性病容，精神欠佳，神志尚清，T 39.5℃，P 102/min，脉细弱，R 22/min，BP 70/50mmHg，WBC $12×10^9$/L，右侧呼吸运动受抑制，叩诊时右下肺浊音，右下呼吸音减弱。X线检查见右下肺有一边界较清楚、致密度较均匀、底朝外的三角形阴影。其他未见特殊异常，收住院治疗。入院后经抗休克、抗感染等积极治疗后症状逐渐缓解，但入院第2天（发病后第4天）咳嗽症状渐明显，时有铁锈色痰。住院治疗7天，基本治愈出院，出院时复查肺内阴影消失。

讨论：

1. 患者患的什么病？可能有哪些主要病理改变？

2. 患者肺内为什么会出现阴影而出院时又消失？

3. 患者为什么有胸痛、咳铁锈色痰，甚至血压降低等症状？

病例2：

患者，男，57岁。退休工人。

主诉及现病史：患者有咳嗽史20余年，已确诊为肺心病，曾多次住院治疗。2个月前咳嗽逐渐加重，咳绿色黏稠痰，量多，有时因气喘不能平卧，1周前出现面部水肿，尿少，食欲减退，精神差，嗜睡，入院治疗。

既往有高血压病史。以往嗜烟，现已戒烟多年。

体检：T 37.2℃，P 120/min，R 24/min，BP 140/90mmHg，重病容，呼吸较急促，半坐卧位，面部及眼睑水肿，口唇发绀，颈静脉怒张，桶状胸。听诊双肺呼吸音减弱，并有散在的哮鸣音，两肺底有湿啰音，心界向右侧扩大，剑突下可见心尖搏动，并闻及Ⅱ～Ⅲ级收缩期杂音，$P_2 = A_2$。腹软，肝上界在第6肋间，下界在右侧肋弓下3cm，压痛，肝颈静脉回流征（+），两下肢轻度水肿。

实验室检查：血常规 WBC $5×10^9$/L，中性粒细胞0.92，淋巴细胞0.08，Plt $83×10^9$/L。血CO_2结合力49.4mmol/L，血钾22g/L，血钠280g/L，氯化物520g/L，血浆总蛋白5.44g/L，白蛋白3.38g/L，球蛋白1.96g/L，GPT 108U/L。

胸部X线片示双肺纹理增粗，右肺纹理紊乱，心脏向右移位，纵隔、气管向右移行，右上纵隔影增宽。心电图示心脏高度顺时针转位。

入院后经给氧、抗感染、给呼吸中枢兴奋剂、给支气管扩张剂、止咳、祛痰、利尿及护肝等治疗，症状时轻时重。2天前腹胀加重，叩诊有移动性浊音，尿少，嗜睡。1天前神志不清，血压90/70mmHg，水肿加重，全身发绀，双肺布满干湿啰音。颈、胸部出现皮下气肿，呼吸、心搏停止死亡。

病理解剖所见：

男性尸体,身长167cm,存在尸斑尸僵。下颌、上臂、下肢皮下可触及捻发感,躯干明显肿胀,桶状胸及轻度杵状指。

胸腔:左侧气胸。心包积液150ml。

心脏:重525g,右心室壁厚0.7cm,左心室壁厚1.6cm,室上嵴大小为3.5cm×3cm×1.5cm。

主动脉:主动脉粥样硬化。

肺:注意观察肉眼标本及切片。

腹腔:腹水1500ml,淡黄清亮。

肝:重900g,大小为20cm×13cm×8cm,表面略呈分叶状,表面及切面可见多个暗红色出血灶。

脾脏:重175g,大小为12cm×8cm×3cm,脾瘀血、增大。

肾脏:肾瘀血。

脑:重1300g,注意观察肉眼标本。

讨论:

1. 试做出各脏器的病理诊断,并提出诊断依据。

2. 本例肺部病变与心脏病变的发生关系如何?

思考题

1. 大叶性肺炎病变分为哪几期?患者咳铁锈色痰和胸痛的病理基础是什么?

2. 比较大叶性肺炎和小叶性肺炎有何不同。

(史 琳)

实验八 消化系统疾病

学习视角

注重消化系统疾病的分类;其重点内容可以为分两大类型,即炎症与肿瘤;学习中注重紧密结合总论知识;在实验中注意比较良、恶性溃疡的区别。

目的要求

1. **掌握** 胃、十二指肠溃疡病的病理变化及并发症,各类肝硬化的形态特点和临床联系,各型病毒性肝炎的病理特点。

2. **熟悉** 肝炎、肝硬化与肝癌的关系。肝癌的大体及镜下观分型,肝癌和坏死后性肝硬化的关系。消化系统癌肿的好发部位,病理形态的共同特点和临床病理联系(重点掌握胃癌)。

✛ **实验材料**

大体标本	组织切片	病例资料
1. 胃溃疡病	1. 胃溃疡	病例1
2. 胃癌	2. 结肠腺癌	病例2
3. 大肠癌	3. 结肠黏液癌	
4. 食管癌	4. 门脉性肝硬化	
5. 门脉性肝硬化	5. 肝癌	
6. 慢性瘀血性脾大		
7. 原发性肝癌(巨块型)		
8. 原发性肝癌(多结节型)		

✛ **实验内容**

一、标本观察

(一)胃溃疡病

1. 病史　患者,男,56岁。因反复上腹隐痛10年,症状加重伴解黑便1周入院。呈急重病容。腹部检查见全腹腹壁紧张,全腹有压痛(+)及反跳痛(+),肝浊音区消失。

2. 大体标本　在胃小弯近幽门端黏膜面上有一溃疡灶,椭圆形,溃疡直径约2cm,已穿透浆膜。溃疡边缘整齐,底部平坦,周围黏膜皱襞呈放射状集中(图1-8-1)。

3. 诊断　胃溃疡。

4. 思考　胃溃疡的好发部位及大体形态是什么?

(二)胃癌

1. 病史　患者,男,58岁。因食欲下降,进行性消瘦半年入院。检查胃区膨胀,中腹部摸到肿块,钡餐见幽门窦部充盈缺损。

2. 大体标本　胃小弯黏膜上可见一个巨大溃疡,直径超过4cm,边缘隆起,中央凹陷,呈堤状。溃疡底部凹凸不平。切面见胃壁增厚,灰白色,分层结构消失(镜下为腺癌)。

附弥漫浸润型胃癌:胃壁普遍增厚、变硬,状如革囊,部分皱襞增粗,部分变扁平,无明显的局限性肿块,亦无溃疡(图1-8-2)。

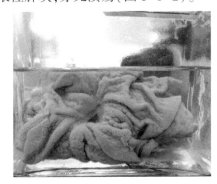

图1-8-1　胃溃疡

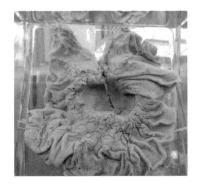

图1-8-2　溃疡型胃癌

3. 诊断　胃癌。

4. 思考　良、恶性溃疡大体形态的区别是什么？

（三）大肠癌

1. 病史　患者，女，46岁。因反复解黏液血便半年入院。直肠指检触及一肿块。手术见结肠有8.6cm×6cm、质地硬、表面溃疡的肿块。

2. 大体标本　结肠局部肠壁增厚，灰白色分层结构不清。肿物凸向肠腔，使之狭窄，有的肿物中心形成边缘隆起的溃疡灶（图1-8-3）。

3. 诊断　结肠癌。

（四）食管癌

1. 病史　患者，男，52岁。江西人，因进行性吞咽困难2个月入院。最初吃硬食难咽下，需喝水帮助，半月后喝粥亦难吞下，体重逐渐减轻，消瘦快，近半月不能饮水，唾液也无法吞下，体重共减轻8kg。

2. 大体标本　食管中下段切面见食管壁因肿瘤侵犯而增厚，灰白色，分层结构消失，表面坏死，形成溃疡，或形成肿物突入管腔，使食管狭窄，有的肿物穿透食管壁，与邻近器官粘连（图1-8-4）（镜下为鳞状细胞癌）。

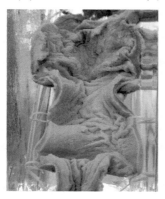

图1-8-3　结肠癌

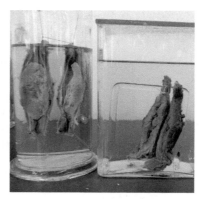

图1-8-4　食管癌（蕈伞型、髓质型）

3. 诊断　食管癌。

（五）门脉性肝硬化

1. 病史　患者，男，42岁。因肝区反复疼痛10年入院。有肝炎病史，近年来食欲减退，厌油腻。检查：脾大，达肋下两横指，肝未触及。尸检诊断为门脉性肝硬化。

2. 大体标本　肝脏体积缩小，重量减轻，表面高低不平，布满小结节，结节大小相仿，直径多为0.1～0.5cm，肝边缘变薄而锐利，质地变硬，切面可见许多淡黄色的小结节，境界清楚。结节间有灰白纤维组织分隔（图1-8-5）。

3. 诊断　门脉性肝硬化。

4. 思考　门脉性肝硬化的临床表现及病变基础是什么？

（六）慢性瘀血性脾大

1. 病史　同上。

2. 大体标本　脾体积明显增大,包膜稍增厚,切面暗红色,小梁明显,质地变致密(图1-8-6)。

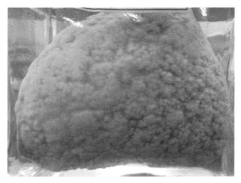

图1-8-5　门脉性肝硬化

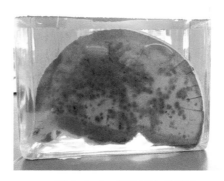

图1-8-6　慢性瘀血性脾大

3. 诊断　慢性瘀血性脾大。

(七)原发性肝癌(巨块型)

1. 病史　患者,男,45岁。因反复右上腹疼痛3个月入院。检查肝肋下两横指可触及,肝区叩痛。尸检诊断为原发性肝癌。

2. 大体标本　肝体积明显增大,尤以右叶显著,重量增加,右叶表面隆起。其余肝组织呈凹凸不平结节状。切面见右叶隆起处有一巨大球形肿块,粗糙,有出血及坏死。周围肝组织受压(图1-8-7)。

3. 诊断　原发性肝癌(巨块型)。

(八)原发性肝癌(多结节型)

1. 病史　患者,男,25岁。农民。右上腹痛2个月有余。入院前20余天起解暗红色水样便,入院时呕血10ml并昏倒。检查肝下界于肋下1cm处,肝区叩痛。AFP(+)、HBsAg(+)。

2. 大体标本　肝体积为21cm×16cm×10cm。表面细小结节弥散全肝。切面见弥漫分布的圆形结节,其中数个大结节呈灰黄色,粗糙、有出血坏死,并对周围略有压迫(镜下为肝癌),肝门静脉腔内有性状相似的栓子(图1-8-8)。

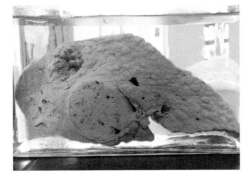

图1-8-7　原发性肝癌(巨块型)

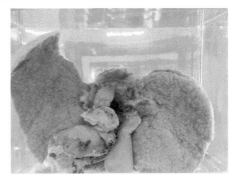

图1-8-8　原发性肝癌(多结节型)

3. 诊断　原发性肝癌(多结节型)。

二、病理切片

（一）胃溃疡（图 1-8-9）

要点：胃黏膜缺失处即为溃疡灶。溃疡底可分为 4 层，由上至下为炎性渗出物（白细胞及纤维素），坏死组织层（红染无结构），肉芽组织层，瘢痕组织层。大量纤维结缔组织增生，代替了原来的肌层，并见厚壁的血管或血管内有血栓形成。

（二）结肠腺癌（图 1-8-10）

要点：癌组织广泛浸润肠壁各层，形成大小不等、形状不规则的腺腔，细胞多层、核大、细胞质少，部分腺腔内有黏液分泌。

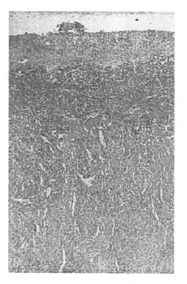

图 1-8-9　胃溃疡

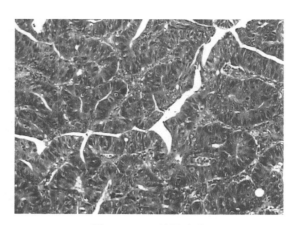

图 1-8-10　结肠腺癌

（三）结肠黏液癌（图 1-8-11）

要点：结肠黏膜下层及肌层有癌细胞广泛浸润，部分癌细胞已侵入淋巴管。癌细胞细胞质内充满黏液泡，将核挤于一侧，状如戒指，称印戒细胞。癌细胞弥漫分布，不形成腺体。

（四）门脉性肝硬化（图 1-8-12）

要点：肝小叶正常结构消失，代之为大小不等的肝细胞集团（假小叶）。假小叶内中央静脉缺如或偏位，或有多个中央静脉，肝细胞索排列紊乱，失去正常的放射状结构。汇管区结缔组织增生将假小叶包绕，并见慢性炎细胞浸润。

（五）肝癌（图 1-8-13）

要点：癌细胞呈多边形，细胞质丰富，核圆形深染，大小不等，核仁清楚，核分裂象易见。癌细胞排列成梁索状、片块状，伴有不同程度出血坏死，癌细胞梁之间为丰富的血窦。癌组织边缘的肝组织受压萎缩。癌外肝组织有肝硬化改变。

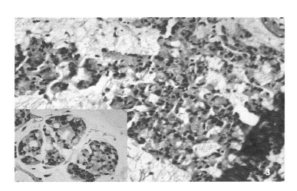

图 1-8-11 结肠黏液癌

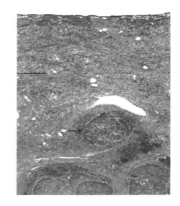

图 1-8-12 门脉性肝硬化

病例讨论

病例 1：

患者，男，42 岁。河南人，干部。

主诉：乏力，腹胀，下肢水肿 3 个月有余，近 1 个月症状加剧。

现病史：患者于 2013 年曾患"急性黄疸性肝炎"，经半年治疗而愈。此后一直感觉很好。4 个月前自觉乏力，腹胀，下肢水肿。在黄石市

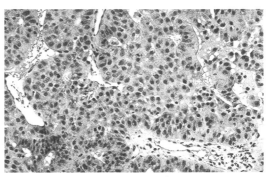

图 1-8-13 肝癌

诊断为"肝硬化腹水"，经治疗无效，黄疸，腹水加重。入院查肝功能 GPT 180U/L，TTT 14U/L，Ⅱ 40U/L，总蛋白 6.45g/L，白蛋白 3.85g/L，球蛋白 4.31g/L。

体检：一般衰弱，P 92/min，BP 110/80mmHg。巩膜轻度黄疸，颈部、胸前、手背等处皮肤可见散在蜘蛛痣，腹壁静脉隐约可见。腹水Ⅲ级，肝、脾未触及，有肝掌，下肢水肿。

住院经过：入院第 4 天进食后突觉上腹剧痛，不能忍受，上腹见胃型，压痛拒按，经胃肠减压后腹胀稍好，仍持续腹痛，阵发加剧。T 38.1℃，抽腹水检查，利凡他试验(+)，WBC $6×10^9$/L，中性粒细胞 0.92，尿比重 1.018，同时患者黄疸加深，查肝功能：Ⅱ 100U/L，胆红素 171μmol/L，GPT 336U/L，临床诊断肝硬化腹水合并黄疸及原发性腹膜炎。经抗生素治疗腹膜炎未见明显好转。4 天后实验室检查示 CO_2-CP 47mmol/L，NPN 50g/L，血氨 65.5μmol/L，Na 110mmol/L，K 4.9mmol/L。入院第 11 天患者病情危重，神志不清，烦躁不安，呼吸急促，P 104/min，BP 60/40mmHg，后测不出，胃内抽出新鲜血液约 250ml，经抢救无效死亡。

尸体解剖检查：

死者身长 175cm，体重 64kg，发育正常，皮肤、巩膜黄染，体表皮肤点状出血，腹腔淡黄色清液 3800ml。

肝脏：重 1540g，自行观察标本和切片，做病理诊断。

食管下段静脉中度曲张，破裂出血，食管下段黏膜溃疡。

脾：重 978g，切面暗红，镜下见脾窦扩张充血。

肾脏:胆汁性肾病。

肠道:空肠末段有数个黄豆至蚕豆大小的散在的红褐色、边缘隆起的溃疡,有毛真菌生长,伴有局限性腹膜炎。

脑:呈水肿之改变。

肺:瘀血、水肿。

讨论:

1. 根据临床病史及病理解剖检查,确定诊断并提出诊断根据。

2. 患者有无肝硬化存在? 如有,它是怎样发生发展的?

3. 根据病变解释患者临床症状发生的机制。

4. 分析患者的死亡原因。

病例 2:

患者,男,35 岁。工人,宾阳县人。

主诉:反复右上腹胀痛 9 年余,疼痛加剧、黄疸加深 10 天。

现病史:9 年前开始有右上腹肝区疼痛,为钝痛或胀痛。1 年前出现黄疸,尿呈浓茶样,经治疗黄疸仍不断加深,肝区疼痛不断,入院前 2 天曾发生呕吐,为胃内容物,无血。

既往史:个人有烟酒嗜好,否认吃过鱼生,家人无类似疾病。

体格检查:T 36.8℃,P 82/min,R 20/min;BP 120/60mmHg,巩膜及全身皮肤黄染,胸部皮肤可见数颗蜘蛛痣。肝肋下未触及,剑突下 2.5cm 可触及,质硬,表面结节状,轻度压痛,脾大,肋下 2.5cm 可触及,腹部膨隆。

食管钡餐透视见黏膜呈虫咬状,诊断为食管中、下段静脉曲张。

经住院治疗,黄疸仍不退,疲倦嗜睡,腹水增加,反应迟钝,逐渐进入昏迷状态,最后呼吸、心搏停止死亡。

尸检记录:

全身皮肤、巩膜深度黄疸,腹部膨隆,下肢水肿,腹腔有茶黄色液体 2000ml,左右胸腔有同样性质液体各 500ml。

心脏:重 280g,未见病变。

肺脏:左肺与胸壁粘连,各肺叶间也有粘连,肺表面及切面有小灶性出血,右肺无粘连。

肝脏:重 1220g,表面高低不平,布满绿豆或黄豆大之小结节,肝边缘较锐利,质地变硬,切面可见弥漫性分布小结节,结节境界清楚,淡黄色,结节直径多为 2~3mm,结节间为纤维组织,纤维间隔宽 1~2mm。胆管扩大,左叶胆管内有一褐色结石,直径 0.3cm,其余胆管尚可见较多泥沙样结石。镜下观肝组织结构紊乱,纤维组织增生及假小叶形成,大部分假小叶肝细胞有不同程度坏死,纤维组织中较多慢性炎细胞浸润,肝细胞瘀胆,小胆管内胆栓形成。

脾脏:重 780g,体积明显增大,切面呈暗红色,镜下见脾窦扩张充血,脾索纤维组织增生,脾小体萎缩。

食管:下段黏膜下静脉索状隆起,稍迂回呈紫色。

小肠:下段黏膜瘀血及散在斑点状出血。

讨论：

1. 做出本例病理诊断,各脏器病变有否有联系。

2. 以病理变化解释临床表现。

3. 患者的主要疾病是什么? 死亡原因是什么?

思考题

1. 简述肝硬化的病理变化及病理临床联系。

2. 简述门脉性肝硬化的病因,肉眼及镜下病变特点。

3. 简述肝硬化时主要的侧支循环和并发症。

（任传伟）

实验九 淋巴造血系统疾病

学习视角

淋巴造血系统没有良性肿瘤,可从淋巴细胞分化路径去了解掌握各种类型淋巴肿瘤。

目的要求

1. 掌握 霍奇金淋巴瘤及非霍奇金淋巴瘤的特点及分类。

2. 熟悉 霍奇金淋巴瘤及非霍奇金淋巴瘤的诊断要点。髓系肿瘤的特点。

3. 了解 髓系肿瘤的发病因素。

实验材料

组织切片
1. 淋巴结反应性增生
2. 霍奇金淋巴瘤
3. 伴窦组织细胞增生的巨大淋巴结病

实验内容

标本观察

（一）淋巴结反应性增生

观察要点:淋巴结结构是否存在。

1. 病史 患者,男,45 岁。患银屑病 10 余年,双腹股沟淋巴结肿大 3 个月。

2. 切片 淋巴结结构存在,图中左侧可见淋巴滤泡,套区明显,生发中心有极性(图 1-9-1)。

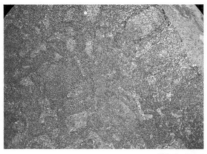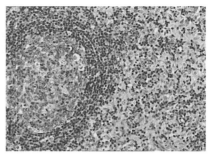

图 1-9-1　淋巴结反应性增生

3. 思考　淋巴结反应性增生的诊断依据是什么？淋巴结的正常结构是什么？

（二）霍奇金淋巴瘤

观察要点：寻找到 R-S 细胞。

1. 病史　患者，男，65 岁。颈部淋巴结肿大 2 周。

2. 切片　淋巴结结构破坏，滤泡结构消失，高倍镜下见 R-S 细胞：细胞大，细胞质淡染，核略偏位，核仁突出（图 1-9-2）。

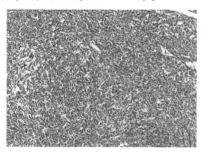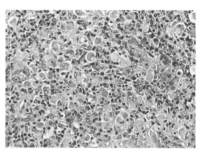

图 1-9-2　霍奇金淋巴瘤

3. 思考　霍奇金淋巴瘤发病有何特点？

（三）伴窦组织细胞增生的巨大淋巴结病

观察要点：看到吞噬淋巴细胞的组织细胞。

1. 病史　患儿，男，4 岁。颈部淋巴结肿大 1 个月有余。

2. 切片　淋巴结窦区扩张（淡染区），扩张区域内组织细胞增生，并见吞噬淋巴细胞的组织细胞（图 1-9-3）。

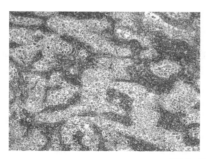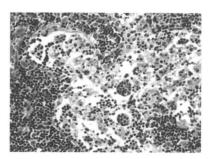

图 1-9-3　吞噬淋巴细胞

3. 思考 本病是什么性质？预后如何？

（利 华）

实验十 泌尿系统疾病

✛ 学习视角

注重各类型肾炎的病变之间的区别；注重病理变化与临床变现之间的联系；结合各种类型肾炎的病理变化可初步判断其预后。

✛ 目的要求

1. 掌握 急性、快速进行性、慢性肾小球肾炎的病变特点及临床病理联系。急、慢性肾盂肾炎病理变化及临床病理联系。

2. 熟悉 肾癌、膀胱癌的病变特点及临床病理联系。

✛ 实验材料

大体标本	组织切片	病例资料
1. 急性肾小球肾炎	1. 急性肾小球肾炎	病例1
	2. 速进行性肾小球炎	病例2
2. 慢性肾小球肾炎	3. 慢性肾小球肾炎	
3. 慢性肾盂肾炎	4. 慢性肾盂肾炎	
4. 肾癌		
5. 膀胱癌		

✛ 实验内容

一、标本观察

（一）急性肾小球肾炎

1. 病史 患者，女，32岁。家庭妇女。心悸、气短，劳累后加重6个月，近来病情加重，心前区疼痛，面部水肿，不能平卧。经治疗无效死亡。尸检诊断为风湿性心脏病伴急性弥漫性增生性肾小球肾炎。

2. 病变 肾脏体积增大，重量增加，包膜紧张，光滑，颜色变红（大红肾），散在分布的小出血点。切面皮质、髓质分界清楚，皮质稍增厚（图1-10-1）。

3. 诊断 急性肾小球肾炎。

4. 思考 上述病变产生时的临床表现及临床与病理联系是什么？

（二）快速进行性肾小球炎

1. 病史　患者,女,33 岁。产后 6 天,因血尿、少尿 4 周,昏迷 4 天入院,经治疗无效死亡。尸检诊断为快速进行性肾小球肾炎。

2. 病变　肾体积增大,重量增加,颜色苍白,切面皮质增厚肿胀,苍白,皮髓质分界尚清楚。

3. 诊断　快速进行性肾小球炎。

（三）慢性肾小球肾炎

1. 病史　患者,男,45 岁。因反复颜面、下肢水肿,少尿、血尿 1 年入院,经治疗无效死亡,尸检诊断为慢性肾小球肾炎。

2. 病变　肾体积明显变小,质地变硬,被膜已被剥离,表面粗糙不平,呈弥漫性细颗粒状。切面皮质变薄,颜色苍白,皮髓质分界不清,条纹模糊。肾盂周围脂肪组织较正常多(图 1-10-2)。

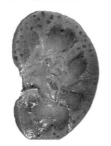 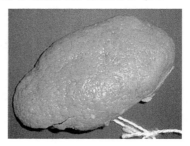

图 1-10-1　急性肾小球肾炎　　　　图 1-10-2　慢性肾小球肾炎

3. 诊断　慢性肾小球肾炎。

4. 思考

（1）结合病史和病理变化分析该病产生的原因及后果是什么?

（2）肾脏表面粗糙的细颗粒状突起物是怎样形成的?

（3）该病变的发病机制是什么?

（四）慢性肾盂肾炎

1. 病史　患者,女,46 岁。因反复腰背酸痛 2 年,伴有多尿入院。

2. 病变　肾脏体积变小、变硬,表面不光滑,有不规则的凹陷性瘢痕。切面皮质变薄,皮髓质分界不清,肾盂黏膜粗糙、增厚(图 1-10-3)。

3. 诊断　慢性肾盂肾炎。

4. 思考

（1）根据大体标本分析其可能的镜下病理改变是什么?

（2）临床表现与病理变化之间的联系是什么?

（3）分析对比肾小球肾炎与肾盂肾炎的病理变化之间的主要区别是什么?

（五）肾癌

1. 病史　患者,女,64 岁。因无痛性血尿半年入院,检查发现右上腹有肿块。病理诊断为右肾乳头状腺癌。

2. 病变　肾上极有圆形肿瘤,边界较清楚,切面实性,灰白色,部分灰黄色,有暗红色出血区(图1-10-4)。

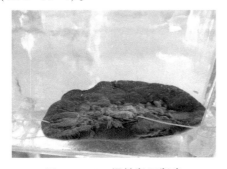 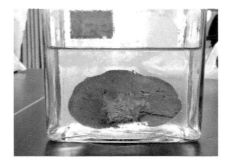

图1-10-3　慢性肾盂肾炎　　　　　　　　　图1-10-4　肾癌

3. 诊断　肾癌。

(六)膀胱癌

1. 病史　患者,男,53岁。因无痛性血尿2个月,伴尿频、尿急、尿痛3天入院。手术见膀胱底部有一肿物,病理诊断为膀胱移行细胞癌。

2. 病变　膀胱底部有一球形肿瘤,表面粗糙不平,并有细小的绒毛状突起。肿瘤浸润膀胱壁并有较宽的基底与膀胱壁紧密相连(图1-10-5)。

3. 诊断　膀胱癌。

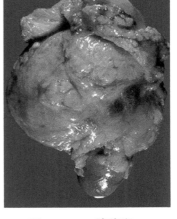

图1-10-5　膀胱癌

二、病理切片

(一)急性肾小球肾炎(图1-10-6)

要点:肾小球普遍增大,毛细血管球充满肾小囊腔,系膜细胞增生,内皮细胞增生、肿胀,肾小球内细胞数目增多,有中性粒细胞浸润,毛细血管腔狭窄或闭塞,部分肾小球囊腔和肾小管内可见红细胞,肾小管上皮细胞浊肿,部分管腔内有透明管型,间质血管充血。

(二)快速进行性肾小球炎(图1-10-7)

要点:大部分肾小球囊壁层上皮细胞增生,形成新月体或环状体,部分新月体为细胞性,部分为纤维性,新月体与毛细血管球互相粘连,少数肾小球透明变性,成为实心体。肾小管上皮细胞脂肪变性,部分萎缩消失,被纤维组织取代。间质血管充血,有少量淋巴细胞浸润。

(三)慢性肾小球肾炎(图1-10-8)

要点:大部分肾小球纤维化或透明变性,相应的肾小管萎缩或消失,肾小球集中,间质纤维组织增生伴淋巴细胞浸润。部分肾小球代偿肥大,肾小管扩张,部分管腔有透明管型。间质小动脉内膜增厚,管腔变窄。

(四)慢性肾盂肾炎(图1-10-9)

要点:肾组织中炎症病灶分布不均,病灶内肾小球纤维化、透明变性,肾小管萎缩消失,纤维组织增生伴淋巴细胞、浆细胞浸润。部分扩张的肾小管腔内有伊红色的蛋白管型,似甲状腺滤泡。病灶周围肾小球肾小管完好或代偿性肥大、扩张,部分肾小球囊壁纤维性增厚。

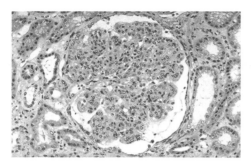

图 1-10-6　急性肾小球肾炎

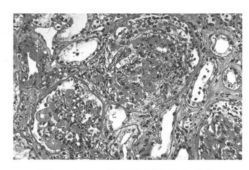

图 1-10-7　快速进行性肾小球炎

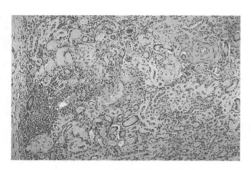

图 1-10-8　慢性肾小球肾炎

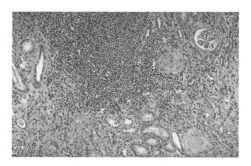

图 1-10-9　慢性肾盂肾炎

病例讨论

病例 1:

患者,男,35 岁,教师。

主诉:头昏、面部水肿、尿少 3 个月。

现病史:3 个月前,反复出现水肿,初时以清晨眼睑部为主,以后渐发展至全身水肿。入院前 5 天,水肿愈趋加重,尿少,近 2 天头痛、头晕、气促,无尿,继而神志模糊,昏迷不醒。

既往史:数年前曾有过一次脸部水肿。入院前血压 180/110mmHg。

体格检查:慢性重病容,面色苍白,全身水肿,心界向左胸部膨隆,血压 190/110mmHg。

实验室检查:红细胞 $3.0×10^{12}$/L,Hb 7.3g/dl,白细胞 $18×10^9$/L,中性分叶核 0.885,NPN 160mg/dl,CO_2-CP 20.3mmol/L。入院后经一系列抢救无效死亡。

尸检记录:

成年男尸,身长 155cm,体重 49.5kg。全身苍白、水肿,腹水 500ml,左右胸水各 700ml,色淡,稍混浊。

心脏:重 345g,体积增大(大于死者右拳),右心室腔无扩张,左心室壁 1.4cm,右心室壁厚 0.3cm。

肺:两肺下部肺膜明显变粗糙,无光泽,有小片状黄白色纤维素附着,有局限性纤维组织增厚,脏壁层局部有粘连。镜下见支气管腔内有少量纤维素和液体渗出及少数红细胞,部分肺泡腔内有中性粒细胞及较多纤维素,呈出血性纤维素性支气管肺炎改变。

肾脏:左肾重45g,右肾重50g,两肾体积变小,表面有均匀小颗粒隆起、切面皮髓质均萎缩变薄,特别是皮质,局部皮髓质分界不清。镜下见大多数肾小球纤维化、玻璃样变,周围肾小管萎缩消失,纤维组织增生,并有散在慢性炎细胞浸润。部分肾小球、肾小管代偿性肥大、扩张,小动脉硬化,管壁变厚,管腔变窄。

动脉:脾中央动脉管壁增厚,玻璃样变,管腔狭小。腹主动脉分支处有黄白色粥样硬化斑块。

讨论:

1. 做出本病例病理诊断,其与脏器病变有何联系?

2. 以病变解释临床主要症状。

3. 本病例主要疾病是什么? 死因是什么?

病例2:

患者,男,28岁。河北省人,大学生。因3个月来咳嗽、痰中带血,数日来咯血量增多、发烧入院。患者自2年前常患"感冒""咽喉炎"。半年前开始发烧,并有关节疼痛。3个月前皮肤出现出血点及出血斑,并有血尿,血压高达160/110mmHg。尿检查示蛋白(+++),白细胞0～22,红细胞15～20,上皮细胞0～1,管型(+),血压170/100mmHg。曾两次住院诊断为"肾炎",经过治疗好转。1个多月前开始咳嗽、痰不多。3周前痰中带血,到校医院透视发现左肺有点片状阴影。近2周来,午后发烧(38℃左右),咯血较多。近4～5天来食欲不振,精神萎靡。

入院体检:T 37.5℃,RBC 1.48×10^{12}/L,WBC 1.2×10^9/L,中性粒细胞0.82,NPN 120g/L,CO_2-CP 33.6mmol/L,A/G=3.8/3.04,尿比重1.008,蛋白(+),RBC 3～5个,WBC 0～1个。

入院后,虽经输血、输液,并用广谱抗生素,但病情无好转。复查NPN 108g/L,CO_2-CP 12～29mmol/L。后患者出现躁动不安,呼吸困难,最后死于呼吸衰竭。

讨论:

1. 该病例的诊断是什么? 观察病例的肾脏切片可能会有什么镜下表现?

2. 肺和肾的病变有什么联系?

3. 肾的病变和化验检查有什么联系?

思考题

1. 简述肾盂肾炎的病因和发病机制。

2. 比较肾小球肾炎和肾盂肾炎的异同。

3. 名词解释:肾盂肾炎、肾病综合征。

(任传伟)

实验十一 生殖系统与乳腺疾病

学习视角

生殖系统疾病多与激素水平变化有关。在临床上会有相似症状出现,例如:子宫内膜增生症、子宫内膜癌、宫颈癌、葡萄胎、子宫平滑肌瘤均会出现不同程度的阴道不规则流血,要注意鉴别。

目的要求

1. 掌握 子宫颈癌的病变特点,乳腺癌的常见类型及病变特点。
2. 熟悉 葡萄胎与绒癌的病变特点,畸胎瘤的病变特点,子宫内膜增生症的病变特点。
3. 了解 卵巢肿瘤的常见类型及病变特点,前列腺癌的特点。

实验材料

大体标本	组织切片	病例资料
1. 子宫颈癌	1. 子宫颈鳞状细胞癌	病例 1
2. 乳腺癌	2. 乳腺浸润性非特殊类型癌	
3. 葡萄胎	3. 葡萄胎	
4. 卵巢黏液性囊腺瘤	4. 卵巢黏液性囊腺瘤	
5. 子宫内膜癌	5. 子宫内膜增生症	
6. 子宫平滑肌瘤	6. 子宫内膜不典型增生	
7. 畸胎瘤	7. 子宫内膜癌	
	8. 前列腺癌	
	9. 畸胎瘤	

实验内容

标本观察

(一)子宫颈鳞状细胞癌

观察要点:大体标本——宫颈外口见菜花状凸起物。

镜下——增生纤维中见异型上皮细胞团。

1. 病史 患者,女,50 岁。因接触性阴道流血 3 个月入院。早婚,生育 4 个孩子。检查见宫颈口肥大,表面粗糙,触之易出血。

2. 大体标本 子宫+左右卵巢、输卵管+部分阴道壁。子宫及阴道壁已沿 12 点钟位剖开。宫颈 5~7 点钟位置见一菜花状肿物凸起,无明显界线(图 1-11-1)。

3. 切片 镜下见蓝染区和红染区混杂。蓝染区细胞多边形,细胞质淡红染、略嗜碱。核类圆形、不规则形,染色质粗,部分细胞可见核仁,核浆比例增高,可见病理性核分裂。红染区细胞梭形,边界不清,核长椭圆,染色质细腻淡染,偶见核仁。红染区尚可见少许裸核状的圆形淋巴细胞。两种区域分界清楚(图1-11-2)。

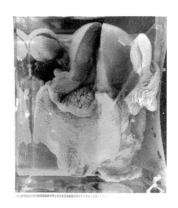

图1-11-1 子宫颈癌大体标本

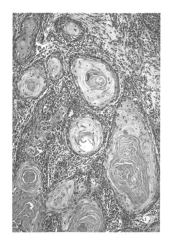

图1-11-2 子宫颈癌切片

4. 思考 切片中哪些区域是肿瘤实质成分?哪些是间质成分?宫颈癌有哪些特点?沿何种途径转移?

(二)乳腺癌

观察要点:大体——肿块边界不清。

镜下——纤维组织中见大小不一、形态不规则的腺管。

1. 病史 患者,女,45岁。因发现右乳肿块半年入院,检查见右乳外上方皮肤呈橘皮样,可触及一鸡蛋大肿物,质硬,与皮肤粘连,不能活动。

2. 大体标本 不规则灰白肿块,大小约3cm×2cm,切面粗糙呈细颗粒状,质硬,边界不清(图1-11-3)。

3. 切片 乳腺小叶结构消失,导管形态不规则,部分区域呈筛孔状,上皮细胞核大深染,核浆比例增高。肿瘤实质与间质分界清楚(图1-11-4)。

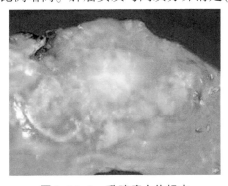

图1-11-3 乳腺癌大体标本

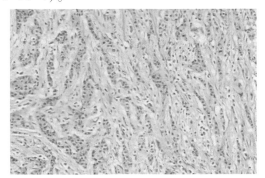

图1-11-4 乳腺癌切片

4. 思考 结合乳腺癌的转移特点,对乳腺癌患者进行体检时应注意哪些方面?

(三)葡萄胎

观察要点:大体——绒毛水肿,呈水泡状。

镜下——绒毛间质水肿,血管消失,滋养叶细胞增生。

1. **病史**　患者,女,31 岁。停经 3 个月,剧吐,子宫增大快,与妊娠月数不符,下肢水肿,阴道流血。检查子宫底位于脐上两横指,未能触及胎体,无胎心音。

2. **大体标本**　宫腔清除见绒毛水肿透亮,似水泡,大小不等,有细蒂相连成簇串状(图 1-11-5)。

3. **切片**　绒毛肿大,间质高度水肿,间质中血管消失,滋养叶细胞增生(图 1-11-6)。

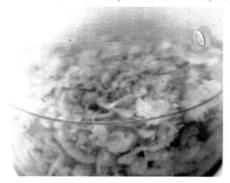

图 1-11-5　葡萄胎大体标本

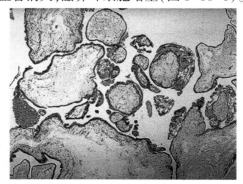

图 1-11-6　葡萄胎切片

4. **思考**　葡萄胎患者宫腔内能否见到胎儿?

(四)卵巢黏液性囊腺瘤

观察要点:大体标本——肿物囊状,多房,囊内壁光滑。

　　　　　镜下——囊壁衬覆黏液性上皮。

1. **病史**　患者,女,41 岁。体检发现附件区肿物。

2. **大体标本**　部分肿物,表面光滑,剖面见肿物呈多囊状,囊内容物已流失,囊内壁光滑(图 1-11-7)。

3. **切片**　肿物囊状,囊内壁衬覆低柱状上皮,细胞质淡染,细胞核圆、椭圆、染色质颗粒状,位于细胞底部(图 1-11-8)。

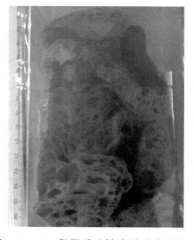

图 1-11-7　卵巢黏液性囊腺瘤大体标本

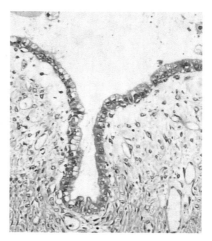

图 1-11-8　卵巢黏液性囊腺瘤切片

4. 思考　卵巢黏液性囊腺瘤,临床可能有哪些症状?

（五）子宫内膜增生症

观察要点:子宫内膜腺体密度增加,形态不规则。

1. 病史　患者,女,45 岁。阴道不规则流血20 天。

2. 切片　破碎内膜组织,内膜腺体密度增加,内膜间质比大于3:1。腺体形态不规则,上皮细胞柱状,细胞核椭圆,染色质细腻,核浆比正常(图 1-11-9)。

3. 思考　子宫内膜增生症应与哪些疾病鉴别? 常见病因有哪些?

（六）子宫内膜不典型增生

观察要点:细胞核增大,极性紊乱。

1. 病史　患者,女,41 岁。阴道不规则流血半年余。

2. 切片　破碎内膜组织,内膜腺体密度增加,腺体形态不规则,上皮细胞椭圆形,细胞核增大,染色质增粗,核浆比增大(图 1-11-10)。

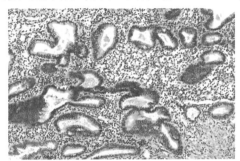　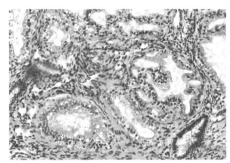

图 1-11-9　子宫内膜增生症　　　　图 1-11-10　子宫内膜不典型增生

3. 思考　子宫内膜不典型增生和子宫内膜增生症的鉴别要点是什么?

（七）子宫内膜癌

观察要点:大体标本——宫腔内见菜花状肿物。

　　　　　　镜下——内膜腺体异型增生,内膜间质消失。

1. 病史　患者,女,45 岁。阴道不规则流血半年余。

2. 大体标本　全切子宫,宫腔已剖开,剖面宫腔内近宫底处见菜花样肿物,肿物边界不清(图 1-11-11)。

3. 切片　内膜腺体不规则增生,内膜间质消失,上皮细胞椭圆、圆形,细胞核空泡状,染色质粗,偶见核仁(图 1-11-12)。

4. 思考　子宫内膜癌和子宫内膜不典型增生的鉴别要点是什么?

（八）子宫平滑肌瘤

观察要点:子宫肌壁间见多个灰白色肿物。

1. 病史　患者,女,39 岁。下腹胀痛,阴道不规则流血。

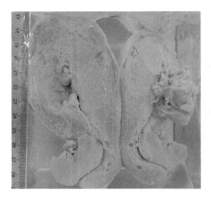

图 1-11-11　子宫内膜癌大体标本

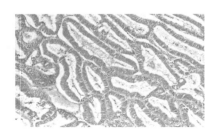

图 1-11-12　子宫内膜癌切片

2. **大体标本**　全切子宫,已部分剖开,解剖结构变形。剖面子宫肌壁间有多个大小不等灰白色肿物。肿物边界清楚,呈编织状(图 1-11-13)。

3. **思考**　子宫肌瘤患者会出现什么不适?什么情况下需切除子宫?

(九) 前列腺癌

观察要点:前列腺纤维肌组织中出现小或不规则腺体,腺体肌上皮消失。

1. **病史**　患者,男,70 岁。小便不畅数年。

2. **切片**　前列腺纤维肌组织中见一些小圆腺体及一些不规则腺体,腺上皮细胞轻度异型,腺体外侧肌上皮消失(图 1-11-14)。

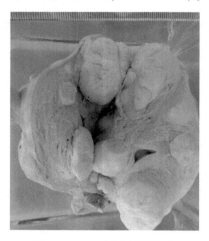

图 1-11-13　子宫平滑肌瘤

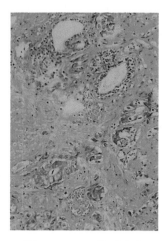

图 1-11-14　前列腺癌

3. **思考**　临床可采用什么手段早期发现前列腺癌?

(十) 卵巢畸胎瘤

观察要点:大体标本——肿物内可见毛发。

切片——镜下见皮肤及皮肤附件。

1. **病史**　患者,女,41 岁。右下腹膨大 1 年余。手术见子宫右侧肿物。

2. 大体标本 肿瘤囊状,已部分切开,内容物已经流失。囊壁内见毛发(图1-11-15)。

3. 切片 囊壁内侧见鳞状上皮、毛囊、皮脂腺(图1-11-16)。

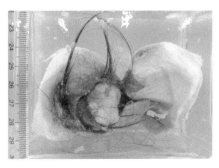

图1-11-15 畸胎瘤大体标本

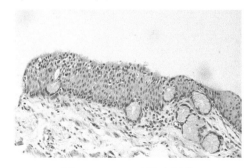

图1-11-16 畸胎瘤切片

4. 思考 畸胎瘤和妊娠有关吗? 能否见到胎儿?

病例讨论

病例1:

患者,女,55岁。

主诉:阴道不规则流血反复5年,加重半年。

现病史:5年前无明显诱因,阴道出现不规则流血,月经周期紊乱,未规律治疗。近半年,阴道不规则流血加重,前来就诊。

症状:阴道不规则流血,下腹部隐痛,头昏,神疲,纳差,二便可。

查体:贫血貌,下腹压痛,阴道可见血迹,宫颈外口光滑,余(-)。

B超:右侧卵巢占位——囊肿?

手术:切除子宫+双附件。

病理检查:

大体:子宫大小为10cm×8cm×7cm,正前位剖开,见宫腔内有两个息肉状凸起肿物,大小分别为7cm×3cm×3cm和4cm×2.5cm×2.5cm。肿物切面灰白,质中等。肿物旁内膜绒烂,厚2~4mm,肌壁增厚3cm(图1-11-17)。宫颈外口光滑。左侧宫角侧韧带处有一肿物,大小为1.5cm×1.5cm×1.5cm,切面质韧,呈编织状(图1-11-18)。

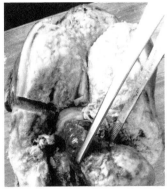

图1-11-17 宫腔肿物

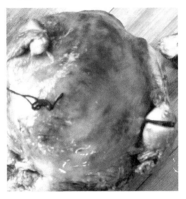

图1-11-18 韧带肿物

右侧卵巢处见一肿物,大小为 4cm×2cm×1cm,切面灰白,质中(图 1-11-19)。左侧卵巢表面针帽大小灰黄色结节。双侧输卵管外观无特殊。

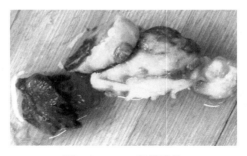

图 1-11-19 卵巢肿物

镜下:肿物纤维组织中见不规则增生腺体,上皮细胞异型,部分区域呈微乳头状(图 1-11-20a)。此病变图像同时出现在双侧卵巢、输卵管及宫颈外口处。血管内见较多癌栓(图 1-11-20b)。

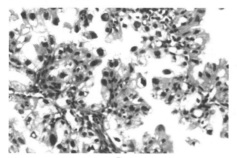
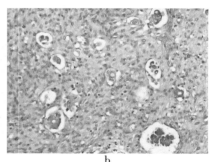

a   b

图 1-11-20 子宫肿物

讨论:

1. 做出本病例的病理诊断,各脏器病变是否有联系?
2. 以病理变化解释临床表现。

✦ 思考题

1. 宫颈癌眼观有何特点?沿何种途径转移?
2. 绒癌的病变和转移途径有何特点?
3. 如何发现早期宫颈癌?
4. 乳腺癌的扩散途径有哪些?

(赵时梅)

实验十二　内分泌系统疾病

➕ 学习视角

　　本章的学习内容主要为甲状腺疾病。临床上甲状腺肿大比较常见,常见于以下几种疾病:甲状腺炎、结节性甲状腺肿、毒性甲状腺肿、甲状腺瘤及甲状腺癌。注意它们的鉴别要点,甲状腺炎常伴有炎症表现;结节性甲状腺肿结节常为多个,包膜不完整;毒性甲状腺肿伴甲亢症状;甲状腺腺瘤结节单个多见,有完整包膜;甲状腺癌肿物灰白、无包膜或不完整,呈实性或呈乳头状。

➕ 目的要求

　　1. 掌握　结节性甲状腺肿和毒性甲状腺肿的病理变化。
　　2. 了解　甲状腺炎的类型及病理变化。

➕ 实验材料

大体标本	组织切片
1. 结节性甲状腺肿	1. 结节性甲状腺肿
2. 毒性甲状腺肿	2. 毒性甲状腺肿
3. 甲状腺瘤	3. 甲状腺癌
4. 甲状腺癌微小癌	
5. 甲状腺腺癌	

➕ 实验内容

标本观察

（一）结节性甲状腺肿

观察要点:甲状腺大小、切面及有无结节,结节数量、质地、有无包膜。

　　1. 病史　患者,男,24岁。因发现颈部肿物10年入院。体格检查见颈部正中甲状腺有多个大小不一结节状肿物,最大者如核桃,随吞咽而上下移动,与皮肤无粘连,结节软硬不一,无压痛。

　　2. 大体标本　甲状腺体积增大,表面呈结节状,质地较坚实,切面有大小不等的结节,棕褐色,结节无明显包膜(图1-12-1)。

　　3. 切片　结节内滤泡大小不一,部分滤泡扩大,上皮扁平,充满胶质(图1-12-2)。

　　4. 思考　结节性甲状腺肿的形成机制是什么?

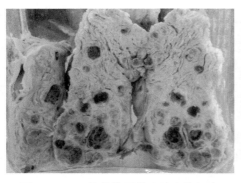

图 1-12-1　结节性甲状腺肿大体标本

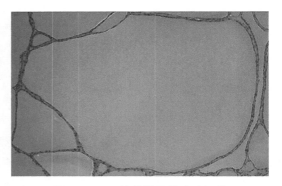

图 1-12-2　结节性甲状腺肿切片

（二）毒性甲状腺肿

观察要点：甲状腺大小、颜色、切面、有无结节。

1. 病史　患者，女，26 岁。因心悸、出汗、怕热、易激动 3 年，伴手脚震颤 1 月余入院。

2. 大体标本　甲状腺体积肿大，切面暗红色，牛肉样，结构致密，类似肌肉组织，未见结节（图 1-12-3）。

3. 切片　甲状腺滤泡上皮增生，呈高柱状，淋巴滤泡增生，滤泡内可见较多吸收空泡（图 1-12-4）。

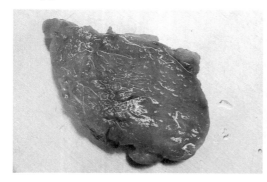

图 1-12-3　毒性甲状腺肿大体标本

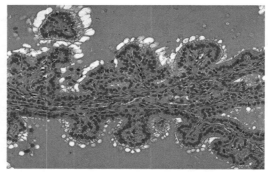

图 1-12-4　毒性甲状腺肿切片

（三）甲状腺腺瘤

观察要点：甲状腺大小、切面及有无结节，结节数量、质地、有无包膜。

1. 病史　患者，女，40 岁。因发现右侧颈部肿物半年入院，体格检查见右侧颈部触及一肿物，结节状，似有清楚境界，能随吞咽上下移动，气管稍向左移位。

2. 大体标本　甲状腺稍肿大，切面见一个结节，类圆形，切面灰白色，有完整包膜，质中（图 1-12-5）。

3. 思考　甲状腺腺瘤与结节性甲状腺肿的鉴别要点有哪些？

（四）甲状腺癌微小癌

观察要点：甲状腺大小、切面及有无结节，结节数量、质地、有无包膜。

1. 病史　患者，女，44 岁。因发现左侧颈部肿物 3 个月入院，体格检查见左侧颈部触及肿物,活动欠佳,术中见肿物与周围组织粘连。

2. 大体标本 甲状腺稍肿大,切面见一个结节,类圆形,切面灰白色,实性,未见包膜,质硬,与周围组织粘连(图1-12-6)。

3. 思考 甲状腺微小癌的标准及对机体的影响有哪些?

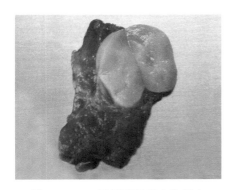

图1-12-5 甲状腺腺瘤大体标本

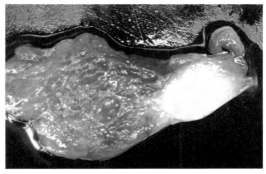

图1-12-6 甲状腺癌微小癌

(五)甲状腺癌

观察要点:甲状腺大小、颜色、切面、有无结节。

1. 病史 患者,男,46岁。因发现右侧颈部肿物半年入院,体格检查见右侧颈部肿大,触及一肿物,活动良好。

2. 大体标本 甲状腺稍肿大,切面见一个结节,包膜不完整,切面囊实性,见较多乳头状组织(图1-12-7)。

3. 切片 甲状腺滤泡上皮呈乳头状增生,乳头分支多,中心有纤维血管间质,可见砂粒体,细胞具有明显异型性,细胞核呈毛玻璃样,部分可见核沟(图1-12-8)。

4. 思考 甲状腺癌的病理类型有哪些?

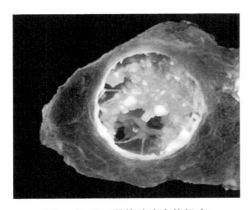

图1-12-7 甲状腺癌大体标本

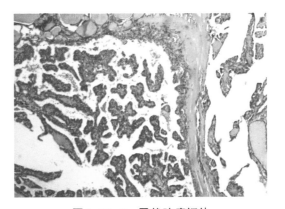

图1-12-8 甲状腺癌切片

思考题

1. 毒性甲状腺肿的病理变化。

2. 甲状腺癌的类型及病理变化。

（张安文）

实验十三　传染病与寄生虫病

学习视角

结核病中以肺结核最为多见,分为原发性和继发性肺结核,各自的病变类型及特点不一;肠伤寒、细菌性痢疾、肠阿米巴病均发生在肠,但部位、性质不同,病变亦有区别,观察以上标本时应注意对比。

目的要求

1. 掌握　结核病的基本病变及转化规律,原发性肺结核的病变特点及转归,继发性肺结核的各型病变特点及相互关系。

2. 熟悉　伤寒、细菌性痢疾的病变特点及临床病理联系,阿米巴痢疾、血吸虫病的病变特点及临床病理联系,流脑、乙脑和脊髓灰质炎的病变特点及临床病变联系。

3. 了解　常见肺外器官结核的好发部位及病变特点。

实验材料

大体标本	组织切片	病例资料
1. 肺原发综合征	1. 浸润型肺结核	病例 1
2. 粟粒型肺结核	2. 肠伤寒	病例 2
3. 局灶型肺结核		
4. 浸润型肺结核		
5. 干酪样肺炎		
6. 浸润型肺结核伴急性空洞形成		
7. 慢性纤维空洞型肺结核		
8. 肺结核瘤（球）		
9. 肾结核		
10. 肠伤寒		
11. 细菌性痢疾		
12. 肠阿米巴病		
13. 阿米巴肝脓肿		

实验内容

标本观察

(一)肺原发综合征

观察要点:肺切面、结节大小、数量、位置、颜色、质地。

1. 病史　患儿,男,2岁半。发冷发热 12 天,随后抽搐,入院前 4 天出现昏迷。邻居有结核病患者。X 线片见肺门淋巴结肿大,一侧肺中部有一结节状阴影。

2. 大体标本　为小儿之肺脏,肺切面可见一侧肺上叶下部的肺膜下有一个黄豆大的干酪样坏死病灶,切面灰黄色,境界清楚。肺门淋巴结肿大,切面呈干酪样坏死(结核性淋巴管炎在标本中往往不易查见)(图 1-13-1)。

3. 思考　肺原发综合征的组成是什么?

(二)粟粒型肺结核

观察要点:肺切面、结节大小、数量、位置、颜色、质地。

1. 病史　患儿,女,4 岁。因咳嗽,低热伴食欲不振,身体消瘦 3 个月入院。

2. 大体标本　在肺的表面和切面均可见弥漫均匀分布的灰白略带黄色的小结节,大小较一致,如粟粒大,境界清楚,略向表面突出(图 1-13-2)。

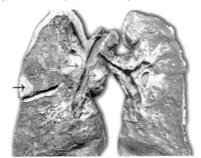

图 1-13-1　肺原发综合征

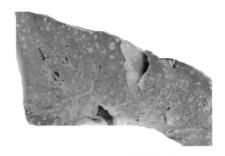

图 1-13-2　粟粒型肺结核

3. 思考　原发性肺结核的预后怎样?

(三)局灶型肺结核

观察要点:肺上叶切面颜色、质地、有无结节。

1. 病史　患者,女,25 岁。因反复咳嗽、发热、盗汗半年入院。

2. 大体标本　肺尖部多个米粒大、绿豆大的圆形病灶呈灰黄、灰白色,边界清楚,病灶周围有纤维组织增生包裹,局部肺膜变粗糙增厚(图 1-13-3)。

(四)浸润型肺结核

观察要点:肺上叶切面颜色、质地、有无结节。

1. 病史　患者,女,30 岁。因反复咳嗽、发热、盗汗 1 年入院。

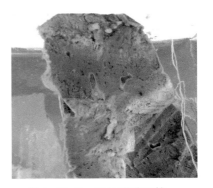

图 1-13-3　局灶型肺结核

2. 大体标本　肺尖部可见一个类圆形病灶呈灰黄色、灰白色,组织松脆,切面呈干酪样坏死,边界模糊(图1-13-4)。

3. 切片　区域肺组织呈无结构颗粒状红染,未见组织轮廓,周围见较多朗格汉斯细胞、上皮样细胞增生及少许淋巴细胞浸润(结核结节形成)(图1-13-5)。

4. 思考　浸润型肺结核的临床病理联系是什么?

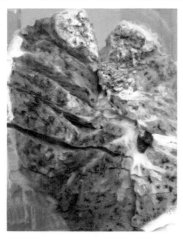 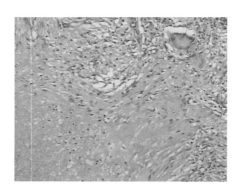

图1-13-4　浸润型肺结核大体标本　　　　图1-13-5　浸润型肺结核切片

(五)干酪样肺炎

观察要点:肺表面及切面有无结节、颜色、质地。

1. 病史　患儿,女,4岁。因咳嗽、发热20天,抽搐1天入院,X线片见右肺部有片状阴影,肺门淋巴结肿大。

2. 大体标本　肺切面有散在性大小不等灰黄色的干酪样坏死病灶,边缘模糊,部分区域彼此融合成片。肺门淋巴结肿大,切面呈干酪样坏死(图1-13-6)。

3. 思考　干酪样肺炎属于肺炎吗?

(六)浸润型肺结核伴急性空洞形成

观察要点:肺表面及切面有无结节、颜色、质地、空洞大小、空洞壁改变。

1. 病史　患者,男,40岁。因反复咳嗽、低热3年,胸痛3个月入院。X线片见左肺有透亮区。

2. 大体标本　在浸润型肺结核的基础上,可见一个无壁空洞(图1-13-7)。

3. 思考　浸润型肺结核的后果怎样?

(七)慢性纤维空洞型肺结核病

观察要点:肺切面改变、空洞内容及壁改变。

1. 病史　患者,女,48岁。因反复咳嗽、咳血丝痰2年,伴气促1周入院。X线片见左肺有透亮区。

2. 大体标本　在肺的上部见一个厚壁空洞,空洞内有干酪样坏死物,周围有较厚的纤维组织增生形成厚壁,附近肺组织纤维化(图1-13-8)。

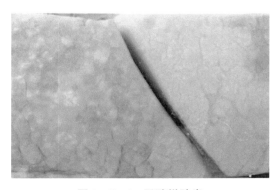

图1-13-6　干酪样肺炎

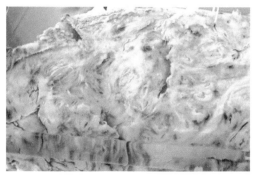

图1-13-7　浸润型肺结核伴急性空洞形成

（八）肺结核瘤（球）

观察要点：肺切面改面，结节大小，有无包膜。

1. 病史　患者，女，36岁。因咳嗽、咯少量黄痰半月余入院。病初3～4天有发热，胸部X线片见上肺有一边缘清楚之致密阴影。

2. 大体标本　肺组织内见一孤立性纤维包裹境界分明的球形干酪样坏死灶，切面呈黄白色（图1-13-9）。

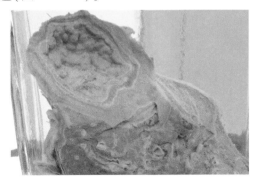

图1-13-8　慢性纤维空洞型肺结核病

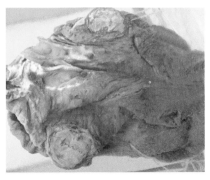

图1-13-9　肺结核瘤（球）

（九）肾结核

观察要点：肾切面改变。

1. 病史　患者，女，45岁。乏力，纳差6月余，腰部钝痛，时有血尿。

2. 大体标本　肾切面可见数个大小不一的空洞，空洞壁粗糙，不整齐，空洞内有干酪样坏死物。（图1-13-10）。

3. 思考　肾空洞是如何形成的？

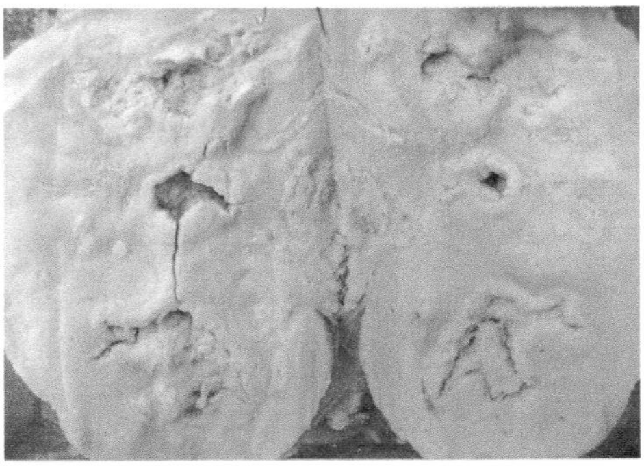

（十）肠伤寒

观察要点：肠壁黏膜的变化。

1. 病史　患者，女，25岁。因发热、头痛1个月，神志不清5天入院。检查见T 40℃，P

图1-13-10　肾结核病

80/min,肝、脾大,粪便细菌培养伤寒杆菌(+)。

2. **大体标本** 回肠下段集合淋巴小结及孤立淋巴小结呈椭圆形或圆形肿胀,凸出于肠黏膜表面,质地软,境界清楚。部分肿胀的集合淋巴小结表面凹凸不平,形如脑回(图 1-13-11)。

3. **切片** 肠黏膜内较多炎细胞浸润,伴巨噬细胞增生,部分巨噬细胞内可见吞噬红细胞、伤寒杆菌及细胞碎片,并聚集成团(伤寒性肉芽肿)(图 1-13-12)。

4. **思考** 肠伤寒与肠结核的病变对比。

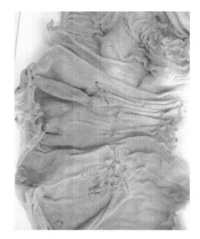

图 1-13-11 肠伤寒大体标本

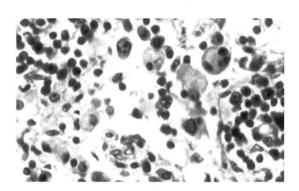

图 1-13-12 肠伤寒切片

(十一) 细菌性痢疾

观察要点:区分大、小肠的肠壁黏膜改变。

1. **病史** 患儿,男,10 岁。因腹痛、腹泻、解黏液脓血便 3 天入院。每天解便 10 余次,伴有小腹胀痛,常有便意感(里急后重表现)。

2. **大体标本** 大肠黏膜表面形成灰黄或灰红色粗糙的糠皮样假膜,肠壁增厚,黏膜皱襞消失(图 1-13-13)。

3. **思考** 假膜的成分是什么?

(十二)肠阿米巴病

观察要点:区分大、小肠的肠壁黏膜改变、溃疡形状。

1. **病史** 患者,女,55 岁。因解黏液脓血便 10 天入院。粪便量稍多带有腥臭味,每天解便 10 余次伴脐周痛、呕吐。既往有"红白痢"史,查体肝大。后因肠穿孔死亡。

2. **大体标本** 结肠黏膜表面形成多个中间凹陷、边缘隆起的纽扣状溃疡,溃疡之间的肠黏膜无明显改变。部分溃疡扩大,相互融合,形成较大溃疡。(图1-13-14)。

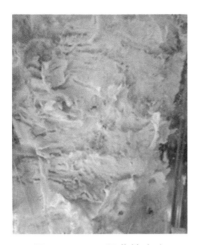

图1-13-13 细菌性痢疾

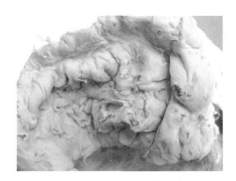

图1-13-14 肠阿米巴病

(十三) 阿米巴肝脓肿

观察要点:肝脏体积、切面变化、脓肿壁边缘变化。

1. 病史 患者,男,48岁。因右上腹痛2月余,伴腰胀痛5天入院。曾有慢性阿米巴痢疾病史,体格检查见肝右肋下缘3cm可触及。

2. 大体标本 肝脏增大,表面有局限性隆起。肝右叶见一个巨大"脓肿",腔内有半流质状的果酱样物质(标本切开后大部分流失),脓肿壁粗糙不平,有未彻底液化坏死的组织附着,如破棉絮样(图1-13-15)。

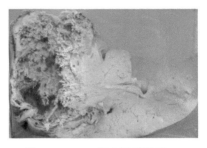

图1-13-15 阿米巴肝脓肿

3. 思考 阿米巴肝脓肿是不是真性脓肿?

✚ 病例讨论

病例1:

患者,女,40岁。柳江县农民。

主诉:咳嗽、盗汗、消瘦1年多,伴声嘶及下肢水肿半月余。

现病史:患者自诉去年3月份开始反复出现咳嗽、咳痰,并不断加剧,伴有畏寒、发热、盗汗、胸痛、食欲下降等不适,严重时曾伴有咯血,量多达300ml左右,咯血后症状加重。自行用药后症状无好转,至9月份出现腹痛、腹泻或便秘交替出现。今年2月份上述表现加重,并出现声音嘶哑,咽喉疼痛、吞咽困难,下肢水肿。

既往史:过去身体较弱,易患感冒。

家族史:有一女儿,体质弱,患结核性脑膜炎死亡,生前一直由张某护理。

入院检查,体温38℃,红细胞$2.8×10^{12}$/L,白细胞$8×10^9$/L。慢性重病容,消瘦,贫血外貌,两肺满布湿啰音,腹部有压痛,X线透视右肺上部有大小不一的透亮区及斑片状阴影,痰抗酸杆菌检查阳性。

体重:37kg。身长:165cm。

一般检查:全身消瘦,苍白,两下肢凹陷性水肿。右胸气胸试验阳性。两侧胸腔脏层与壁层广泛纤维性粘连,两侧胸腔积液、腹腔积液各900ml,呈淡黄色,稍混浊。

喉及气管:黏膜水肿粗糙,有粟粒大小结节数颗,灰白色,镜下见干酪样坏死及结核结节。

肺脏:两肺膜粗糙,有纤维组织连于肺膜,肺膜厚薄不一,在增厚的右上肺膜下有一厚壁空洞,右肺各肺叶可见散在大小不一的黄白色实变病灶,部分实质灶中可见较小的无壁空洞,肺上部的病变较明显。镜下见厚壁空洞壁内层为干酪样坏死物,中层为结核性肉芽组织,外层为纤维组织,周围肺组织纤维化。散在的黄白色实变灶镜下见大片红染无结构的干酪样坏死物,其周围肺组织有纤维素样物及炎细胞渗出。抗酸染色见红染杆菌。

肠:小肠中、下段见10余处圆形成腰带状溃疡,其边缘不整呈鼠咬状,溃疡相应的浆膜面见粟粒大小灰白结节。镜下见黏膜下层干酪样坏死脱落,底部见结核结节。

其余脏器重量减轻。

讨论:

1. 本病例的病理诊断是什么?

2. 各器官的病变哪个是主要的? 它们之间有何关系?

3. 以病变来解释临床表现。

病例2:

患者,男,13岁。汉阳人,学生。

主诉:间歇性大便带红白果冻样物3年,近5个月感腹痛。

现病史:3年前秋季时出现发冷发烧,约2个月后,大便带红白果冻样物,每天大便5~8次,有里急后重感,每隔1~2个月发作一次。近5个月来腹部渐膨大,小便量少,精神萎靡,软弱无力。

个人史:有长期接触疫水史。

体检:消瘦,慢性病容,腹部膨隆,腹壁静脉曲张,有移动性浊音,肝于右肋下1.5cm、剑突下9cm可触及,脾在左肋下8cm可触及,质硬,两下肢轻度凹陷性水肿,胸背部呼吸音粗糙,心尖部有明显收缩期杂音。

化验检查:RBC $2.31×10^{12}$/L,Hb 4g/L,WBC $6.35×10^9$/L,中性粒细胞0.68,淋巴细胞0.20,大便检查示血吸虫卵阴性,血清总蛋白7.5g/L,A 2g/L,G 5.5g/L,麝香草酚试验17.4U,絮状试验(++)。

临床诊断:晚期血吸虫病,肝硬化。

住院经过:药物治疗腹水无效,病情加剧,血压下降至70/40mmHg,心悸,不欲饮食,入院1个月后出现全身水肿,6天后出现全身紫癜,并发生2次抽搐,神志不清转入昏迷后死亡。

尸体解剖所见:

男尸,身长125cm,高度消瘦,腹膨隆,胸前及两臂有散在的针头大小的出血点,两下肢凹陷性水肿。

腹腔:有淡黄色清亮液体1500ml。

肝:重850g,注意观察肉眼标本及切片。

肠:注意观察肉眼标本及切片。

脾:重 225g,脾瘀血。

阑尾、胰脏:有与肝、肠相似的病变。

心:心内膜炎。

肺:支气管肺炎。

思考题

原发性肺结核与继发性肺结核有何区别?

(张安文)

第二部分　病理生理学实验

病理生理学实验总则

一、病理生理学实验课的目的和要求

病理生理学是一门实验性较强的基础学科,主要研究方法为动物实验。即制作动物模型,在动物身上复制各种人类疾病,观察患病机体的功能和代谢的变化及疾病发生发展的全过程,从而阐明疾病发生发展的机制和规律,为疾病的预防和治疗提供理论和实践依据。

病理生理学实验课的目的除验证病理生理学部分理论知识,使学生加深理解,并初步掌握实验的基本操作技能和动物疾病模型的复制方法外,更主要的是培养学生观察、分析、解决问题的能力,严谨求实的工作作风和科学态度,为临床工作、科学研究打下基础。为了达到实验目的,学生必须遵守以下实验要求。

(一)实验前

认真阅读实验指导,了解实验目的、实验操作步骤和观察指标,并复习与实验内容相关的理论知识以便理解实验原理及对实验结果进行分析和讨论。实验前仔细核对实验器械和试剂,若有损坏或缺少应及时汇报。

(二)实验中

实验时,各实验小组内成员必须合理分工,各尽其责,密切合作。操作过程中,严格按照程序进行,正确使用并爱护实验仪器。细致耐心地观察实验过程中出现的现象,并及时、准确、实事求是地记录。思考、分析实验现象和结果,总结实验成败的原因。

(三)实验后

实验结束时,应清洗、清点实验器材,若有缺损,应及时汇报。做好实验室清洁卫生工作,关好水电、门窗。整理分析实验结果并书写实验报告。实验报告包括以下内容。

1. 一般项目　课程、系别、年级、班级、组别、姓名、实验日期。

2. 题目　实验报告纸第一行居中。

3. 实验目的　简明阐述实验待证实的论点或要研究的内容。

4. 实验动物　性别、种类、体重。

5. 实验器材和药品　简要陈述实验器材和药品及药品浓度。

6. 实验步骤　遵从实验指导,一般可以从略。

7. 实验结果　如实记录实验中观察的现象,表述方式有曲线图、表格或文字描述。若因

操作失误导致未能完成实验,应如实说明。

8. 讨论　讨论需围绕实验结果展开,结合已知的理论知识对观察到的现象和结果进行推理分析和解释。若出现非预期结果,应总结失败的原因和教训。

9. 结论　以实验结果为依据,在讨论基础上归纳出本实验的论点或推论。

二、动物实验的基本操作技术

(一) 实验动物的捉拿与固定

1. 小鼠的捉拿与固定　先用右手抓住鼠尾提起,放在鼠笼上(切勿悬空,避免其回头咬伤)。小鼠向前爬行时,用左手拇指和食指迅速抓住小鼠两耳后颈背部皮肤,左手无名指和小指夹住鼠尾和后肢,即可将小鼠固定于左手心中,右手可做注射等实验操作。具体见图1。

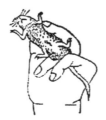
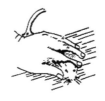

图1　小白鼠的捉拿与固定

2. 家兔的捉拿与固定　先用右手抓住家兔颈背部皮肤,轻轻提起,再用左手托住其臀部使其重心落于左手掌心。切勿抓提兔耳,以免家兔过度挣扎折断其耳软骨(正确捉拿方法见图2a)。将家兔固定在兔手术台的方法:用4条已打好活套的布带分别系在家兔四肢的腕或踝关节上1cm处,然后将家兔呈仰卧位放置于兔手术台上,其头部用兔头固定器固定,再将家兔两前肢放平直,将其前肢系带在背后交叉穿过且压住对侧前肢,分别系在兔台边缘的立柱上,两后肢系带不用交叉,拉直固定,如图2b所示。

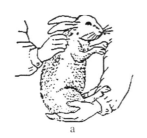
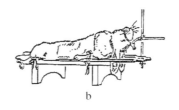

图2　家兔的捉拿与固定

(二) 实验动物被毛的去除

实验中常需去除动物的被毛以便实验手术操作和结果观察。常用的除毛法有剪毛、拔毛法等。

1. 剪毛法　先将动物固定,然后用水湿润即将剪毛的部位。左手将局部皮肤绷紧,右手持剪紧贴皮肤逆着毛的朝向依次将手术野的被毛剪去。可先粗略剪去较长的被毛,再细剪短毛。剪下的被毛应放入盛水的容器内以免到处乱飞,并用湿布擦净留下的被毛。剪毛时不可手提起被毛,以免剪伤动物皮肤。

2. 拔毛法　固定动物后,用拇指及食指拔除实验操作部位的被毛。

（三）实验动物的注射方法

1. 家兔耳缘静脉注射　拔除或剪去家兔耳缘部的被毛后,左手食指及中指压迫耳缘静脉近心端使静脉血液充盈,再用左手拇指与无名指持夹耳尖,右手持注射器,先从耳缘静脉远端（靠耳尖部）开始注射,使针尖朝向近心端且与皮肤呈10°角,从正面经皮下刺入静脉。进入血管后,立即将针头与血管呈平行位置,左手固定兔耳及针头,右手推注药液。若针头刺进血管,可观察到药液流进血管内;若推注时阻力较大,进针部位皮肤肿胀发白,说明刺入血管外,应抽出针头,重新注射。注射完毕,用棉球压迫针眼,拔出针头,继续压迫止血数分钟。

2. 小鼠腹腔注射　将小鼠固定在左手中,使头朝下、腹部向上,右手持注射器,将针头从小鼠下腹刺入腹腔。回抽注射器时若无血液或尿液,表示针头未刺入肝脏或膀胱,可缓慢注射药物,否则需重新进针。

3. 皮下注射　家兔的颈部及背部等皮肤较疏松且面积大,适宜在该部位做皮下注射。注射时,左手拇指及食指将皮肤轻轻提起,右手持注射器并将针尖穿过表皮及真皮刺进皮下组织（将针尖向左右轻轻摆动,易摆动说明刺入皮下）,再注射药物即可。

4. 皮内注射　注射部位剪除被毛并消毒,将注射部位皮肤提起,针头刺入皮肤表浅层,进行缓慢注射。若注射正确,注射处可出现一白色小皮丘。

（四）实验动物的麻醉方法

1. 局部麻醉　1%普鲁卡因溶液是常用的局部麻醉药物。一般做皮下浸润注射,麻醉范围略大于手术切口。麻醉药物所需剂量取决于麻醉的范围,如家兔颈部手术时需用2~3ml,股三角部位手术用1~2ml。注射时注意勿将药物注入血管而导致动物中毒死亡。

2. 全身麻醉　常用静脉注射麻醉法。静脉注射麻醉无明显兴奋期且显效快。注射麻药时,先缓慢注入总药量的3/4,若动物瞳孔缩小至原来的1/4,且出现呼吸减慢、肌松弛、角膜反射迟钝时,即表明麻药已足量。若尚不足,1分钟后继续注完总量。若仍未能麻醉,5分钟后补加麻药,直至达到理想的麻醉程度。

（五）实验动物常用的手术方法

1. 皮肤切开　左手绷紧皮肤,右手持手术刀,以合适力度切开皮肤;或用血管钳夹起待切开部位两侧皮肤,持组织剪在此间的皮肤上剪一小口,然后向上、向下剪开皮肤。

2. 气管插管　将家兔麻醉固定好后,剪去颈部被毛,从甲状软骨下至胸骨上沿颈正中做长为5~8cm的切口。用止血钳钝性纵向分离皮下组织,可见胸骨舌骨肌,沿两侧该肌肌间隙分离骨骼肌,将两条肌束向外侧牵拉,充分暴露气管。用止血钳游离气管（分离开气管背侧的结缔组织和食管）并在其下穿线备用。在甲状软骨下第三或第四软骨环处倒"T"形切开气管,若气管内有分泌物或出血,可用棉球擦净,并向胸腔方向插入插管,用线结扎固定于气管插管分叉处。

3. 颈总动脉分离及插管 左、右颈总动脉鞘纵行于气管两侧。颈动脉鞘内有颈总动脉及伴行的神经，颈总动脉较粗大、显粉红色且触之有搏动感。打开一侧鞘膜，即分离开结缔组织，游离出 3～4cm 长颈总动脉，在其下方穿两根线备用。颈总动脉插管主要用于放血或检测动脉血压。用线结扎颈总动脉远心端，用动脉夹夹闭近心端。左手拇指及食指提起远心端结扎线，小指轻托起颈总动脉，右手持眼科剪在靠近结扎线处呈 45°角将动脉剪开（约占血管周径的 1/3），沿动脉走向向心方向插入充满肝素的动脉插管并结扎固定。

4. 颈外静脉分离及插管 颈外静脉分布较表浅，在皮下胸锁乳突肌外缘。从甲状软骨下至胸骨上沿颈正中做长为 5～8cm 的切口，打开颈部切口，可见粗大且呈暗紫色的颈外静脉。用止血钳沿静脉走向将颈外静脉钝性分离。因静脉管壁很薄，易损伤出血，分离时动作需轻柔。分离长度为 3～5cm，在其下方穿两根线备用。颈外静脉插管主要用于输液或测定中心静脉压等。将颈外静脉近心端夹闭，待血管充盈后将远心端结扎，靠近远心端结扎线侧壁剪一"V"形小口（大小为血管周径的 1/3～1/2），朝向心端插入静脉插管并结扎固定。

5. 股动脉分离及插管 将家兔一侧腹股沟处剪毛，沿血管行走方向切开皮肤约 4cm，用止血钳分离皮下组织及筋膜后，即可见血管和神经，由内至外分别是股静脉、股动脉及股神经，股动脉在中间且偏后方位置。细心分离出股动脉，于其下方穿两根线备用。股动脉插管主要用于放血或输血等。结扎远心端，用动脉夹夹住近心端，轻轻提起远心端结扎线，用眼科剪在靠近远心端结扎处侧壁剪一小口（约血管周径的 1/3），沿向心方向插入插管并结扎固定。

(六) 实验动物的处死方法

1. 颈椎脱臼法 该法是处死小鼠的常用方法。将一只手拇指及食指用力向下按住鼠头，另一只手抓住鼠尾向后方用力拉，使其颈椎脱臼，导致脊髓和脑髓断离，小鼠立即死亡。

2. 空气栓塞法 该法主要用于处死大动物，如家兔。将大量空气通过注射器急速注入静脉，空气随血液循环到达右心并伴随心脏搏动，与血液混合使血液泡沫化。泡沫状血液进入肺循环可阻塞其分支且可引起严重的血液循环障碍，导致动物死亡。一般情况，注射 20～40ml 空气可致家兔死亡。

附：BL-420 生物功能实验系统

BL-420 生物功能实验系统是一种智能化的集生物信号采集、显示、记录及数据处理功能为一体的功能实验系统。该系统的组成包括 BL-420 系统硬件、BL-NewCentury 系统软件和计算机三部分。该系统是功能实验教学的主要仪器设备，可采集、显示、记录和处理血压、张力、呼吸、生物电（脑电、心电、肌电等）等多种生物信号。

BL-420 生物功能实验系统的使用很便捷，所有参数设置和实验结果的观察分析全都通过计算机上的 BL-NewCentury 系统专业软件完成。因此，为尽快掌握该系统，顺利完成实验，需先熟悉 BL-NewCentury 系统软件的主界面，熟悉其主界面上各部分的用途。

BL-420 生物功能实验系统主界面如图 3 所示。

刺激调节区 标题条 左、右视分隔条 菜单条 工具条 时间显示窗口 四个切换按钮

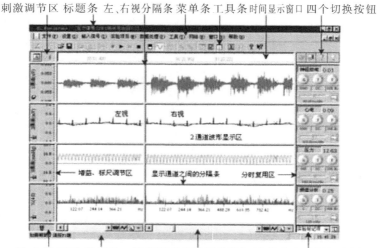

Mark 标记区 状态条 数据滚动条及反演按钮区 特殊实验标记选择区

图 3 系统总界面

主界面从上到下依次分为:标题条、菜单条、工具条、波形显示窗口、数据滚动条(含反演按钮区)、状态条等6个部分;从左到右分为:标尺调节区、波形显示窗口和分时复用区3个部分。可拖动左、右视分隔条,使波形显示窗口分成两部分,便于同时观察已记录的波形及实时显示的波形。标尺调节区的上方是刺激调节区,其下方是 Mark 标记区。分时复用区包括控制参数调节区、显示参数调节区、通用信息显示区和专用信息显示区这4个分区,它们分时占用屏幕右边相同的一块显示区,可通过分时复用区顶端的4个切换按钮在这4个不同用途的区域间进行切换。分时复用区下方是特殊实验标记选择区。各部分功能见表1。

表 1 BL-NewCentury 系统软件主界面上各部分功能

名　　称	功　　能
标题条	显示 BL-NewCentury 软件名称及实验标题等信息
菜单条	显示所有顶层菜单项(共有8个顶层菜单项),可以选择其中的某一菜单项以弹出其子菜单。最底层的菜单项代表一条命令
工具条	共21个工具条命令,是一些最常用命令的图形表示集合,它们使常用命令的使用变得方便与直观,可以直接点击执行
刺激器调节区	包括两个按钮,调节刺激器参数及启动、停止刺激
左、右视分隔条	用于分隔左、右视,也是调节左、右视大小的调节器。左、右视面积之和相等
时间显示窗口	显示记录数据的时间(数据记录和反演时显示)
切换按钮	用于在4个分时复用区中进行切换(共4个按钮)
增益、标尺调节区	在实时实验过程中调节硬件增益,在数据反演时调节软件放大倍数,以及选择标尺单位及调节标尺基线位置
波形显示窗口	显示生物信号的原始波形或数据处理后的波形,每一显示窗口对应一个实验采样通道

名　称	功　能
显示通道之间的分隔条	用于分隔不同的波形显示通道,也是调节波形显示通道高度的调节器。4个显示通道的面积之和相等
分时复用区	包含硬件参数调节区、显示参数调节区及通用信息区和专用信息区4个分时复用区域。这些区域占据屏幕右边相同的区域
Mark 标记区	用于存放 Mark 标记和选择 Mark 标记。Mark 标记在光标测量时使用
状态条	显示当前系统命令的执行状态或一些提示信息
数据滚动条及反演按钮区	用于实时实验和反演时快速数据查找和定位,同时调节4个通道的扫描速度,并在实时实验中显示简单刺激器调节参数
特殊实验标记选择区	用于编辑特殊实验标记,选择特殊实验标记,再将选择的特殊实验标记添加到波形曲线旁边。包括特殊标记选择列表和打开特殊标记编辑对话框按钮

实验前需进行调零与定标工作。调零是为了消除生物信号放大器正常范围内的直流零点偏移;定标的目的是确定引入传感器的非电生物信号和该信号通过传感器后还能得到的电压信号之间的比值,通过此比值,就可计算传感器引入的非电生物信号的真实大小。

开机进入主界面,设置实验参数后即可进行实验。设置方式有:①点击菜单条中"文件"菜单下的"打开上次实验配置"命令,计算机把实验参数自动设置为跟上次实验完全相同的参数。②点击菜单条中"输入信号"菜单,按照实验要求,选择每一通道的信号类型,系统将依据信号类型自动设置实验所需的参数。③点击菜单条中"实验项目"菜单,按照实验要求选择下拉菜单的模块,系统将自动设定该实验各参数,并自动数据采样,直接进入实验状态。

(韦丽华)

实验十四　高钾血症

✚ 目的和原理

正常的血钾浓度为 3.5~5.5mmol/L,血钾浓度大于 5.5mmol/L 时称为高钾血症。常见的发病原因为摄入钾离子过多或肾衰竭等。高钾血症主要临床表现为酸碱平衡紊乱和对心肌、骨骼肌毒性作用引发的症状。最为危重的是急性重度高钾血症所致的严重心律失常,甚至心搏骤停。高钾血症影响心脏的病理生理学机制是降低心脏的传导性、兴奋性、收缩性和自律性。心电图检查,高钾血症早期,由于动作电位 3 期复极化加速,T 波高尖;随着血钾进一步上升,P 波低平,QRS 波增宽,最后导致心室颤动。高血钙可降低心肌阈电位绝对值,使心肌兴奋性恢复正常,故输入含钙离子溶液可对抗高钾血症;碱性溶液有利于钾从细胞外移入细胞内,而钠离子可增加心肌细胞兴奋性,具有对抗钾离子对心肌的毒性作用,故输入碳酸氢钠溶液亦可治疗高钾血症;输入葡萄糖和胰岛素也是控制高钾血症有效的方法,胞内合成糖原增多可促进钾离子由胞外转入胞内,故可以降低血钾浓度。

本实验通过高钾血症动物模型的复制,使学生观察高钾血症发生时心电图改变的特征,了解高钾血症对心脏的毒性作用及高钾血症的抢救措施。

实验对象

家兔(体重约为2.0kg)。

器材与药品

生物功能实验系统,兔手术台,婴儿称,手术器械,头皮针,注射器,20%乌拉坦,肝素溶液(125U/ml),5%、10%氯化钾溶液,4%碳酸氢钠溶液,10%氯化钙溶液,葡萄糖–胰岛素溶液(50%葡萄糖4ml加1U胰岛素)。

实验步骤与观察

1. 称取成年家兔一只,将充满肝素的头皮针插入耳缘静脉,缓慢推注20%乌拉坦溶液(5ml/kg),用胶布将头皮针固定备用。将麻醉后的家兔以仰卧位固定于兔手术台上。

2. 从家兔上肢近心端内侧皮下插入针灸针,连接心电图电极(红–左前肢、白–右前肢),打开计算机中循环实验全导联心电模块,观察记录正常心电图(Ⅱ导联)。

3. 经耳缘静脉缓慢推注5%氯化钾溶液,推注过程中仔细观察心电图的波形变化特征,至出现T波高尖、P波低压增宽、QRS波群低压增宽时,记录心电图。

4. 继续推注5%氯化钾溶液,待出现心室扑动或心室颤动波时立即迅速推注准备好的药物进行抢救(4%碳酸氢钠溶液5ml/kg,或10%氯化钙溶液2ml/kg,或葡萄糖–胰岛素溶液7ml/kg),观察心电图恢复情况,并比较这几种救治方法的效果。

5. 打开胸腔,推注致死量10%氯化钾溶液(8ml/kg),观察心室颤动和心脏骤停时的状态。

注意事项

1. 麻醉深浅须适度,过浅易致家兔手术中挣扎,过深可抑制呼吸,影响心电图。

2. 推注氯化钾溶液时要控制好速度,防止家兔猝死。

3. 由于个体差异,同一动物身上不一定能观察到所有心电图变化。

4. 抢救应及时,若10秒内无法输注抢救药物,则抢救效果不佳。

思考题

1. 高钾血症引起心律失常的机制是什么?

2. 抢救高钾血症几种手段各自的病理生理基础是什么?

3. 结合本实验,思考怎样预防高钾血症及如何对高钾血症进行护理及治疗?

(韦丽华)

实验十五 血管壁通透性改变在水肿发生中的作用

目的和原理

水肿即过多的液体在组织间隙聚积。按原因可分为心源性、肾性水肿等;按部位可分为皮下水肿、肺水肿、脑水肿等;按范围可分为局部及全身性水肿。水肿的发生机制包括血管内外液体交换失衡及体内外液体交换失衡所致的水钠潴留,其中血管内外液体交换受毛细血管流体静压、血浆胶体渗透压、血管壁通透性及淋巴回流等因素影响。毛细血管流体静压升高,血浆胶体渗透压降低,血管壁通透性增加及淋巴回流障碍等可使组织液生成增加或淋巴液在组织间隙聚集,致使水肿发生。

组胺、温水都可使血管壁通透性增加从而引起水肿发生。本实验通过复制血管壁通透性增高引起水肿的动物模型,旨在使学生掌握水肿发生的机制之一——血管壁通透性增高。

实验对象

家兔。

器材与药品

兔手术台,婴儿秤,1ml、5ml 注射器,烧杯,温度计,剪刀,生理盐水,1% 锥蓝,0.1% 组胺。

实验步骤与观察

1. 将家兔称重后,以仰卧位固定于兔手术台上,剪去腹部被毛。于左侧腹部皮内注射0.1% 组胺,右侧腹部皮内注射生理盐水作为对照。

2. 将家兔左耳外 1/2 浸入温水中(60℃)3 分钟。

3. 沿家兔右耳缘静脉注射 2ml/kg 的 1% 锥蓝。

4. 观察并计算注射锥蓝后家兔腹部进针部位和被烫伤耳部出现着色时间和着色呈现出的深浅程度。

5. 与对侧耳相比,烫伤耳是否出现血管扩张、肿胀现象?

注意事项

1. 皮内注射时应准确到位,不要注入皮下。

2. 锥蓝注射后须密切观察。

思考题

1. 简述组胺引发水肿的机制。

2. 简述烫伤引起水肿的原因。

(韦丽华)

实验十六　酸碱平衡紊乱

目的和原理

正常情况下,人体体液的酸碱度维持在恒定的范围内,其 pH 稳定性的维持是依靠细胞内液及细胞外液的缓冲作用,以及肺、肾等器官的调节功能来实现的。但是临床上许多原因、某些疾病或病理过程可引起酸碱平衡调节机制障碍,导致体液酸碱度稳态破坏,引发酸碱平衡紊乱,从而对机体产生一系列影响。根据 PCO_2、HCO_3^- 浓度变化及 pH,可将单纯性酸碱平衡紊乱分为代谢性酸中毒、代谢性碱中毒、呼吸性酸中毒、呼吸性碱中毒 4 种类型。

本实验通过复制代谢性酸中毒、代谢性碱中毒、急性呼吸性酸中毒、急性呼吸性碱中毒 4 种酸碱平衡紊乱动物模型,让学生观察不同类型酸碱平衡紊乱发生时动物功能(呼吸、血压等)变化及血气指标的改变;探讨以上酸碱平衡紊乱的常见原因和发生机制;学会结合病史及血气分析判断酸碱平衡紊乱的类型。

实验对象

家兔。

器材与药品

生物功能实验系统,血气分析仪,兔手术台,手术器械,气管插管,动脉插管,动脉夹,简易人工呼吸器,注射器,缝合线,橡皮塞,冰壶,20% 乌拉坦,5% $NaHCO_3$,0.5% 肝素,0.1mol/L HCl。

实验步骤与观察

1. 称取家兔一只,经耳缘静脉注射 20% 乌拉坦溶液(5ml/kg),待家兔麻醉后将家兔以仰卧位固定于兔手术台上。

2. 将颈部被毛剪除,在颈部正中做一 4~6cm 的切口,依次切开皮肤、皮下组织,并钝性分离暴露出气管,于气管第三或第四软骨处倒"T"形切开并迅速插入气管插管且用线结扎。分离左侧颈总动脉并在其下穿线备用。一侧腹股沟处剪毛,并切开腹股沟部皮肤,将股动脉分离并在其下穿线,结扎远心端,用动脉夹夹闭近心端。

3. 经耳缘静脉注入 0.5% 肝素(1ml/kg),使全身肝素化。

4. 用线结扎左侧颈总动脉远心端,用动脉夹夹闭近心端。用眼科剪在靠近结扎线处呈45°角将动脉剪开(约占血管周径的 1/3),沿动脉走向插入充满肝素的动脉插管并结扎固定。插管另一端通过压力换能器与生物信号处理系统连接。松开动脉夹,描记血压。

5. 气管插管则通过压力换能器与生物信号采集系统相连,用于描记呼吸。

6. 描记正常的呼吸和血压并观察动物的一般状态。用 1ml 注射器(充有肝素)从股动脉取血约 0.5ml,迅速将针头插入橡皮塞内进行血气分析。测定出的 pH、PCO_2、AB、SB、BE 等指标作为正常对照。

7. 复制动物模型

(1)急性呼吸性酸中毒

①用止血钳将气管插管夹闭 2/3,致使气道阻塞,持续 10 分钟。

②观察家兔血压、呼吸等变化,并经股动脉取血进行血气分析。

③放开止血钳,等家兔呼吸恢复正常。

(2)急性呼吸性碱中毒

①将人工呼吸器(简易式)与气管插管相连,人工被动过度通气 3~5 分钟。

②观察家兔血压、呼吸等变化及有无抽搐现象,并从股动脉取血进行血气分析。

③等家兔呼吸恢复正常。

(3)代谢性酸中毒

①经耳缘静脉推注 0.1mol/L HCl 10ml/kg,观察家兔呼吸、血压等变化。

②10 分钟后,经股动脉取血进行血气分析。

③经耳缘静脉推注 5% $NaHCO_3$ 1.5ml/kg,纠正代谢性酸中毒。

④10 分钟后,再次经股动脉取血进行血气分析,检测血气指标是否恢复正常水平。

(4)代谢性碱中毒

①待家兔血气指标恢复正常后,经耳缘静脉推注 5% $NaHCO_3$ 3ml/kg,观察家兔呼吸、血压等变化。

②10 分钟后,经股动脉取血进行血气分析。

注意事项

1. 分离颈总动脉和股动脉时,应注意勿损伤血管。

2. 插管后需牢固结扎固定,防止插管脱落引起动脉出血,致使实验失败。

3. 用以抽血的 1ml 注射器需预先吸进少量肝素液洗涤及排尽针管内空气。取血后迅速将针头插入橡皮塞内,防止空气进入所抽血液内。转动针管,使肝素与血液充分混合以防止凝血。

4. 在复制急性呼吸性碱中毒模型时,用简易人工呼吸器进行被动过度通气中,通气量不宜过大,以免损伤肺泡。

5. 在复制代谢性酸中毒模型时,通过监测血压变化来控制推注 0.1mol/L HCl 的速度,此注射速度应以不导致血压明显下降为宜。

6. 严格控制检测条件,每次抽血针管内的肝素量、针头型号及采血量均应保持一致。

7. 采集的血标本应该立即送检。若不能及时送检,可将标本冷藏于冰壶中,但搁置时间不宜超过 1 小时。

思考题

1. 分析四种酸碱平衡紊乱对机体的影响(血压、呼吸等)并解释其机制。

2. 四种酸碱平衡紊乱的血气指标如何改变并分析其改变原因。

3. 简述四种单纯性酸碱平衡紊乱的常见原因和发生机制。

（韦丽华）

实验十七 缺 氧

╬ 目的和原理

　　缺氧是指供应组织的氧不足或者组织利用氧障碍致使机体发生功能、代谢、形态结构等改变。按照原因和发病机制,可将缺氧分为以下四类:①低张性缺氧:外呼吸功能障碍、吸入气体氧分压过低、室间隔缺损等引起静脉血分流入动脉都可导致此型缺氧。②血液性缺氧:血红蛋白数量减少或性质改变导致的供氧不足,如贫血,CO 中毒所致碳氧血红蛋白血症及高铁血红蛋白血症(亚硝酸盐等中毒)。③循环性缺氧:血液循环发生障碍,组织供血量下降所引起的缺氧。④组织性缺氧:组织细胞利用氧障碍所引起的缺氧,如氰化物中毒抑制细胞线粒体功能。

　　缺氧时皮肤、黏膜颜色,血氧指标及呼吸、循环系统等都会发生改变。机体对缺氧的耐受性可受很多因素影响,如机体代谢情况、外界环境温度、年龄、神经系统功能状态、缺氧的程度等。

　　本实验通过复制低张性缺氧、血液性缺氧和组织性缺氧动物模型,要求学生掌握缺氧的分类及发生机制,观察不同缺氧类型对机体的影响,如内脏(肝)、血液、皮肤黏膜颜色及呼吸等的变化,了解外界环境温度及神经系统功能状态改变对缺氧耐受性的影响,初步探讨临床应用冬眠及低温治疗的实用意义。同时观察亚甲蓝对高铁血红蛋白血症的救治效果。

╬ 实验对象

　　小鼠。

╬ 器材与药品

　　缺氧瓶,简易 CO 发生装置,500ml 广口瓶,500ml 烧杯,2ml 和 5ml 吸管,1ml 注射器,酒精灯,白瓷板,滴管,镊子,剪刀,小天平,温度计,碎冰块,钠石灰,甲酸,浓硫酸,生理盐水,5% 亚硝酸钠,1% 亚甲蓝,1% 咖啡因,0.25% 氯丙嗪,0.05% KCN,苦味酸(用于标记)。

╬ 实验步骤与观察

一、低张性缺氧

　　1. 缺氧瓶内放入约 5g 钠石灰及小白鼠一只。观察小鼠呼吸频率、深度,皮肤及口唇的颜色等。将瓶塞塞紧并记录时间,每 3 分钟重复观察并记录上述指标直至动物死亡,记录死亡时间,计算存活时间(即塞紧瓶盖至小鼠死亡这段时间)。若有其他变化也应随时记录。

2. 保留小鼠尸休,待实验后两步完成后,一并打开腹腔,比较内脏和血液的颜色。

二、血液性缺氧

(一)碳氧血红蛋白血症

1. 装好 CO 发生装置,见图 2-17-1。

2. 于广口瓶内放入 1 只小白鼠,观察其正常表现,并与 CO 发生装置相连。

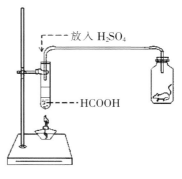

3. 将 3ml 甲酸放入试管内,加入 2ml 浓硫酸,塞紧瓶塞。若 CO 产生不足,可用酒精灯加热以加速 CO 的产生。

4. 每 3 分钟重复观察小鼠呼吸、皮肤及口唇颜色等变化,并记录存活时间。保留小鼠尸体待用。

图 2-17-1 CO 发生装置

(二)高铁血红蛋白血症

1. 称取体重相当小白鼠 2 只,观察其正常行为,皮肤、口唇颜色等。

2. 2 只小鼠均腹腔注入 0.3ml 5% 亚硝酸钠后,其中一只立即再腹腔注射 0.3ml 1% 亚甲蓝,另一只再注入 0.3ml 生理盐水。

3. 观察指标及方法同上。

(三)组织性缺氧

1. 取小白鼠 1 只,观察其正常表现后,腹腔注射 0.05% KCN 40ml/kg。

2. 观察指标同上。

(四)观察内脏和血液的颜色

将上述小鼠尸体及 1 只正常小鼠尸体进行解剖,观察其肝的颜色,并用滴管吸取 3 滴血液于白瓷板上,比较正常及各类型缺氧小鼠血液的颜色。

(五)神经系统功能状态改变对缺氧耐受性的影响

1. 称取体重相当的小白鼠 3 只,分别处理如下:

甲鼠:腹腔注射 1% 咖啡因 10ml/kg。

乙鼠:腹腔注射 0.25% 氯丙嗪 10ml/kg。

丙鼠:腹腔注射生理盐水 10ml/kg。

2. 待小鼠安静后,将它们分别放入盛有钠石灰的缺氧瓶内,塞紧瓶塞后动态观察小鼠情况并记录存活时间。

(六)外界环境温度改变对缺氧耐受性的影响

1. 取两只 500ml 烧杯,一只加入冷水和碎冰块并将其水温调至 0℃ ~4℃;另一只加入热水,温度调至 40℃ ~42℃。

2. 称取体重相近的小白鼠 3 只,分别放入盛有钠石灰的缺氧瓶内,其中两缺氧瓶分别置于盛有冰水或热水的烧杯中,另一只放在室温中,塞紧瓶塞后开始计时,动态观察各鼠在瓶内的情况至小鼠死亡,并记录存活时间。

注意事项

1. 复制低张性缺氧时,缺氧瓶一定要确保密闭,可将凡士林油涂在瓶塞周边。

2. 小心使用具有强腐蚀性的浓硫酸与甲酸,若不慎滴在桌上、身上等,必须及时用自来水冲洗。

3. 碳氧血红蛋白血症模型中,若 CO 产生不足,可用酒精灯加热以加速 CO 的产生,但防止过热至液体沸腾,以免试管爆炸或 CO 产生过快过多,致动物死亡,影响血液颜色观察。

4. 小白鼠腹腔注射时,应头朝下,稍靠左下腹进针,以免伤及肝脏,且注射器不能混用。

5. KCN 有剧毒,切勿沾染皮肤及黏膜,尤其是破损处。实验完毕将物品清洗干净。

6. 不同类型缺氧死亡的小鼠应标记清楚,切勿混淆。

7. 各组小鼠体重应当相近(相差<1g),可排除年龄因素的影响。

思考题

1. 简述本实验复制的各型缺氧模型的发生机制。

2. 比较各类型缺氧小鼠皮肤黏膜、血液及内脏的颜色变化并说明原因。

3. 通过"神经系统功能状态及外界环境温度改变对缺氧耐受性的影响"实验,可以得出何结论? 有何临床意义?

(韦丽华)

实验十八　内毒性发热

目的和原理

发热是指在致热原的作用下,体温调节中枢的调定点提高而引起的调节性体温升高(体温上升超过 37.5℃)。感染性因素如细菌及其毒素等可刺激机体产生内生致热原而使调定点上移导致发热。内毒素是革兰阴性菌的细胞壁成分,其活性部分为脂多糖,其中的组分脂质 A 可能决定其致热活性。内毒素进入血液后可激活单核细胞等产生内生致热原而引起发热。由内毒素引起的发热时程较长,约为 6 小时。内毒素的稳定性好,160℃ 2~4 小时才可被破坏。

本实验通过复制内毒素导致发热动物模型,让学生观察内毒素引起发热时体温变化的规律并观察内毒素的耐热性。

实验对象

家兔。

器材与药品

兔固定箱,婴儿秤,体温计,坐标纸,恒温水浴箱,10ml、20ml 注射器(无菌),7 号针头,20μg/L 大肠杆菌内毒素溶液,凡士林,无致热原生理盐水。

实验步骤与观察

1. 取体重相当家兔 3 只,做标记并固定,将体温计插入直肠内,待动物体温基本稳定(波动<0.2℃)后分别测量其正常体温。

2. 甲、乙两只家兔经耳缘静脉分别注入经不同条件处理的内毒素(甲:38℃水浴加热 30 分钟;乙:先 90℃水浴 30 分钟后再 38℃水浴 30 分钟),用量为 5ml/kg,丙家兔经耳缘静脉注入无致热原生理盐水(经 38℃水浴加热 30 分钟),用量为 5ml/kg。

3. 注射药物后,每 10 分钟测量一次体温,各连续测量约 12 次,绘制时间-体温曲线图。

注意事项

1. 先将体温计头部涂抹少许凡士林再插入直肠,防治损伤肛门和直肠。
2. 插入体温计时尽可能保证体温计插入直肠的深度一致,适宜深度为 10cm。

思考题

1. 简述内毒素导致发热的机制。
2. 比较并分析 3 只家兔的体温变化情况。

（韦丽华）

实验十九 失血性休克

目的和原理

休克是指多种原因引起的组织有效血液灌流不足,导致细胞损伤及重要器官功能出现严重障碍的病理生理过程。休克常见的病因是失血引起的血容量减少。按照失血程度划分,临床上将失血性休克分为轻、中、重度三型。本实验家兔失血致收缩压下降至 40mmHg,相当于中度或重度休克。休克可引起微循环改变,心血管、呼吸系统功能改变及多系统器官功能衰竭。

微循环的观察着眼于血流动力学的改变,如血流状态(絮状、摆动)、血液流速(可表述为线流、线粒流、粒流、停滞等)或栓塞、出血等。当中重度休克发生时,由于交感神经系统兴奋,血液重新分布及血管内环境改变等导致组织器官毛细血管开放数目减少、血流缓慢、红细胞聚集。中度休克时,心排出量减少及外周血管扩张等可导致血压下降,反射性引起交感神经兴奋可导致呼吸、心率加快。重度休克时,心肺功能障碍,将出现呼吸困难、心率减慢等现象。治疗失血性休克,主要强调止血及补充血容量,以便提高有效循环血量、改善组织器官的灌流状态。

本实验通过失血性休克动物模型的复制,让学生观察休克时机体微循环及心肺功能改变情况,探讨失血性休克的发病机制。

实验对象

家兔。

器材与药品

生物功能实验系统,微循环观察装置,输液装置,兔手术台,手术器械,气管插管,动脉插管,静脉插管,动脉夹,注射器,缝合线,20%乌拉坦,0.5%肝素,0.9%氯化钠溶液。

实验步骤与观察

1. 称取家兔一只,经耳缘静脉注射 20%乌拉坦溶液(5ml/kg),待家兔麻醉后将家兔以仰卧位固定于兔手术台上。

2. 将颈部被毛剪除,于甲状软骨下颈部正中做一约 6cm 的皮肤切口,切开皮下组织,并钝性分离暴露出气管,于气管第三或第四软骨处倒"T"形切开并迅速插入气管插管且用线结扎。分离右侧颈外静脉,在其下穿两根线备用。分离左侧颈总动脉并在其下穿两根线备用。

3. 一侧腹股沟处剪毛,并切开腹股沟部皮肤,将股动脉分离并在其下穿线备用。

4. 经耳缘静脉注入 0.5%肝素(1ml/kg),使全身肝素化。

5. 将颈外静脉远心端结扎,靠近远心端侧壁剪一"V"形小口(大小为血管周径的 1/3～1/2),朝向心端插入静脉插管并牢固结扎,插管另一端与输液装置相连,滴注生理盐水(10 滴/分)以保持静脉通畅。

6. 用线结扎左侧颈总动脉远心端,用动脉夹夹闭近心端。用眼科剪在靠近结扎线处呈 45°角将动脉剪开(约占血管周径的 1/3),沿动脉走向插入充满肝素的动脉插管并结扎固定。插管另一端通过压力换能器与生物信号处理系统连接。松开动脉夹,监测血压及心率。

7. 气管插管则通过压力换能器与生物信号采集系统相连,用于描记呼吸。

8. 将股动脉远心端结扎,近心端以动脉夹夹闭,靠近远心端侧壁用眼科剪剪一小口,沿向心方向进行插管并牢固结扎(管内预先充有肝素),插管另一端与 50ml 注射器(预先抽取肝素)相连以备放血。

9. 右侧腹直肌旁做一约 6cm 的纵形切口,钝性分离肌组织,打开腹腔,轻轻拉出回盲部上端一段游离度较大的回肠肠袢,平铺于微循环恒温灌流盒内,通过显微镜选择微循环血管丰富、血流状况良好且能清晰观察的部位后,用盖板固定肠系膜。

10. 观察并记录放血前各项指标:血压、心率、呼吸、皮肤黏膜颜色、肠系膜微循环状态(流速、流态、微血管口径以及低倍镜视野下开放的毛细血管数)。

11. 通过股动脉放血并关注血压变化,当血压降至 40mmHg 时,停止放血,根据血压波动情况适当放血或回输血液,使血压维持在 40mmHg 保持 20～30 分钟,观察并记录失血期间上述各指标变化。

12. 进行抢救时,将注射器的血液倒入输液瓶并快速从静脉输回原血,且再输入相当于失血量的 0.9%氯化钠溶液(50 滴/分)。输血和输液后,再复查家兔的各项指标。

注意事项

1. 应适度麻醉,若麻醉过浅,手术操作中致动物疼痛可引起神经源性休克。

2. 由于手术操作过多,手术过程中尽量减少出血,以免发生休克。

3. 注射器和动脉插管应肝素化,防止凝血。

4. 牵拉肠袢动作需轻柔,以免导致创伤性休克。而肠系膜轻微出血可致视野模糊,影响观察。

5. 观察微循环时,由于在一个显微镜视野下观察有限,实验小组间须交叉观察才能全面观察到微循环改变情况。同时,因为毛细血管的交替开放,需动态观察微循环变化。

思考题

1. 失血性休克的发病机制是什么?
2. 失血性休克时机体有哪些变化?
3. 失血性休克的抢救措施及其原理是什么?

(李丽娟)

实验二十　急性弥散性血管内凝血

目的和原理

弥散性血管内凝血(DIC)是指多种病因使凝血过程强烈激活,广泛微血栓形成,导致血小板和凝血因子大量消耗,继发性纤溶功能亢进,出现凝血功能障碍并以出血为特征的临床综合征。组织因子大量释放和血管内皮细胞广泛损伤可启动凝血过程,诱发急性 DIC。严重感染和内毒素血症、持续广泛的组织缺血缺氧及严重酸中毒等都可致血管内皮细胞广泛损伤,一些癌细胞可表达组织因子,感染性疾病可致使内皮细胞组织因子表达增加,脑、肺、胎盘等组织因子含量很丰富,其损伤也会引起大量组织因子释放,从而诱发急性 DIC。

本实验通过注射脑粉浸液复制急性 DIC 动物模型,旨在让学生探讨 DIC 的发病原因和机制,并掌握诊断急性 DIC 的血液学常规方法。

实验对象

家兔。

器材与药品

兔手术台,手术器械,气管插管,动脉插管,静脉插管,恒温水浴箱,分光光度计,血细胞计数板,血红蛋白吸管,表面皿,离心机,试管,吸管,注射器,缝合线,1% 普鲁卡因,4% 兔脑粉生理盐水浸液,1% 鱼精蛋白注射液,P 试液,0.025mol/L 氯化钙溶液,饱和氯化钠溶液,3.8% 枸橼酸钠溶液,血小板稀释液,生理盐水。

实验步骤与观察

1. 称取家兔一只并以仰卧位固定于兔手术台上。皮下注射 1% 普鲁卡因进行局部麻醉。

2. 将颈部被毛剪除,钝性分离暴露出气管,并进行气管插管。分离右侧颈外静脉及左侧颈总动脉。将颈外静脉插入静脉插管并牢固结扎,插管另一端与输液装置相连,滴注生理盐水(10 滴/分)以保持静脉通畅。颈总动脉插管以备取血。

3. 按 2ml/kg 计算,定量吸取 4% 兔脑粉生理盐水浸液,并用生理盐水稀释至 30ml,将此液体由颈外静脉在 15 分钟内滴注完毕(滴注速度:第 1 个 5 分钟以 1ml/min 滴注;第 2 个 5

分钟以 2ml/min 滴注；第 3 个 5 分钟以 3ml/min 滴注）。

4. 分别在 4 个时间点从颈总动脉采血 3ml 处理备用，并从中取血 1～2 滴以便血小板计数（滴注兔脑粉生理盐水浸液前 5 分钟，滴注完毕后 15 分钟、45 分钟和 75 分钟）。检测指标有血浆鱼精蛋白副凝试验（3P 试验）、血浆凝血酶原时间（PT）、纤维蛋白原定量（FIB）及血小板计数（BPC）。各指标的检测方法见附注。

5. 实验结束后将家兔处死，观察家兔内脏器官如心、肺、肝、肾等的变化及血液是否凝固。

注意事项

1. 实验成败的关键因素是兔脑粉生理盐水浸液的制备及注射的速度。滴注兔脑粉生理盐水浸液应先慢后快，过快易致动物死亡。

2. 实验中吸管及试管应避免交叉污染。

3. 测定血液指标前，先将血浆在恒温水浴箱（水温应维持在 37℃±0.5℃）中温浴约 1 分钟。

思考题

1. 兔脑粉浸液导致 DIC 的机制是什么？

2. 急性 DIC 时家兔的血液学指标有何变化？

附注

1. 制备兔脑粉浸液　称取 400mg 兔脑粉，与 10ml 生理盐水充分搅匀后，置于水浴箱中 37℃水浴 60 分钟，每 15 分钟充分搅拌一次。1000r/min 离心 5 分钟，取上清液过滤后备用。

2. 制备血浆　经颈总动脉取血 3ml（废弃最先流出的数滴血液），将血液与抗凝剂（3.8% 枸橼酸钠溶液）以 9:1 体积混匀，3000r/min 离心 15 分钟，获得血浆（含微量血小板）备用。

3. BPC　吸取 0.38ml 血小板稀释液于一试管，用血红蛋白吸管吸取 20μl 血液并立即加入血小板稀释液中，充分摇匀后将此混合液用滴管吸取一小滴滴入计数板，静置 15 分钟后，以高倍镜计数。计数 5 个中方格内的血小板数并以 $\times 10^9$/L 来表示〔兔的正常范围：（300～600）$\times 10^9$/L〕。

4. P 试液　称取 200mg 兔脑粉，与 5ml 生理盐水充分搅匀后，置于水浴箱中 37℃水浴 60 分钟，每 15 分钟充分搅拌一次。1000r/min 离心 5 分钟，取上清液，加入等量 0.025mol/L 氯化钙溶液并混匀，用于 PT 试验。

5. PT 试验

（1）将 0.1ml 被测血浆置于试管内并放入 37℃水浴箱中。

（2）加入 0.2ml P 试液，开始计时，10 秒后从水浴箱中取出试管，轻轻侧动至液体呈停止流动胶冻态或出现白色颗粒时，即为凝固终点。

（3）重复操作 2～3 次,取平均值(兔的正常范围:6～8 秒)。

6. FIB

（1）将 0.5ml 被测血浆置于试管内,加入 4.5ml 饱和氯化钠溶液并充分混匀后,放入 37℃ 水浴箱中 3 分钟,取出后再次混匀,于分光光度计进行比色,测定光密度。

（2）对照则以生理盐水取代饱和氯化钠溶液,操作同上。

（3）以对照管调零,在 520nm 波长下测定光密度,纤维蛋白原含量为:测定管光密度×100/0.5 = g/L。

7. 3P 试验　将 0.9ml 血浆置于试管内,与 0.1ml 1% 鱼精蛋白液混匀,室温下放置 30 分钟。观察终点前轻轻晃动试管,有白色纤维或凝块为阳性,无白色纤维且均匀混浊为阴性。

(韦丽华)

实验二十一　急性右心衰竭

✛ 目的和原理

心力衰竭是指在各种致病因素的作用下,心脏的收缩和(或)舒张功能发生障碍,使心输出量绝对或相对下降,即心泵功能减弱,以至不能满足机体代谢需要的病理生理过程。原发性心肌舒缩功能障碍及心脏负荷过度是心力衰竭的基本病因。常见的诱因包括各种感染(尤其是呼吸道感染)、心律失常、水、电解质代谢和酸碱平衡紊乱、妊娠、分娩、体力负荷过重、过多过快的输液、情绪激动、气候急剧变化等。按照心力衰竭发生的部位,可以分为左心衰竭、右心衰竭及全心衰竭。右心衰竭是指因右心室不能充分把体循环回心的血液排至肺循环,而出现体循环瘀血、静脉压升高,常伴有下肢水肿,严重者发生全身水肿。多见于肺动脉高压、二尖瓣狭窄伴肺血管阻力升高、某些先天性心脏病(如法洛氏四联症)和右心瓣膜病等。

本实验经由家兔耳缘静脉注射栓塞剂(液状石蜡),引起家兔急性肺小血管栓塞,导致右心后负荷过重;通过大量输液导致右心前负荷增加。由于右心前后负荷过度,右心室舒缩功能障碍,导致急性右心衰竭发生。

本实验通过复制急性右心衰竭动物模型,让学生观察急性右心衰时机体代谢尤其是血流动力学的变化,探讨心力衰竭的发病机制,并熟悉中心静脉压(CVP)的测定方法。

✛ 实验对象

家兔。

✛ 器材与药品

生物功能实验系统,兔手术台,手术器械,听诊器,气管插管,动脉插管,动脉夹,测中心静脉压装置,输液装置,恒温水浴箱,注射器,20% 乌拉坦,0.5% 肝素,1% 普鲁卡因,液状石蜡,生理盐水注射液。

实验步骤与观察

1. 称取家兔一只,经耳缘静脉注射 20% 乌拉坦溶液(5ml/kg),待家兔麻醉后将家兔以仰卧位固定于兔手术台上。

2. 将颈部被毛剪除,1% 普鲁卡因行局部麻醉。于颈部正中做一皮肤切口,切开皮下组织,并钝性分离暴露出气管,在其下穿一根线备用。分离右侧颈外静脉,在其下穿两根线备用。分离左侧颈总动脉并在其下穿两根线备用。

3. 经耳缘静脉注入 0.5% 肝素(1ml/kg),使全身肝素化。

4. 行气管插管且用线结扎,将插管通过压力换能器与生物信号采集系统相连,用于描记呼吸。

5. 用线结扎左侧颈总动脉远心端,用动脉夹夹闭近心端。用眼科剪在靠近结扎线处呈 45°角将动脉剪开(约占血管周径的 1/3),沿动脉走向插入充满肝素的动脉插管并结扎固定。插管另一端通过压力换能器与生物信号采集系统连接。松开动脉夹,监测血压和心率。

6. 将颈外静脉近心端夹闭,远心端结扎,靠近远心端侧壁剪一"V"形小口(大小为血管周径的 1/3 ~ 1/2),朝向心端插入充满生理盐水静脉插管(插入至上腔静脉近右心房入口处)并牢固结扎,插管外端通过三通管与中心静脉压计和输液瓶相连。滴注生理盐水(10 滴/分钟)以保持静脉通畅。

7. 待家兔安静稳定 5 分钟后,记录正常的呼吸、血压、心率及 CVP 值,用听诊器听诊正常的肺部呼吸音及心音强度,并做肝-颈静脉回流征试验(轻推压右肋弓下肝区,若中心静脉压上升则为阳性,反之阴性)。

8. 抽取经水浴加温至 37℃的液状石蜡(0.5ml/kg),以 0.1ml/min 的速度缓慢注入耳缘静脉,密切观察,当血压明显降低或 CVP 明显升高即停止注射,观察 5 分钟。当血压和 CVP 又恢复至正常对照水平,再缓慢注入少量液状石蜡,直至血压又轻度降低(下降 10 ~ 20mmHg)或 CVP 又明显上升,然后检测并记录上述各项指标。

9. 注射液状石蜡后观察 5 分钟,等家兔的呼吸及血压稳定后,以每分钟约 5ml/kg 的速度快速静脉滴注生理盐水。输液过程中,每 5 分钟测定上述各项指标(注意肺部听诊有无湿啰音)。输液直至家兔死亡。

10. 挤压家兔胸壁,观察气管内有无分泌物溢出且注意其性状。剖开腹腔,观察有无腹水及其量和颜色,腹腔器官如肝及肠系膜血管的变化情况;打开胸腔,观察有无胸水,有无心包积液,心脏各腔体积及肺外观及切面。

注意事项

1. 颈静脉壁很薄,分离时需小心。插管时亦应注意勿插破血管,若遇阻力适当后退或轻微旋转插管。插好后可见 CVP 液面随呼吸波动。

2. 液状石蜡需加热至 37℃ 以降低其黏滞性,使其进入血液后形成细小栓子。

3. 应控制好液状石蜡注射速度。过快过多会导致肺小动脉大面积栓塞,家兔会因严重急性肺梗死过快死亡,不利于全面观察实验指标。

4. 若输液量超过 200ml/kg,而家兔各项指标变化仍不明显,需再次注入液状石蜡。

思考题

1. 本实验中家兔急性右心衰竭发生的机制是什么?
2. 本实验中各指标发生了什么变化,其变化原因是什么?
3. 本实验存在哪些类型的缺氧?其发生机制是什么?
4. 本实验是否出现肺水肿?其发生机制是什么?

附注

中心静脉压(CVP)测定:

1. 测定 CVP 前,应使检压计零点与家兔右心房处于同一水平线。

2. 旋转三通开关,使检压计与输液管相通,排除检压计中气泡并使生理盐水充满刻度。

3. 测压时,旋转三通开关,仅使检压计与静脉插管相通,则可见检压计内液面逐渐下降,直至液面不再下降而随着呼吸轻微波动时,此液面高度即为中心静脉压(cmH_2O)。

4. 测压后,旋转三通开关,使输液瓶与静脉导管相通,继续缓慢输液。

(李丽娟)

实验二十二　肺水肿

目的和原理

肺水肿是指过多的液体积聚在肺间质或溢入肺泡内。按照其发生机制可分为压力性肺水肿(有效滤过压增高)及通透性肺水肿(微血管壁通透性增加)。本实验通过静脉大量快速输液引起血容量增加、流体静压上升;同时短时间内大量注入肾上腺素,可增强心肌收缩力,并使体循环血管强烈收缩,回心血量增多,血液由体循环急剧转入肺循环导致肺血容量迅速增加,因而肺毛细血管流体静压骤升,且升高的流体静压致使肺微血管内皮受牵拉,内皮细胞间隙变大,血管通透性增加,以上原因导致过多液体溢入肺间质及肺泡内形成肺水肿。

本实验通过复制肺水肿动物模型,让学生观察肺水肿的表现及分析其发生机制。

实验对象

家兔。

器材与药品

生物功能实验系统,兔手术台,手术器械,听诊器,气管插管,输液装置,滤纸,天平,载玻片,0.5%肝素,20%乌拉坦,生理盐水,肾上腺素生理盐水(1%肾上腺素1ml+生理盐水9ml),20%磺基水杨酸溶液。

实验步骤与观察

1. 称取家兔1只,经耳缘静脉注射20%乌拉坦溶液(5ml/kg),待家兔麻醉后将家兔以仰卧位固定于兔手术台上。

2. 将颈部被毛剪除,在颈部正中做一皮肤切口,切开皮下组织,并钝性分离暴露出气管,在其下穿一根线备用。分离一侧颈外静脉,在其下穿两根线备用。

3. 于气管第三或第四软骨处倒"T"形切开并迅速插入气管插管且用线结扎,将插管通过压力换能器与生物信号采集系统相连,用于描记呼吸。

4. 经耳缘静脉注入0.5%肝素(1ml/kg),使全身肝素化。

5. 将颈外静脉近心端夹闭,远心端结扎,靠近远心端侧壁剪一"V"形小口(大小为血管周径的1/3～1/2),朝向心端插入静脉插管并结扎固定,插管另一端与输液装置相连。滴注生理盐水(10滴/分)以保持静脉通畅。

6. 记录家兔正常的呼吸,并用听诊器听肺的呼吸音。从颈外静脉滴注37℃生理盐水(输入总量按照100ml/kg计算,输液速度为180～200滴/分)。待注入即将完毕时将输液瓶中加入肾上腺素生理盐水(按照肾上腺素0.45mg/kg计算总量)。

7. 密切观察呼吸变化及气管插管中是否溢出粉红色泡沫样液体。用听诊器听诊肺部是否出现湿啰音。一旦出现肺水肿症状,则用试管接取少量从气管插管流出的水肿液,用于水肿液蛋白质定性试验。夹住气管处死家兔,打开胸腔,剥离气管,用线在气管分叉上方约1cm处结扎气管(防止水肿液流出),并在结扎线上方切断气管。然后小心离断心脏及其血管(切勿损伤肺),将肺取出,用滤纸吸去肺表面的液体后称取肺的重量,并计算肺系数。肉眼观察肺大体的变化。切开肺脏,观察其切面及注意有无泡沫样液体流出。

8. 肺系数计算:肺系数=肺重量(g)/体重(kg)(正常家兔肺系数:4～5)。

9. 对气管插管中溢出的水肿液行蛋白质定性试验,以了解微血管壁通透性的变化。

注意事项

1. 输液速度不宜过快或过慢,控制在180～200滴/分为宜。

2. 解剖取肺时,应注意勿损伤肺表面和挤压肺组织,防止水肿液流出而影响肺系数值。

思考题

1. 简述肺水肿的表现及其发生机制。

2. 结合本实验,思考若临床上快速、大量给患者输液会产生什么后果?

附注

水肿液蛋白质定性试验——磺基水杨酸法：

1. 反应原理 在酸性环境下,生物碱试剂——磺基水杨酸,可与蛋白质的氨基结合形成不溶于水的盐类。

2. 操作步骤 在载玻片两端各滴上待检测的水肿液 2 滴后,向载玻片一端的水肿液中滴加 1 滴 20% 磺基水杨酸,另一端水肿液不滴加试剂作为对照。与对照相比,若水肿液变混浊为阳性,清晰透明则为阴性。

(韦丽华)

实验二十三 氨在肝性脑病发病中的作用

目的和原理

肝性脑病是指继发于严重肝脏疾病的一种神经精神综合征。肝性脑病按照神经精神症状轻重分为四期：①1 期：轻微的性格、行为改变；②2 期：明显的人格障碍,行为异常,出现明显的扑翼样震颤；③3 期：昏睡为主；④4 期：深昏迷。3、4 期又称肝性脑病。肝性脑病发生的核心是未经肝处理的毒物引起脑组织代谢和功能的障碍。目前,有氨中毒学说、假性神经递质学说、血浆氨基酸失衡学说、γ-氨基丁酸学说等几种学说阐释肝性脑病的发病机制,其中氨中毒学说是解释肝性脑病发病机制的中心环节,与其他学说有密切联系。该学说理论：由于氨的生成过多或清除不足引起血氨升高,氨通过血脑屏障进入脑组织,干扰脑细胞的能量代谢,使脑内神经递质发生改变及抑制神经细胞膜,从而出现神经精神症状。

本实验将家兔肝脏大部分切除,导致肝脏解毒功能急剧下降。并经十二指肠注入复方氯化铵溶液,使血氨迅速增加,直至出现类似肝性脑病的症状,如震颤、抽搐、昏迷等。

本实验通过复制肝性脑病的动物模型,让学生探讨血氨升高在肝性脑病发病中的作用及理解肝脏解毒的重要地位,并了解谷氨酸钠的治疗机制。

实验对象

家兔。

器材与药品

兔手术台,手术器械,粗棉线,注射器,细导尿管,1% 普鲁卡因,复方氯化铵溶液,复方谷氨酸钠溶液,生理盐水。

实验步骤与观察

一、实验组(肝脏大部切除+十二指肠注入复方氯化铵溶液)

1. 称取家兔一只并将家兔以仰卧位固定于兔手术台上。上腹部去毛,用 1% 普鲁卡因在上腹部正中行局部浸润麻醉。

2. 肝大部切除术。自胸骨剑突下做上腹正中切口,长约 8cm。打开腹腔,在右季肋区可见肝脏边缘。剪断肝与膈肌间的镰状韧带,下压及下拉肝脏,再将肝叶上翻,剥离肝胃韧带,使肝叶完全游离。辨明各肝叶,用粗棉线结扎肝左外叶、左中叶、右中叶和方形叶的根部,并从结扎线上方逐叶剪除(保留右外叶和尾状叶)。

3. 沿胃幽门往下找出十二指肠,用眼科剪在肠壁剪一小口,将细导尿管插入肠腔内约 5cm,做荷包缝合固定,将肠管放回腹腔后,用止血钳夹住腹壁切口边缘,关闭腹腔。

4. 观察家兔的一般状态、角膜反射和对疼痛刺激的反应。

5. 每 5 分钟经插管向十二指肠肠腔内注入 5ml 复方氯化铵溶液。仔细观察家兔状态(反应性增强、抽搐及痉挛),直至出现角弓反张、全身抽搐时,记录所用的复方氯化铵溶液总量,并计算每千克体重的用量。

6. 经耳缘静脉缓慢推注 30ml 复方谷氨酸钠溶液,观察家兔症状缓解情况。

二、对照组

1. 甲兔　同实验组行肝大部切除术且做十二指肠插管,但每 5 分钟经插管向十二指肠肠腔内注入 5ml 生理盐水。观察家兔的一般状态。

2. 乙兔　除不做肝大部切除外(仅分离肝脏不结扎切除),其余步骤同实验组,每 5 分钟经插管向十二指肠肠腔内注入 5ml 复方氯化铵溶液。观察家兔状态直至出现全身抽搐时,记录所用的复方氯化铵溶液总量,并计算每千克体重的用量。

╬ 注意事项

1. 剪镰状韧带时,小心勿刺破横膈。游离肝脏时,动作需轻巧,避免肝脏破裂出血。结扎时应该扎于肝叶根部,防止勒破肝叶。

2. 手术结束后,经插管向十二指肠肠腔内注入复方氯化铵溶液时,应将家兔撤离兔手术台,以便观察角弓反张、全身抽搐等现象。

3. 对照组注入氯化铵溶液时间应迟于实验组,以便实验组出现肝性脑病症状,并计算出每千克体重氯化铵用量,能以此量为参照。

╬ 思考题

1. 比较实验组与对照组实验结果,解释其原因。
2. 本实验肝性脑病的发生机制是什么?谷氨酸钠治疗的机制是什么?

(韦丽华)

下 篇

学习指导

第三部分　病理学练习题

一、组织适应损伤与修复

选择题

A1 型题

1. 下列哪项不属于组织细胞的适应性反应
   A. 肥大　　　B. 增生　　　C. 萎缩　　　D. 变性　　　E. 化生

2. 组织内细胞数目的增多,称为
   A. 再生　　　B. 增生　　　C. 化生　　　D. 分化　　　E. 机化

3. 组织、细胞的体积增大,称为
   A. 再生　　　B. 适应　　　C. 肥大　　　D. 萎缩　　　E. 化生

4. 老年性前列腺肥大属于
   A. 假性肥大　　　　　　　B. 功能性肥大　　　　　　C. 代谢性肥大
   D. 代偿性肥大　　　　　　E. 内分泌性肥大

5. 全身营养不良性萎缩时,首先发生萎缩的组织是
   A. 心肌　　　B. 肝实质　　　C. 脑组织　　　D. 骨骼肌　　　E. 脂肪组织

6. 脊髓灰质炎患者的骨、肌肉发生萎缩属于
   A. 失用性萎缩　　　　　　B. 神经性萎缩　　　　　　C. 压迫性萎缩
   D. 内分泌性萎缩　　　　　E. 营养不良性萎缩

7. 肾盂积水导致的肾萎缩属于
   A. 失用性萎缩　　　　　　B. 神经性萎缩　　　　　　C. 压迫性萎缩
   D. 内分泌性萎缩　　　　　E. 营养不良性萎缩

8. 肢体骨折后长期石膏固定所致的肌肉萎缩属于
   A. 失用性萎缩　　　　　　B. 神经性萎缩　　　　　　C. 压迫性萎缩
   D. 内分泌性萎缩　　　　　E. 营养不良性萎缩

9. 心肌萎缩时,脏器变褐色主要是由于
   A. 脂肪沉积　　　　　　　B. 脂肪浸润　　　　　　　C. 脂褐素沉积
   D. 胆色素沉积　　　　　　E. 细胞内含铁血黄素沉积

10. 支气管黏膜鳞状上皮化生,属于哪一种病变
    A. 肥大　　　　　　　　　B. 分化不良　　　　　　　C. 癌前病变
    D. 适应性改变　　　　　　E. 不典型性增生

11. 细胞水肿的发生机制主要是由于
    A. 内质网受损　　　　　　　B. 溶酶体受损　　　　　　　C. 核糖体受损
    D. 线粒体受损　　　　　　　E. 高尔基氏复合体受损

12. 细胞水肿常发生于下述哪一组脏器
    A. 心、肺、肾　　　　　　　B. 胰、脾、肾　　　　　　　C. 心、脑、肾
    D. 心、肝、肾　　　　　　　E. 心、脾、肾

13. 发生于结缔组织和血管壁的常见变性是
    A. 细胞水肿　　　　　　　　B. 脂肪变性　　　　　　　　C. 玻璃样变性
    D. 黏液样变性　　　　　　　E. 纤维蛋白样坏死

14. 下列哪一脏器最易发生脂肪变性
    A. 心　　　　B. 肺　　　　C. 肝　　　　D. 脾　　　　E. 肾

15. 高血压病时,血管壁的玻璃样变性主要发生在
    A. 静脉　　　B. 小动脉　　C. 大动脉　　D. 细动脉　　E. 中等动脉

16. 下列哪一项搭配是错误的
    A. 缺氧——肾小管上皮细胞水肿
    B. 良性高血压——血管壁玻璃样变性
    C. 磷中毒——小叶周边区肝细胞脂肪变性
    D. 肾小球肾炎伴明显蛋白尿——肾脂肪变性
    E. 长期肝瘀血——小叶中央区肝细胞脂肪变性

17. 细胞坏死的主要形态学标志是
    A. 细胞膜的变化　　　　　　B. 细胞质的变化　　　　　　C. 细胞器的变化
    D. 细胞核的变化　　　　　　E. 细胞连接的变化

18. 死在镜下的主要形态表现是
    A. 核浓缩,核碎裂,核溶解　　　　　　B. 核浓缩,核膜破裂,胞质浓缩
    C. 核溶解,胞质浓缩,核膜破裂　　　　D. 核破裂,胞质浓缩,胞核破裂
    E. 核碎裂,胞质浓缩,核膜破裂

19. 结核可出现
    A. 坏疽　　　　　　　　　　B. 脂肪坏死　　　　　　　　C. 干酪样坏死
    D. 液化性坏死　　　　　　　E. 纤维素样坏死

20. 脾、肾贫血性梗死属于
    A. 干性坏疽　　　　　　　　B. 湿性坏疽　　　　　　　　C. 干酪样坏死
    D. 凝固性坏死　　　　　　　E. 液化性坏死

21. 液化性坏死常发生于
    A. 心　　　　B. 脑　　　　C. 脾　　　　D. 肺　　　　E. 肾

22. 组织坏死后,继发腐败菌感染,使病变部位呈黑色者,称为
    A. 感染　　　B. 化脓　　　C. 坏疽　　　D. 机化　　　E. 腐败

23. 坏疽与坏死的主要区别是
    A. 组织结构　　　　　　　B. 发生部位　　　　　　　　C. 腐败菌的感染
    D. 动脉阻塞程度　　　　　E. 静脉回流状态

24. 关于干性坏疽的叙述,下列哪项正确
    A. 全身中毒症状重　　　　　B. 常发生于子宫
    C. 腐败菌感染一般较重　　　D. 发生机制为动脉闭塞、静脉回流通畅
    E. 坏死区与周围正常组织间无明显分界线

25. 易发生干性坏疽的器官是
    A. 肾　　　　B. 脾　　　　C. 肺　　　　D. 子宫　　　　E. 四肢

26. 易发生湿性坏疽的器官是
    A. 肾　　　　B. 肠　　　　C. 脾　　　　D. 肝　　　　E. 脑

27. 下述属于病理性不完全再生的是
    A. 红细胞再生　　　　　　B. 毛细血管再生　　　　　C. 结缔组织再生
    D. 肉芽组织修补缺损　　　E. 子宫内膜周期性变化

28. 下列哪种组织细胞的再生能力最强
    A. 软骨　　　　　　　　　B. 心肌　　　　　　　　　C. 骨组织
    D. 神经细胞　　　　　　　E. 神经胶质细胞

29. 下述缺乏再生能力的细胞是
    A. 神经细胞　　　　　　　B. 上皮细胞　　　　　　　C. 成纤维细胞
    D. 神经胶质细胞　　　　　E. 淋巴造血细胞

30. 下列哪种细胞属于稳定细胞
    A. 肝细胞　　　　　　　　B. 表皮细胞　　　　　　　C. 神经细胞
    D. 淋巴造血细胞　　　　　E. 呼吸及消化道黏膜上皮细胞

31. 下列哪种细胞属于永久性细胞
    A. 间皮细胞　　　　　　　B. 表皮细胞　　　　　　　C. 神经细胞
    D. 淋巴造血细胞　　　　　E. 呼吸及消化道黏膜上皮细胞

32. 肉芽组织主要由下列哪项组成
    A. 成纤维细胞和巨噬细胞　　　　　B. 炎性细胞和成纤维细胞
    C. 炎性细胞和新生毛细血管　　　　D. 新生毛细血管和巨噬细胞
    E. 成纤维细胞和新生毛细血管

33. 肉芽组织取代坏死组织、血栓以及渗出物的过程称
    A. 化生　　　　　　　　　B. 机化　　　　　　　　　C. 分化
    D. 再生　　　　　　　　　E. 增生

34. 关于一期愈合的叙述,正确的是
    A. 组织缺损多　　　　　　B. 创缘不整齐
    C. 见于手术时的缝合切口　D. 需多量肉芽组织填平伤口

E. 愈合时间长,形成较大瘢痕

35. 骨折愈合的最初阶段

    A. 血肿形成　　　　　　　B. 骨性骨痂形成　　　　　　C. 骨样骨痂钙化

    D. 纤维性骨痂形成　　　　E. 骨痂改建或再塑

36. 骨折愈合的最后阶段是

    A. 血肿形成　　　　　　　B. 骨样骨痂钙化　　　　　　C. 骨性骨痂形成

    D. 骨痂改建或再塑　　　　E. 纤维性骨痂形成

37. 促进骨折愈合的重要条件是

    A. 年龄因素　　　　　　　B. 骨质缺损程度　　　　　　C. 患肢早期活动

    D. 良好的复位及固定　　　E. 有无软组织嵌入骨折断端

A2 型题

38. 有一学生,咽痛,高烧数天,尿蛋白(+),此时患者的肾脏会出现什么病变

    A. 肾小管上皮坏死　　　　　　　　B. 近曲小管上皮细胞水肿

    C. 肾小球入球动脉玻璃样变　　　　D. 近曲小管上皮细胞脂肪变性

    E. 近曲小管上皮细胞玻璃样变

39. 有一老年患者,诊断动脉粥样硬化症十几年,曾出现跛行。近来左下肢第一足趾逐渐变黑且疼痛,该病变可能是

    A. 干性坏疽　　　　　　　B. 湿性坏疽　　　　　　　　C. 黑色素瘤

    D. 贫血性梗死　　　　　　E. 出血性梗死

40. 有一长期吸烟患者,经常咳嗽,现以肺部感染入院,做痰涂片检查,发现脱落的气管黏膜上皮中有鳞状上皮,但细胞无异型性,此为

    A. 气管黏膜上皮间变　　　B. 痰中混有食管上皮　　　　C. 痰中混有口腔上皮

    D. 气管黏膜上皮鳞状化生　E. 气管黏膜上皮不典型增生

41. 患者,男,65 岁。长期吸烟,近 3 年出现心绞痛,近半年来,右下肢间歇性疼痛,检查右下肢足背动脉搏动消失,右足趾变黑,发凉。右足变化符合

    A. 变性　　　　　　　　　B. 肥大　　　　　　　　　　C. 坏疽

    D. 水肿　　　　　　　　　E. 萎缩

B 型题

A. 肥大　　　　B. 增生　　　　C. 机化　　　　D. 化生　　　　E. 再生

42. 雌激素过多时的子宫内膜

43. 脾贫血性梗死灶的修复

44. 慢性肝炎时的肝细胞分裂增殖

45. 胆囊结石,胆囊黏膜内出现鳞状上皮

46. 妊娠期的子宫

X 型题

47. 下列哪项属于化生

A. 纤维组织转化为骨组织　　　　B. 胃黏膜上皮转化为肠上皮

C. 骨骼肌组织转化为骨组织　　　　D. 成纤维细胞转化为纤维细胞

E. 气管黏膜纤毛柱状上皮转化为鳞状上皮

48. 下列哪些病变属于玻璃样变性

A. 慢性支气管炎　　　　　　　　B. 纤维化的肾小球

C. 急进型高血压病的血管壁　　　　D. 动脉粥样硬化的纤维斑块

E. 缓进型高血压病的细动脉硬化

49. 干性坏疽发生的因素有

A. 冻伤　　　　　B. 腐败菌感染　　　　C. 静脉回流受阻

D. 动脉血流中断　　　E. 侧支循环不能建立

50. 易发生湿性坏疽的器官有

A. 肠　　　　B. 肺　　　　C. 脑　　　　D. 四肢　　　　E. 子宫

51. 下列各种情况哪些属于机化

A. 血管内血栓再疏通

B. 脾脏新鲜梗死变为梗死瘢痕

C. 肺结核空洞由肉芽组织充填愈合

D. 浆膜面纤维素性粘连变为纤维性粘连

E. 脑软化灶由神经胶质细胞增生修复,形成胶质瘢痕

52. 影响肉芽组织形成和成熟的因子有

A. 铁缺乏　　　　　　B. 锌缺乏　　　　　　C. 蛋白质缺乏

D. 维生素 C 缺乏　　　E. 肾上腺皮质激素缺乏

53. 肉芽组织的特点包括

A. 质地柔软湿润　　　B. 鲜红色,颗粒状　　　C. 常伴有黏液变性

D. 触之易出血伴疼痛　　　E. 镜下成纤维细胞多

54. 下列哪些条件符合一期愈合

A. 创缘整齐　　　B. 有炎症反应　　　C. 组织损伤较大

D. 留下一线状瘢痕　　　E. 坏死组织较多,有感染

55. 肉芽组织中包括下列哪些成分

A. 炎性细胞　　　B. 神经纤维　　　C. 成纤维细胞

D. 肌纤维细胞　　　E. 血管内皮细胞

(张安文)

二、局部血液循环障碍

一、选择题

A1 型题

1. 临床护理中的热敷主要是使组织
   A. 局部保温　　　　　　B. 减少产热　　　　　　C. 减少散热
   D. 动脉性充血　　　　　E. 静脉性充血

2. 脑动脉充血可产生的严重后果是
   A. 脑水肿　　　　　　　B. 头痛、头晕　　　　　C. 颅内压升高
   D. 脑细胞变性　　　　　E. 脑血管破裂出血

3. 长期器官瘀血,后期可引起
   A. 器官硬化　　　　　　B. 瘀血性水肿　　　　　C. 实质细胞变性
   D. 实质细胞坏死　　　　E. 实质细胞萎缩

4. 下列瘀血,哪项不是右心衰竭引起的
   A. 肺瘀血　　　　　　　B. 肝瘀血　　　　　　　C. 肾瘀血
   D. 下肢瘀血　　　　　　E. 颈静脉怒张

5. 门静脉血液回流受阻,可引起下列哪个脏器瘀血
   A. 肝　　　　　　　　　B. 肾　　　　　　　　　C. 脾
   D. 膀胱　　　　　　　　E. 子宫

6. 槟榔肝的病变基础是
   A. 肝瘀血及坏死　　　　　　　　B. 肝细胞浊肿及肝瘀血
   C. 肝细胞萎缩及肝窦扩张　　　　D. 肝细胞内大量脂褐素沉积
   E. 肝瘀血及肝细胞脂肪变性

7. 左心衰竭可导致
   A. 腹水　　　　　　　　B. 肝瘀血　　　　　　　C. 脾瘀血
   D. 肺瘀血　　　　　　　E. 下肢水肿

8. 心衰细胞是指心力衰竭时出现的
   A. 吞噬脂质的吞噬细胞　　　　　B. 含脂褐素的心肌细胞
   C. 心脏变性坏死的细胞　　　　　D. 肺泡内吞噬尘埃的巨噬细胞
   E. 肺泡内吞噬有含铁血黄素的巨噬细胞

9. 漏出性出血多发生于
   A. 大动脉　　　　　　　B. 大静脉　　　　　　　C. 小静脉
   D. 小动脉　　　　　　　E. 毛细血管

10. 下列哪种表现不是出血
    A. 瘀斑　　　　　　　　B. 血肿　　　　　　　　C. 发绀

D. 瘀点　　　　　　　　　　E. 血尿

11. 血液流出到组织间隙,并在局部形成肿块称为

    A. 出血　　　　　　　B. 血肿　　　　　　　　C. 积血

    D. 外出血　　　　　　E. 漏出性出血

12. 下列属于内出血的是

    A. 咯血　　　　　　　B. 呕血　　　　　　　　C. 鼻出血

    D. 子宫出血　　　　　E. 脾破裂出血

13. 下列引起破裂性出血的是

    A. 肺瘀血　　　　　　B. 肺结核　　　　　　　C. 过敏性紫癜

    D. 维生素 C 缺乏症　　E. 血小板减少性紫癜

14. 在血栓形成中起重要作用的是

    A. 血小板　　　　　　B. 红细胞　　　　　　　C. 淋巴细胞

    D. 中性粒细胞　　　　E. 单核巨噬细胞

15. 弥散性血管内凝血形成的血栓是

    A. 赘生物　　　　　　B. 透明血栓　　　　　　C. 红色血栓

    D. 白色血栓　　　　　E. 混合性血栓

16. 下列哪种情况容易形成血栓

    A. 戒烟　　　　　　　B. 血流缓慢　　　　　　C. 血流加快

    D. 输新鲜血　　　　　E. 术后活动过多

17. 白色血栓最多见于

    A. 心瓣膜上　　　　　B. 血栓体部　　　　　　C. 血栓尾部

    D. 血管分叉处　　　　E. 微循环的血管

18. 微血栓的主要成分是

    A. 红细胞　　　　　　B. 白细胞　　　　　　　C. 血小板

    D. 纤维素　　　　　　E. 内皮细胞

19. 白色血栓的主要成分为

    A. 红细胞　　　　　　B. 白细胞　　　　　　　C. 血小板

    D. 纤维素　　　　　　E. 白细胞和纤维素

20. 下列血栓结局中,错误的是

    A. 吸收　　　　　　　B. 排出　　　　　　　　C. 机化

    D. 钙化　　　　　　　E. 再通

21. 血栓由肉芽组织逐渐取代的过程称为

    A. 血栓软化　　　　　B. 血栓再通　　　　　　C. 血栓机化

    D. 血栓钙化　　　　　E. 血栓溶化

22. 混合血栓通常见于

    A. 毛细血管内　　　　B. 心瓣膜闭锁缘　　　　C. 静脉血栓尾部

D. 静脉血栓体部　　　　　　E. 静脉血栓头部

23. 左心的附壁血栓脱落可常引起
    A. 肺动脉栓塞　　　　　　B. 脑动脉栓塞　　　　　　C. 股静脉栓塞
    D. 门静脉栓塞　　　　　　E. 肺静脉栓塞

24. 栓塞最常见的类型是
    A. 气体栓塞　　　　　　　B. 血栓栓塞　　　　　　　C. 羊水栓塞
    D. 脂肪栓塞　　　　　　　E. 瘤细胞栓塞

25. 肠系膜静脉的栓子随血液运行易栓塞于
    A. 心　　　　　　　　　　B. 脑　　　　　　　　　　C. 肺
    D. 肝　　　　　　　　　　E. 脾

26. 临床上引起脂肪栓塞最常见的原因是
    A. 糖尿病　　　　　　　　B. 长骨骨折　　　　　　　C. 外科手术
    D. 肥胖者软组织损伤　　　E. 脂肪肝遭受钝性损伤

27. 潜水员从深水过快地升到水面,容易发生
    A. 脂肪栓塞　　　　　　　B. 细菌栓塞　　　　　　　C. 羊水栓塞
    D. 空气栓塞　　　　　　　E. 氮气栓塞

28. 分娩过程中可见的栓塞常为
    A. 血栓栓塞　　　　　　　B. 脂肪栓塞　　　　　　　C. 空气栓塞
    D. 细菌栓塞　　　　　　　E. 羊水栓塞

29. 脑动脉栓塞的栓子主要来自于
    A. 左心室　　　　　　　　B. 肺动脉　　　　　　　　C. 脑静脉
    D. 下肢静脉　　　　　　　E. 肠系膜上静脉

30. 羊水栓塞,病理诊断的依据是
    A. 肺广泛出血　　　　　　B. 肺内透明膜形成　　　　C. 肺毛细血管 DIC
    D. 肺血管内有羊水成分　　E. 肺泡腔内有羊水成分

31. 股静脉血栓形成后可引起
    A. 肺动脉栓塞　　　　　　B. 肾动脉栓塞　　　　　　C. 脑动脉栓塞
    D. 肝门静脉栓塞　　　　　E. 肠系膜动脉栓塞

32. 引起肺动脉栓塞的血栓栓子主要来自
    A. 二尖瓣　　　　　　　　B. 三尖瓣　　　　　　　　C. 主动脉瓣
    D. 下肢深静脉　　　　　　E. 肠系膜下静脉

33. 锥形梗死见于
    A. 心、肾、脾　　　　　　B. 肺、肾、脾　　　　　　C. 肠、肾、心
    D. 脑、肺、肠　　　　　　E. 心、肺、脑

34. 梗死最常见的原因是
    A. 血栓形成　　　　　　　B. 动脉痉挛　　　　　　　C. 动脉腔狭窄

D. 静脉石形成　　　　　　　E. 血管受压闭塞

35. 易发生贫血性梗死的器官是

　　A. 心、脑、肠　　　　　B. 肾、肠、脑　　　　　C. 肾、心、肺

　　D. 脾、心、肺　　　　　E. 脾、心、肾

36. 肾梗死区的坏死多为

　　A. 坏疽　　　　　　　　B. 脂肪坏死　　　　　　C. 凝固性坏死

　　D. 液化性坏死　　　　　E. 干酪样坏死

37. 下列哪个器官梗死呈液化性坏死

　　A. 心　　　　　　　　　B. 肺　　　　　　　　　C. 脑

　　D. 肾　　　　　　　　　E. 肠

38. 心肌梗死的形状多为

　　A. 楔形　　　　　　　　B. 圆形　　　　　　　　C. 三角形

　　D. 锥体形　　　　　　　E. 不规则形

39. 呈节段性梗死的器官是

　　A. 脑　　　　　　　　　B. 肝　　　　　　　　　C. 心脏

　　D. 小肠　　　　　　　　E. 卵巢

A2 型题

40. 患者,女,62 岁。患高血压病十余年,近年常有便秘,8 天前大便时突然昏倒,不省人事,经抢救,意识逐渐恢复,但左侧上、下肢瘫痪,感觉丧失。最可能的诊断是

　　A. 脑肿瘤　　　　　　　B. 脑出血　　　　　　　C. 脑栓塞

　　D. 脑疝形成　　　　　　E. 脑血栓形成

41. 患者,男,70 岁。因车祸致右股骨粉碎性骨折,在送往医院途中,该患者出现面部青紫,呼吸困难,口吐白沫而死,其死因最可能是

　　A. 脑出血　　　　　　　B. 气体栓塞　　　　　　C. 脂肪栓塞

　　D. 心肌梗死　　　　　　E. 血栓栓塞

42. 患者,女,50 岁。不慎摔倒致左股骨颈骨折,卧床治疗 7 天后出现胸闷、气短继而咯血,X线检查显示灶性肺不张,导致患者病情变化的原因是

　　A. 肺动脉空气栓塞　　　B. 肺动脉脂肪栓塞　　　C. 肺动脉血栓栓塞

　　D. 肺动脉细菌栓塞　　　E. 肺动脉氮气栓塞

43. 患者,男,56 岁。5 年前被诊断为脑动脉粥样硬化。3 天前早晨醒来感头晕,左侧上、下肢活动不自如,病情逐渐加重,次日左侧上、下肢瘫痪。最可能的诊断是

　　A. 脑出血　　　　　　　B. 脑肿瘤　　　　　　　C. 脑栓塞

　　D. 脑血栓形成　　　　　E. 蛛网膜下腔出血

B 型题

　　A. 梗死灶地图形　　　　B. 梗死灶呈灰白色　　　C. 梗死灶节段状

　　D. 梗死灶发生液化　　　E. 梗死灶发生出血

44. 心肌梗死

45. 肺梗死

46. 肠扭转引起的肠梗死

47. 脑梗死

X 型题

48. 慢性肺瘀血的病理改变可以有

    A. 肺间质纤维化   B. 肺泡腔内水肿液   C. 肺泡间隔有尘细胞

    D. 肺泡腔内心力衰竭细胞   E. 肺泡间隔毛细血管受压贫血

49. 肝瘀血的镜下改变有

    A. 肝细胞萎缩   B. 纤维组织减少   C. 肝细胞脂肪变性

    D. 肝小叶结构被破坏   E. 中央静脉和肝血窦扩张瘀血

50. 肉眼观察混合性血栓的病理特点有

    A. 无光泽   B. 干燥、易碎   C. 均质、柔软

    D. 与血管壁相连   E. 红白相间、分层

51. 附壁血栓通常发生在

    A. 心房   B. 心室   C. 大静脉

    D. 小静脉   E. 主动脉瘤

52. 左心房血栓脱落可引起

    A. 脑梗死   B. 肺梗死   C. 肾梗死

    D. 脾梗死   E. 心肌梗死

53. 出血性梗死可发生在

    A. 肠套叠   B. 脾瘀血   C. 嵌顿性肠疝

    D. 肠系膜动脉分支阻塞   E. 肺瘀血并肺动脉分支栓塞

54. 大手术后容易发生血栓的主要机制是

    A. 手术后输液太多   B. 血管内膜有损伤   C. 血小板黏性较大

    D. 新生血小板数量增多   E. 手术时出血太多、血液浓缩

55. 白色血栓的成分是

    A. 血小板   B. 少量纤维素   C. 大量白细胞

    D. 大量红细胞   E. 血管壁胶原纤维

56. 肾贫血性梗死的特点有

    A. 梗死区颜色苍白   B. 梗死区呈不规则形   C. 梗死区周围有出血带

    D. 梗死区组织轮廓完全消失   E. 梗死区细胞核消失、肾单位仍可辨认

二、名词解释

1. 瘀血   2. 槟榔肝   3. 出血   4. 血栓形成   5. 栓塞   6. 梗死   7. 出血性梗死

三、问答题

1. 瘀血的原因有哪些? 长期瘀血可引起哪些后果?

2. 血栓的结局有哪些？血栓形成对机体有哪些影响？

3. 简述血栓形成的条件，血栓的类型和构成。

4. 常见的栓子有哪些？其运行途径有何特点？

5. 血栓形成、栓塞、梗死之间有何联系？

（赵时梅）

三、炎　症

一、选择题

A 型题

1. 最常见的致炎因子为
    A. 免疫反应　　　　　　B. 机械性因子　　　　C. 生物性因子
    D. 化学性因子　　　　　E. 物理性因子

2. 炎症介质的作用不包括
    A. 发热　　　　　　　　B. 趋化性　　　　　　C. 血管扩张
    D. 促进分泌　　　　　　E. 血管通透性增加

3. 炎症的基本病变是
    A. 变质、渗出、增生　　B. 变性、坏死、增生　C. 变质、坏死、增生
    D. 变性、坏死、渗出　　E. 红、肿、热、痛、功能障碍

4. 高热时实质器官最易发生的变化是
    A. 变性　　　　　　　　B. 坏疽　　　　　　　C. 凋亡
    D. 梗死　　　　　　　　E. 萎缩

5. 炎症时最早出现的血流动力学改变是
    A. 细动脉短暂收缩　　　B. 血管壁通透性增加　C. 小动脉扩张，血流加快
    D. 小静脉扩张，血流变慢　E. 毛细血管扩张，血流淤滞

6. 炎症病灶中发挥吞噬作用的细胞主要是
    A. 淋巴细胞和单核细胞　　B. 中性粒细胞和单核细胞
    C. 嗜酸性粒细胞和浆细胞　D. 嗜碱性粒细胞和肥大细胞
    E. 中性粒细胞和嗜酸性粒细胞

7. 炎症病灶中巨噬细胞的主要作用是
    A. 形成浆细胞　　　　　B. 修复病变的组织　　C. 释放血管活性胺
    D. 具有特异性免疫功能　E. 吞噬病原体和组织碎片

8. 发挥免疫作用的主要细胞是
    A. 嗜碱性粒细胞和浆细胞　　B. 中性粒细胞和淋巴细胞
    C. 嗜酸性粒细胞和浆细胞　　D. 中性粒细胞和单核细胞
    E. 淋巴细胞和单核细胞

9. 阿司匹林、类固醇激素等抗炎药物抗炎作用的主要机制是抑制

    A. 补体的代谢　　　　　　B. 凝血系统　　　　　　C. 激肽系统

    D. 血管活性胺的代谢　　　E. 花生四烯酸的代谢

10. 下列哪一种疾病的病变属于变质性炎

    A. 慢性阑尾炎　　　　　　B. 肾小球肾炎　　　　　C. 大叶性肺炎

    D. 急性重型肝炎　　　　　E. 慢性支气管炎

11. 下列哪一种疾病的病变属于渗出性炎

    A. 肝炎　　　　　　　　　B. 乙型脑炎　　　　　　C. 支气管肺炎

    D. 局灶性肺结核　　　　　E. 急性弥漫性增生性肾炎

12. 卡他性炎一般是指发生在

    A. 皮肤的渗出性炎症　　　B. 皮肤的变质性炎症　　C. 黏膜的变质性炎症

    D. 黏膜的增生性炎症　　　E. 黏膜的渗出性炎症

13. 浆液性炎时渗出液中主要的蛋白质是

    A. 补体　　　　　　　　　B. 白蛋白　　　　　　　C. 球蛋白

    D. 纤维蛋白　　　　　　　E. 胶原蛋白

14. 下列肠道疾病中哪种属于纤维素性炎

    A. 肠结核　　　　　　　　B. 肠伤寒　　　　　　　C. 细菌性痢疾

    D. 十二指肠溃疡　　　　　E. 中毒型细菌性痢疾

15. 假膜性炎是指

    A. 皮肤的化脓性炎　　　　B. 黏膜的化脓性炎　　　C. 皮肤的纤维素性炎

    D. 黏膜的纤维素性炎　　　E. 浆膜的纤维素性炎

16. 下列哪个部位形成的假膜性炎对机体的危害性最大

    A. 直肠　　　　　　　　　B. 结肠　　　　　　　　C. 咽部

    D. 气管　　　　　　　　　E. 乙状结肠

17. 以中性粒细胞渗出为主的炎症称为

    A. 浆液性炎　　　　　　　B. 卡他性炎　　　　　　C. 出血性炎

    D. 化脓性炎　　　　　　　E. 纤维素性炎

18. 脓肿最常见的致病菌是

    A. 绿脓杆菌　　　　　　　B. 溶血性链球菌　　　　C. 白色葡萄球菌

    D. 草绿色链球菌　　　　　E. 金黄色葡萄球菌

19. 化脓性炎中,坏死组织的液化分解是哪一类细胞的存在所致

    A. 巨噬细胞　　　　　　　B. 中性粒细胞　　　　　C. 浸润的浆细胞

    D. 嗜酸性粒细胞　　　　　E. 浸润的淋巴细胞

20. 慢性炎症病灶内浸润的炎细胞主要为

    A. 中性粒细胞和浆细胞　　　B. 单核细胞和淋巴细胞

    C. 嗜酸性和嗜碱性粒细胞　　D. 淋巴细胞和嗜酸性粒细胞

E. 中性粒细胞和嗜酸性粒细胞

21. 炎性假瘤不具备以下哪项特点

    A. 是一种良性肿瘤   B. 好发于肺和眼眶

    C. 由局部组织的炎性增生形成   D. 为一边界清楚的肿瘤样团块

    E. 肉眼形态及 X 线所见与肿瘤相似

22. 炎性息肉不具备以下哪项特点

    A. 属于慢性炎   B. 属于癌前病变

    C. 好发于宫颈、鼻腔和结肠   D. 形成突出于黏膜表面的肿块

    E. 由肉芽组织和局部上皮增生形成

23. 肉芽肿性炎症病灶中的主要炎细胞是

    A. 巨噬细胞   B. 中性粒细胞   C. 成纤维细胞

    D. 嗜酸性粒细胞   E. 淋巴细胞及浆细胞

24. 下列哪项疾病不是肉芽肿性炎

    A. 伤寒   B. 结核病   C. 风湿病

    D. 病毒性肝炎   E. 肺硅沉着病

25. 急性炎症引起局部肿胀的主要因素是

    A. 坏死   B. 出血   C. 充血及渗出

    D. 增生及化生   E. 局部分子浓度升高

26. 巨噬细胞吞噬病原体后对机体有害的表现为

    A. 将病原体消化   B. 传递抗原信息   C. 携带病原体游走

    D. 变为多核巨细胞   E. 变为上皮样细胞

27. 下列哪项不属于炎症的防御反应

    A. 发热   B. 增生   C. 充血、渗出

    D. 器官功能障碍   E. 末梢血白细胞增高

28. 关于败血症的叙述,下列哪项是错误的

    A. 细菌入血即称为败血症   B. 血液细菌培养常为阳性

    C. 患者的肝、脾及淋巴结肿大   D. 临床上患者出现全身中毒症状

    E. 临床上患者可出现皮肤、黏膜出血

29. 患者,女,32 岁。体检发现宫颈外口处有一新生物,镜下见宫颈腺体、小血管和纤维组织增生,慢性炎细胞浸润,可诊断为

    A. 宫颈息肉   B. 宫颈肿瘤   C. 宫颈肉芽肿

    D. 宫颈肉芽组织   E. 宫颈炎性假瘤

30. 患者,女,68 岁。主因胸闷、气短 3 天入院。体检发现左侧胸腔有大量积液。行胸腔穿刺抽取液体检查:外观呈淡黄色,细胞数 $1300 \times 10^6/L$,蛋白含量 50g/L。最有可能由以下哪种疾病引起

    A. 慢性肾炎   B. 肝硬化   C. 严重营养不良

D. 结核性胸膜炎　　　　　E. 风湿性心瓣膜病伴左心衰

31. 患者,女,23 岁。口腔黏膜多发性溃疡。检查时发现双侧颌下淋巴结肿大,触摸时有痛感。可能的病理诊断是

A. 淋巴瘤　　　　　B. 淋巴结肿大　　　　　C. 淋巴结结核

D. 淋巴结转移癌　　　　　E. 淋巴结反应性增生

32. 患者,男,32 岁。主因发冷、发热 1 天入院。患者发病前 5 天左脚趾曾被砸伤后感染化脓。体检:T 39.8℃,末梢血 WBC 18×10⁹/L,中性 90%。肝、脾略增大,双下肢皮肤散在少数瘀点。该患者的表现属于下列哪种情况

A. 败血症　　　　　B. 毒血症　　　　　C. 菌血症

D. 急性白血病　　　　　E. 感染性休克

33. 患者,女,28 岁。产后 20 天左乳房局部皮肤红肿明显,按之有波动感。该产妇乳腺发生以下哪种病变

A. 乳腺脓肿　　　　　B. 乳腺囊肿　　　　　C. 乳腺结核

D. 乳腺腺病　　　　　E. 乳腺纤维腺瘤

34. 患者,男,32 岁。因皮肤瘙痒、胸痛就诊,经医生检查后确诊为尿毒症。胸部听诊时可闻及胸膜摩擦音。患者可能发生以下哪种情况

A. 胸膜结核　　　　　B. 胸膜肿瘤　　　　　C. 胸膜化脓性炎

D. 胸膜浆液性炎　　　　　E. 胸膜纤维素性炎

35. 患者,女,45 岁。因右上腹疼痛 2 天入院。B 超提示胆囊结石。行胆囊切除术。病检见胆囊壁增厚,表面充血。镜下见黏膜充血水肿,中性粒细胞、单核细胞、淋巴细胞和浆细胞浸润,纤维组织增生,部分上皮坏死脱落。可做出以下诊断

A. 胆囊息肉　　　　　B. 胆囊结石　　　　　C. 胆囊急性炎

D. 胆囊慢性炎　　　　　E. 胆囊慢性炎伴急性炎

36. 患者,男,50 岁。体检做 X 线检查时发现右肺上叶有直径 3cm 的高密度阴影,边界尚清,密度不甚均匀。切除后标本做病理检查,发现病变主要为纤维组织增生,部分肺泡上皮及支气管上皮增生,单核、淋巴细胞浸润。此时应诊断为

A. 间质性肺炎　　　　　B. 肺的瘢痕形成　　　　　C. 肺的良性肿瘤

D. 肺的炎性假瘤　　　　　E. 肺的肉芽肿性炎

37. 一患者左脚外伤后感染化脓,而后出现左腿麻木、发凉和水肿入院治疗。入院后第三天突然出现呼吸困难,咳嗽、咯血以及口唇发绀等症状,在抢救过程中死亡,该患者可能死于下列哪一项疾病

A. 败血症　　　　　B. 大叶性肺炎　　　　　C. 肺动脉栓塞

D. 急性肺瘀血　　　　　E. 肺出血性梗死

B 型题

A. 浆细胞　　　　　B. 巨噬细胞　　　　　C. 淋巴细胞

D. 中性粒细胞　　　　　E. 嗜酸性细胞

38. 吞噬作用最为活跃的炎细胞是

39. 过敏性炎症主要渗出的炎细胞是

40. 病毒感染时末梢血中增多的细胞主要是

41. 寄生虫感染引起的炎症中,最常见的炎细胞是

42. 脓细胞是指变性、坏死的

  A. 溃疡   B. 窦道   C. 囊腔

  D. 空洞   E. 瘘管

43. 有两个或两个以上开口的化脓性管道是

44. 皮肤或黏膜的化脓病灶破溃

45. 深部脓肿向体表或空腔脏器穿破

X 型题

46. 白细胞在局部的作用有

  A. 稀释毒素   B. 免疫作用   C. 介导组织损伤

  D. 吞噬致炎因子 E. 释放炎症介质

47. 炎症变质时局部发生的代谢性变化包括

  A. 分解代谢减弱 B. 氢离子浓度升高 C. 组织渗透压升高

  D. 炎症化学介质释放 E. 酸性代谢产物减少

48. 化脓性炎的主要特点是

  A. 有脓液形成   B. 有大量红细胞渗出

  C. 有大量中性粒细胞渗出 D. 有不同程度的组织坏死

  E. 有巨噬细胞形成的结节状病灶

49. 下列哪些病变属于肉芽肿

  A. 假小叶   B. 矽结节   C. 风湿小结

  D. 结核结节   E. 炎性假瘤

50. 下列哪些属于炎症的全身反应

  A. 发热   B. 血管扩张   C. 关节肿胀、疼痛

  D. 末梢血白细胞增高 E. 肝、脾巨噬细胞增生

51. 急性炎症时局部疼痛主要是由于

  A. 组织坏死   B. 血管破裂   C. 钾离子的作用

  D. 局部张力增高 E. 炎症介质的作用

二、名词解释

1. 炎症介质 2. 化脓性炎 3. 脓肿 4. 蜂窝织炎 5. 假膜性炎 6. 窦道 7. 瘘管

8. 炎性假瘤 9. 炎性息肉

三、问答题

1. 简述炎性渗出对机体的影响。

2. 简述炎症蔓延扩散的方式。

3. 炎症局部可出现哪些临床表现？试从病理学角度解释。

（任传伟）

四、肿　瘤

一、选择题

A1 型题

1. 肿瘤的实质是指
   A. 肿瘤内瘤细胞　　　　　B. 肿瘤内的血管　　　　　C. 肿瘤内淋巴管
   D. 肿瘤内神经组织　　　　E. 肿瘤内纤维结缔组织

2. 肿瘤的异型性主要反映
   A. 肿瘤的性质　　　　　　B. 肿瘤组织的起源　　　　C. 肿瘤的生长速度
   D. 肿瘤的复发情况　　　　E. 肿瘤细胞的分化程度

3. 瘤细胞分化程度高,表明
   A. 恶性程度高　　　　　　B. 细胞分裂象多　　　　　C. 细胞异型性大
   D. 细胞大小不一　　　　　E. 与起源组织相似性大

4. 肿瘤组织分化程度越低,则
   A. 预后越好　　　　　　　B. 转移越晚　　　　　　　C. 恶性程度越低
   D. 恶性程度越高　　　　　E. 对放疗越不敏感

5. 淋巴结内转移癌首先出现在
   A. 被膜　　　　　　　　　B. 中央窦　　　　　　　　C. 边缘窦
   D. 淋巴结门　　　　　　　E. 淋巴滤泡生发中心

6. 血道转移的可靠根据是
   A. 血液中发现肿瘤细胞　　B. 恶性肿瘤细胞侵入静脉
   C. 恶性肿瘤细胞侵入动脉　D. 瘤细胞栓塞于远处器官
   E. 在远处器官形成同一类型的肿瘤

7. 恶性肿瘤细胞主要通过下列哪些途径入血
   A. 小动脉　　　　　　　　B. 淋巴管　　　　　　　　C. 中等动脉
   D. 中等静脉　　　　　　　E. 毛细血管和静脉

8. 最易发生血道转移的癌是
   A. 乳腺癌　　　　　　　　B. 鼻咽癌　　　　　　　　C. 结肠腺癌
   D. 绒毛膜上皮癌　　　　　E. 皮肤鳞状细胞癌

9. 骨肉瘤血道转移,最常在下列哪一器官形成转移瘤
   A. 肾　　　　　　　　　　B. 脑　　　　　　　　　　C. 肝
   D. 肺　　　　　　　　　　E. 脾

10. 最常发生淋巴道转移的肿瘤是

  A. 骨肉瘤   B. 甲状腺瘤   C. 横纹肌肉瘤

  D. 鳞状细胞癌   E. 恶性淋巴瘤

11. 良性肿瘤对机体的影响主要取决于

  A. 肿瘤的形态   B. 肿瘤组织起源

  C. 肿瘤出现继发性改变   D. 肿瘤的生长时间长短

  E. 肿瘤的发生部位及大小

12. 下列哪一项不是良性肿瘤的一般特征

  A. 不转移   B. 异型小   C. 膨胀性生长

  D. 生长速度缓慢   E. 手术不易切除干净

13. 纤维组织来源的恶性肿瘤,应命名为

  A. 纤维瘤   B. 纤维肉瘤   C. 纤维母细胞瘤

  D. 瘤样纤维组织增生   E. 纤维组织细胞增生症

14. 平滑肌瘤最常发生于

  A. 胆囊   B. 子宫   C. 胃肠道

  D. 血管壁   E. 腹膜后

15. 肺转移性肾癌是指

  A. 肺癌转移到肾   B. 肾癌转移到肺

  C. 肺癌和肾癌相互转移   D. 它处转到肺、肾的癌

  E. 肺、肾癌转移到他处

16. 确定癌的重要依据是

  A. 老年人   B. 核分裂象多   C. 浸润性生长

  D. 有癌巢形成   E. 瘤细胞异型性明显

17. 诊断骨肉瘤的主要依据是

  A. 青少年   B. 易发生血道转移   C. 出现病理性成骨

  D. 发生于长骨干骺端   E. 易发生病理性骨折

18. 下列哪种形态肿块,癌的可能性大

  A. 质硬   B. 灰白色   C. 肿块大

  D. 乳头状   E. 火山口状

19. 下列哪一种肿瘤不是间叶组织来源的肿瘤

  A. 血管瘤   B. 脂肪瘤   C. 横纹肌瘤

  D. 平滑肌瘤   E. 乳头状瘤

20. 下列不属于恶性肿瘤的是

  A. 血管瘤   B. 白血病   C. 霍奇金病

  D. 淋巴肉瘤   E. 精原细胞瘤

21. 下列哪种肿瘤是上皮组织发生的良性肿瘤

  A. 血管瘤   B. 脂肪瘤   C. 乳头状瘤

　　D. 囊性畸胎瘤　　　　　　E. 胶质母细胞瘤

22. 早期癌是指

　　A. 非典型增生、原位癌　　　　B. 原位癌、早期浸润癌

　　C. 非典型增生、早期浸润癌　　D. 原位癌、浸润癌、非典型增生

　　E. 非典型增生、原位癌、早期浸润癌

23. 癌前病变是指

　　A. 瘤样病变　　　　　　　B. 最早期的癌　　　　　　　C. 上皮组织的良性肿瘤

　　D. 有癌变潜能的良性病变　　E. 最终必然发展成癌的良性病变

24. 关于乳腺单纯癌,下列哪项正确

　　A. 预后较好　　　　　　　B. 转移较晚　　　　　　　C. 恶性程度低

　　D. 属高分化腺癌　　　　　E. 属低分化腺癌

25. 高分化鳞癌的组织学特点是

　　A. 无细胞间桥　　　　　　B. 基底膜完整　　　　　　C. 呈弥漫排列

　　D. 有角化珠和细胞间桥　　E. 癌组织与间质分界不清

26. 卵巢的良性肿瘤多呈

　　A. 囊状　　　　　　　　　B. 结节状　　　　　　　　C. 分叶状

　　D. 息肉状　　　　　　　　E. 乳头状

27. 左锁骨上淋巴结转移性腺癌的原发癌最可能的来源是

　　A. 胃癌　　　　　　　　　B. 肺癌　　　　　　　　　C. 食管癌

　　D. 乳腺癌　　　　　　　　E. 卵巢腺癌

28. 淋巴结转移性腺癌的依据是

　　A. 淋巴结质硬　　　　　　B. 淋巴结固定　　　　　　C. 淋巴结肿大无压痛

　　D. 淋巴结内出现癌巢　　　E. 淋巴结内出现异型细胞

29. 诊断恶性肿瘤的依据是

　　A. 恶病质　　　　　　　　B. 细胞异型性　　　　　　C. 肿块迅速长大

　　D. 病理性核分裂象　　　　E. 局部淋巴结肿大

30. 下列哪项为诊断腺癌最有利的证据

　　A. 核分裂象多　　　　　　B. 大体呈息肉状外观　　　C. 癌细胞异型性明显

　　D. 癌细胞形成实性癌巢　　E. 癌细胞形成腺样结构

31. 下列哪项不符合基底细胞癌的特点

　　A. 易发生转移　　　　　　B. 对放疗敏感　　　　　　C. 属低度恶性肿瘤

　　D. 好发于老年人颜面部　　E. 局部浸润破坏明显,常形成溃疡

32. 关于颅内良性肿瘤,下列哪项错误

　　A. 生长慢　　　　　　　　B. 不转移　　　　　　　　C. 异型性小

　　D. 术后不易复发　　　　　E. 对机体影响不大

33. 关于血管瘤的描述,以下哪项错误

A. 多为先天性发生　　　　　　B. 部分患者成年后,肿物停止生长

C. 常发生于面、唇等　　　　　D. 儿童多见的良性肿瘤

E. 有完整包膜,易手术切除

34. 已证实的物理性致癌因素主要是

A. 异物　　　　　　　　　B. 创伤　　　　　　　　　C. 热辐射

D. 离子辐射　　　　　　　E. 慢性炎症刺激

35. 与人类子宫颈肿瘤有关的病毒是

A. HBV　　　　　　　　　B. HPV　　　　　　　　　C. EBV

D. 腺病毒　　　　　　　　E. HTLV-1 病毒

36. 癌胚抗原(CEA)与何种肿瘤关系最密切

A. 胃癌　　　　　　　　　B. 肺癌　　　　　　　　　C. 肝癌

D. 食管癌　　　　　　　　E. 结肠癌

37. 甲胎蛋白(AFP)与何种肿瘤有关

A. 肝癌　　　　　　　　　B. 鼻咽癌　　　　　　　　C. 肺腺癌

D. 甲状腺癌　　　　　　　E. 甲状腺瘤

A2 型题

38. 田某,左乳腺癌术后 2 年,近日发现同侧腋窝淋巴结肿大,临床确定淋巴结有无转移的主
要依据是

A. 淋巴结质硬　　　　　　B. 淋巴结疼痛　　　　　　C. 淋巴结肿大

D. 淋巴结固定　　　　　　E. 淋巴结活体组织检查

B 型题

A. 癌胚抗原(CEA)　　　　B. 绒毛膜促性腺激素(HCG)　C. 甲胎蛋白(AFP)

D. 碱性磷酸酶(ALP)　　　E. 酸性磷酸酶(ACP)

39. 与绒毛膜上皮癌有关的是

40. 与前列腺癌有关的是

41. 与骨肉瘤有关的是

42. 与肝细胞癌有关的是

X 型题

43. 下列哪些良性肿瘤易恶变

A. 脂肪瘤　　　　　　　　B. 皮肤乳头状瘤　　　　　C. 膀胱乳头状瘤

D. 结肠乳头状腺瘤　　　　E. 卵巢乳头状浆液性囊腺瘤

44. 外生性生长可发生于

A. 体表　　　　　　　　　B. 体腔　　　　　　　　　C. 深部组织

D. 管道器官　　　　　　　E. 实质性脏器

45. 移行上皮癌最好发于

A. 肾盂　　　　　　　　　B. 膀胱　　　　　　　　　C. 子宫

D. 尿道　　　　　　　　　　E. 输尿管

46. 下列经化生后形成鳞状细胞癌的部位有

A. 食管　　　　　　　　B. 子宫　　　　　　　　C. 胆囊

D. 肾盂　　　　　　　　E. 支气管

47. 基底细胞癌多见于

A. 上肢　　　　　　　　B. 下肢　　　　　　　　C. 眼睑

D. 鼻翼　　　　　　　　E. 面颊

48. 与 EBV 有关的人类肿瘤主要是

A. 鼻咽癌　　　　　　　B. 白血病　　　　　　　C. 卵巢癌

D. 子宫内膜癌　　　　　E. Burkitt's 淋巴瘤

49. 下列属癌前疾病的是

A. 胃溃疡　　　　　　　B. 急性胃炎　　　　　　C. 慢性浅表性胃炎

D. 慢性萎缩性胃炎　　　E. 慢性肥厚性胃炎

50. 下列哪些组织起源的恶性肿瘤叫肉瘤

A. 滑膜　　　　　　　　B. 间皮　　　　　　　　C. 血管

D. 移行上皮　　　　　　E. 脂肪组织

二、名词解释

1. 肿瘤　2. 异型性　3. 转移　4. 癌　5. 肉瘤　6. 硬癌　7. 原位癌

三、问答题

1. 简述肿瘤异型性与肿瘤分化程度及良、恶性的关系。

2. 简述肿瘤对机体的影响。

3. 良、恶性肿瘤有何区别？

4. 何谓癌前病变？常见的癌前病变有哪些？

（史　琳）

五、心血管系统疾病

一、选择题

A1 型题

1. 风湿病是主要累及哪一种组织的变态反应性疾病

A. 心脏及关节　　　　　B. 大、中动脉　　　　　C. 全身各种组织

D. 全身结缔组织　　　　E. 主要累及心瓣膜

2. 风湿性心内膜炎时在心瓣膜上形成的赘生物其主要构成成分是

A. 纤维素的沉着　　　　B. 增生的肉芽组织　　　C. 血小板和纤维素

D. 含有链球菌的血栓　　E. 玻璃样变的结缔组织

3. 关于风湿病，下列哪些是错误的

A. 属胶原病　　　　　　B. 血管很少受累　　　　C. 与细菌感染有关

D. 最好发生于心脏　　　E. 抗"O"滴度增加

4. 下列风湿病的描述中,哪一项是错误的

    A. 风湿性关节病变常导致畸形

    B. 以心脏病变对患者的危害最大

    C. 皮肤出现皮下结节和环形红斑

    D. 风湿性心内膜炎引起慢性心瓣膜病

    E. 风湿病是累及全身结缔组织的变态反应性疾病

5. 急性风湿病最常见的死亡原因是

    A. 风湿性心包炎　　　　B. 风湿性心肌炎　　　　C. 动脉系统栓塞

    D. 风湿性心内膜炎　　　E. 风湿性脑动脉炎

6. 风湿性心肌炎的病变特征是

    A. 浆液性炎　　　　　　B. 纤维素性炎　　　　　C. 阿少夫小体

    D. 心肌大片坏死　　　　E. 大量慢性炎细胞浸润

7. 在风湿病中最具有诊断意义的病变是

    A. AsChoff 小体　　　　B. 浆液性关节性　　　　C. 心外膜纤维素渗出

    D. 心瓣膜纤维组织增生　E. 胶原纤维的纤维素样坏死

8. 下述关于风湿性心内膜炎的叙述中,哪一项是正确的

    A. 瓣膜赘生物内有细菌

    B. 瓣膜赘生物牢固粘连

    C. 受累瓣膜以三尖瓣为最多见

    D. 赘生物干燥而质脆,易脱落而引起栓塞

    E. 赘生物位于房室瓣心室面和动脉瓣心室面

9. 风湿性心内膜炎心瓣膜上的赘生物表现为

    A. 大而易脱落　　　　　B. 小而易脱落　　　　　C. 大而不易脱落

    D. 小而不易脱落　　　　E. 大小不均、常易脱落

10. 风湿性病变中,哪一项对机体危害最大

    A. 风湿性动脉炎　　　　B. 风湿性皮下结节　　　C. 反复发作的环形红斑

    D. 反复发作的风湿性关节炎　E. 反复发作的风湿性心内膜炎

11. 引起急性感染性心内膜炎的最常见的病原体是

    A. 肠球菌　　　　　　　B. 白色念珠菌　　　　　C. 草绿色链球菌

    D. 溶血性链球菌　　　　E. 金黄色葡萄球菌

12. 下述亚急性感染性心内膜炎的叙述中,哪一项是错误的

    A. 病变瓣膜可发生穿孔　　B. 往往并发细菌性心肌炎

    C. 治愈后可导致心瓣膜病　D. 疣赘物易脱落而引起栓塞

    E. 常发生于已有病变的心瓣膜上

13. 亚急性细菌性心内膜炎的赘生物脱落后最常见的栓塞部位是

    A. 脑   B. 肾   C. 脾

    D. 皮肤   E. 心脏

14. 慢性风湿性瓣膜病常见的联合瓣膜病变是

    A. 二尖瓣和三尖瓣   B. 主动脉瓣和三尖瓣   C. 二尖瓣和主动脉瓣

    D. 主动脉瓣和肺动脉瓣   E. 二尖瓣、主动脉瓣和三尖瓣

15. 慢性风湿性心瓣膜病最常见于

    A. 二尖瓣   B. 三尖瓣   C. 主动脉瓣

    D. 肺动脉瓣   E. 二尖瓣和主动脉瓣

16. 动脉粥样硬化主要累及

    A. 细动脉壁   B. 小动脉的内膜   C. 小动脉的中膜

    D. 大、中动脉的内膜   E. 大、中动脉的中膜

17. 动脉粥样硬化的早期病变中,最早迁入内膜的细胞是

    A. 单核细胞   B. 淋巴细胞   C. 平滑肌细胞

    D. 成纤维细胞   E. 中性粒细胞

18. 动脉粥样硬化内膜中吞噬脂质的泡沫细胞主要来源于

    A. 巨噬细胞和内皮细胞   B. 平滑肌细胞和单核细胞 C. 中性白细胞和组织细胞

    D. 平滑肌细胞和内皮细胞   E. 间质细胞和中性白细胞

19. 粥样斑块最危险的并发症是

    A. 钙化   B. 斑块破裂   C. 血栓形成

    D. 斑块内出血   E. 动脉瘤形成

20. 动脉粥样硬化合并血栓形成最主要的原因是

    A. 血流涡流形成   B. 局部血流缓慢   C. 血液黏稠度增高

    D. 局部血液凝固性增高   E. 内膜受损、胶原纤维暴露

21. 心冠状动脉粥样硬化最常受累的动脉分支是

    A. 右冠状动脉主干   B. 左冠状动脉主干   C. 右冠状动脉后降支

    D. 左冠状动脉回旋支   E. 左冠状动脉前降支

22. 动脉粥样硬化不易出现的是

    A. 可引起固缩肾   B. 大脑中动脉易受累   C. 冠状动脉前降支易受累

    D. 粥肿易发生于主动脉前壁   E. 下肢动脉比上肢动脉易受累

23. 心肌梗死肉眼能辨认病灶的最早时间是

    A. 4 天后   B. 6 小时   C. 12 小时

    D. 24 小时   E. 1 ~ 2 小时

24. 临床诊断心肌梗死最有帮助的生化改变是

    A. 血 GOT 升高   B. 血 GTP 升高   C. 血 LDH 降低

    D. 血 CPK 升高   E. 血肌红蛋白升高

25. 心肌梗死室壁瘤形成最多发生于
   A. 室间隔　　　　　　B. 右心室　　　　　　C. 左心室后壁
   D. 左心室侧壁　　　　E. 左心室前壁近心尖处

26. 关于良性高血压,下列哪项是错误的
   A. 进程缓慢　　　　　B. 肾衰致死者多见　　　C. 早期血压呈波动性
   D. 晚期血压持续升高　E. 脑出血致死者多见

27. 高血压心脏向心性肥大的描述中,哪一项是错误的
   A. 左心室扩张　　　　B. 心脏重量增多　　　　C. 左心室壁增厚
   D. 镜下心肌纤维肥大　E. 左心室乳头肌和肉柱增粗

28. 原发性颗粒性固缩肾的肉眼形态描述中,哪一项是错误的
   A. 切面肾皮质变薄　　　　B. 两肾对称性缩小　　　　C. 双肾表面呈细小颗粒状
   D. 肾表面可见多数小出血点　E. 切面小动脉壁增厚、变硬、口哆开

29. 高血压脑出血最常见的部位是
   A. 小脑　　　　　　　B. 脑桥　　　　　　　C. 大脑白质
   D. 丘脑区域　　　　　E. 内囊及基底节区域

30. 恶性高血压病患者,主要死于
   A. 心衰　　　　　　　B. 脑软化　　　　　　C. 尿毒症
   D. 脑出血　　　　　　E. 心肌梗死

31. 恶性高血压患者死于尿毒症的主要原因是
   A. 肾间质出血　　　　B. 肾小管坏死　　　　C. 肾小球纤维化
   D. 肾动脉血栓形成　　E. 肾细小动脉纤维素样坏死

32. 动脉瘤是指
   A. 动脉发生的恶性瘤　　B. 动脉发生的良性瘤　　C. 血管壁的局部扩张
   D. 动脉内血栓形成并机化　E. 动脉血管破裂形成的血肿

A2 型题

33. 有一心脏标本,肉眼观察,见二尖瓣增厚变硬,瓣膜联合处粘连,主动脉瓣处有一瓣膜穿
   孔,另一瓣膜上有息肉状的大赘生物,灰褐色,左室乳头肌表面附有小的赘生物。此标本
   疾病是
   A. 风湿性联合瓣膜病
   B. 亚急性细菌性心内膜炎
   C. 风湿性联合瓣膜病合并亚急性细菌性内膜炎
   D. 主动脉梅毒累及瓣膜合并亚急性细菌性心内膜炎
   E. 先心病伴有瓣膜损伤合并亚急性细菌性心内膜炎

34. 患者,女,57 岁。饭店经理。因帮助服务员抬啤酒箱,突然发作前胸剧痛并向左下放射,
   伴有恶心、呕吐,发作后 10 小时入院。查体患者心率缓慢,皮肤苍白而潮湿,心电图显 ST
   段升高。诊断为急性心肌梗死。心肌梗死的常见原因是

A. 主动脉瓣狭窄　　　B. 梅毒性心脏病　　　C. 冠状动脉血栓栓塞

D. 冠状动脉炎症性疾病　　E. 冠状动脉粥样硬化合并血栓形成

35. 患者,男,60岁。长期患高血压病,忽一日,卧床不能自起,家人唤其无反应,但眼睛可动,不能言语,手脚可无目的乱动。此人可能患

A. 脑肿瘤　　　B. 脑出血　　　C. 病毒性脑炎

D. 脑血栓形成　　　E. 精神分裂症

B 型题

A. 肾表面呈颗粒状　　　B. 两肾肿大,色苍白

C. 肾表面可见凹陷瘢痕　　　D. 两肾肿大充血,呈"大红肾"

E. 肾内形成多发性栓塞性小脓肿

36. 急性感染性心内膜炎

37. 动脉粥样硬化性固缩肾

X 型题

38. 动脉粥样硬化引起患者死亡的原因有

A. 肾衰竭　　　B. 大面积心肌梗死　　　C. 严重的心律失常

D. 主动脉瘤破裂出血　　　E. 脑动脉血栓形成或出血

39. 良性高血压可出现的病变有

A. 左心室扩张　　　B. 高血压脑病　　　C. 细颗粒固缩肾

D. 脑软化、出血　　　E. 大面积心肌梗死

40. 引起纤维蛋白性心包炎的常见疾病是

A. 结核病　　　B. 二尖瓣狭窄　　　C. 风湿性心脏病

D. 肺源性心脏病　　　E. 高血压性心脏病

二、名词解释

1. 动脉瘤　2. 冠心病　3. 心肌梗死　4. 室壁瘤

三、问答题

1. 动脉粥样硬化发生后有哪些继发病变?

2. 简述心肌梗死的类型及特点。

3. 简述心肌梗死的并发症。

4. 简述原发性高血压晚期心、脑、肾的病变特点。

(史　琳)

六、呼吸系统疾病

一、选择题

A1 型题

1. 慢性支气管炎患者伴发喘息的病变基础是

A. 支气管黏膜充血、水肿　　　　B. 支气管黏膜及腺体的萎缩

C. 软骨变性,萎缩、钙化、骨化　　D. 支气管痉挛或黏液分泌物阻塞

E. 支气管黏膜上皮细胞变性、坏死、脱落

2. 吸烟使慢性支气管炎发生的机制中,下列哪项不正确

A. 腺体分泌增加　　　　　　　　B. 杯状细胞增生

C. 破坏肺间质的支撑组织　　　　D. 使肺泡巨噬细胞抗菌能力下降

E. 破坏支气管黏膜上皮纤毛功能

3. 下列哪项不是慢性支气管炎的并发症

A. 肺气肿　　　　　　B. 肺心病　　　　　　C. 支气管哮喘

D. 支气管肺炎　　　　E. 支气管扩张症

4. 肺气肿的病变发生在

A. 小气道　　　　　　　　　　　B. 各级支气管

C. 肺、泡管、肺泡囊　　　　　　D. 终末细支气管以远的肺组织

E. 呼吸性细支气管以远的肺组织

5. 支气管扩张症是

A. 浆液性炎　　　　　　B. 化脓性炎　　　　　　C. 出血性炎

D. 增生性炎　　　　　　E. 纤维素性炎

6. 肺心病发生的最常见病因是

A. 肺结核　　　　　　　B. 硅沉着病　　　　　　C. 慢性支气管炎

D. 支气管扩张症　　　　E. 类风湿性关节炎

7. 大叶性肺炎的常见致病菌是

A. 肺炎杆菌　　　　　　B. 肺炎链球菌　　　　　C. 流感嗜血杆菌

D. 溶血性链球菌　　　　E. 金黄色葡萄球筒

8. 肺炎链球菌在哪一期基本被消灭

A. 充血水肿期　　　　　B. 红色肝变期　　　　　C. 灰色肝变期

D. 溶解消散期　　　　　E. 充血水肿期前

9. 下列哪项不是大叶性肺炎的并发症

A. 肺脓肿　　　　　　　B. 脓气胸　　　　　　　C. 肺结核

D. 脓毒败血症　　　　　E. 感染性休克

10. 小叶性肺炎

A. 一般起始于肺泡　　　B. 好发于青壮年男性　　C. 为急性化脓性炎症

D. 多由病毒感染引起　　E. 易查见肺实变体征

11. 小叶性肺炎不会出现哪种并发症

A. 脓胸　　　　　　　　B. 肺脓肿　　　　　　　C. 呼吸衰竭

D. 肺肉质变　　　　　　E. 心力衰竭

12. 鼻咽癌最常见的组织学类型是

A. 高分化鳞癌 　　　　　B. 低分化鳞癌 　　　　　C. 高分化腺癌

D. 低分化腺癌 　　　　　E. 泡状核细胞癌

13. 患者,男,65 岁。有近 40 年的吸烟史,患慢性支气管炎近 20 年,经常咳嗽、咳痰。入院查体:桶状胸,胸廓呼吸运动减弱,叩诊呈过清音,心浊音界缩小,肝浊音界下降,听诊呼吸音减弱,呼气延长。该患者可能患

A. 肺癌 　　　　　B. 石棉肺 　　　　　C. 大叶性肺炎

D. 急性细支气管炎 　　　　　E. 慢性支气管炎合并肺气肿

14. 患者,女,35 岁。咳嗽、咳痰 10 年,间歇性咯血,体检左下肺背部闻及湿啰音,杵状指(+),诊断应首先考虑

A. 肺结核 　　　　　B. 慢性肺脓肿 　　　　　C. 慢性文气管炎

D. 支气管扩张症 　　　　　E. 先天性肺囊肿

15. 患者,男,25 岁。酗酒后突然起病,寒战,T 39.5℃,3 天后感到胸痛、咳嗽,咳铁锈色痰。X 线检查,左肺下叶有大片密实阴影,其可能患有

A. 肺脓肿 　　　　　B. 大叶性肺炎 　　　　　C. 病毒性肺炎

D. 小叶性肺炎 　　　　　E. 急性支气管炎

16. 患者,男,4 岁。发热咳嗽多日,近日因气急、发绀入院。血象检查:白细胞 $19.6 \times 10^9/L$,中性粒细胞 85% 。X 线检查:两肺下叶散在灶状阴影,左下叶有片状浓淡不匀阴影。患者可能患有

A. 小叶性肺炎 　　　　　B. 病毒性肺炎 　　　　　C. 支原体肺炎

D. 大叶性肺炎 　　　　　E. 支气管扩张症

17. 患者,男,65 岁。因骨折卧床数月。近一年来常咳嗽,并咳黄色黏脓痰。检查:双肺下叶可闻及湿啰音,X 线片示双肺下叶不规则散在小片状阴影。最有可能的诊断是

A. 小叶性肺炎 　　　　　B. 病毒性肺炎 　　　　　C. 支气管哮喘

D. 大叶性肺炎 　　　　　E. 支气管扩张症

A. 急性间质性炎症 　　B. 慢性化脓性炎症 　　C. 慢性非特异性炎症

D. 纤维素性渗出性炎症 　　E. 灶状急性化脓性炎症

18. 小叶性肺炎

19. 支气管扩张症

20. 慢性支气管炎

21. 病毒性肺炎

22. 大叶性肺炎

23. 支原体性肺炎

24. 小叶性肺炎的病理变化包括

A. 伴有脓肿形成　　　　　B. 伴有代偿性肺气肿

C. 病灶小,但可累及两肺各叶　　D. 胸膜面有纤维素或脓性渗出

E. 肺泡腔中大量纤维蛋白渗出

25. 慢性支气管炎常见的病理变化有

A. 黏液腺增生、肥大　　B. 软骨萎缩,纤维化　　C. 上皮杯状细胞增生

D. 周围肺组织干酪样坏死　E. 周围肺泡腔中纤维蛋白渗出

26. 常见的肺阻塞性疾病包括

A. ARDS　　　　　　　B. 哮喘　　　　　　　C. 慢性支气管炎

D. 支气管扩张症　　　　E. 支原体肺炎

27. 对鼻咽癌的描述中,正确是

A. 鼻咽顶部最多见　　　B. 肉眼观结节型居多　　C. 对放射治疗较敏感

D. 低分化鳞癌最多见　　E. 颈淋巴结转移少见

28. 引起肺门淋巴结肿大的肺部疾病有

A. 结核　　　　　　　B. 肺癌　　　　　　　C. 肺硅沉着症

D. 支气管扩张症　　　　E. 支气管哮喘

29. 在对外周型肺癌诊断中,较为有效的手段是

A. 影像学检查(X线、CT、MRI)　　B. 颈淋巴结穿刺病检

C. 纤维支气管镜检查　　　　　　D. 经皮肤肺穿刺病检

E. 痰脱落细胞学检查

二、名词解释

1. 慢性阻塞性肺疾病　　2. 肺气肿　　3. 肺肉质变

三、问答题

1. 何谓肺心病?其病理诊断是什么?

2. 简述鼻咽癌的扩散途径。

(史　琳)

七、消化系统疾病

一、选择题

A1 型题

1. 浅表性胃炎的主要结局是

A. 易发生癌变　　　　　B. 多数可治愈　　　　　C. 转化为胃溃疡

D. 转化为萎缩性胃炎　　E. 转化为肥厚性胃炎

2. 下列哪一种细菌与慢性胃炎的发病有关

A. 青霉菌　　　　　　　B. 链球菌　　　　　　　C. 大肠杆菌

D. 葡萄球菌　　　　　　E. 幽门螺旋杆菌

3. 慢性萎缩性胃炎最主要的病变特征是

    A. 杯状细胞化生   B. 假幽门腺化生   C. 吸收上皮化生

    D. 淋巴细胞、浆细胞浸润   E. 腺体变小及数量减少或消失

4. 肠上皮化生最常见于

    A. 疣状胃炎   B. 胃溃疡病   C. 肥厚性胃炎

    D. 慢性萎缩性胃炎   E. 慢性浅表性胃炎

5. 胃溃疡不易治愈的局部主要原因为

    A. 溃疡太深   B. 炎细胞浸润   C. 神经节细胞变性

    D. 神经纤维变性断裂   E. 增生性动脉内膜炎

6. 胃溃疡的好发部位是

    A. 胃体   B. 胃大弯   C. 胃小弯

    D. 贲门部   E. 胃小弯近幽门侧

7. 十二指肠溃疡病的叙述,下列哪项是错误的

    A. 一般比胃溃疡小   B. 比胃溃疡更易穿孔   C. 比胃溃疡更易癌变

    D. 溃疡为圆形或椭圆形   E. 组织结构与胃溃疡病相似

8. 在病毒性肝炎时最常见的肝细胞坏死为

    A. 溶解坏死   B. 凝固性坏死   C. 纤维素样坏死

    D. 碎片状坏死   E. 嗜酸性坏死

9. 病毒性肝炎时,下列哪项不易见

    A. 溶解坏死   B. 脂肪变性   C. 嗜酸性变

    D. 胞质疏松化和气球样变   E. 肝细胞再生

10. 肝细胞呈碎片状坏死主要见于

    A. 急性普通型肝炎   B. 轻度慢性肝炎   C. 重度慢性肝炎

    D. 急性重型肝炎   E. 亚急性重型肝炎

11. 下列哪种肝硬化最常见

    A. 瘀血性   B. 胆汁性   C. 寄生虫

    D. 门脉性   E. 坏死后性

12. 诊断门脉性肝硬化时,哪项对其诊断最可靠

    A. 脾大   B. 腹腔积液   C. 蜘蛛状血管痣

    D. 肝穿刺组织检查,有假小叶形成   E. 血清白蛋白/球蛋白的比例倒置

13. 下列哪项不是肝功能不全的临床表现

    A. 黄疸   B. 出血倾向   C. 肝性脑病

    D. 血小板减少   E. 蜘蛛状血管痣

14. 重度慢性肝炎的病变特征为

    A. 气球样变   B. 碎片状坏死   C. 嗜酸性小体

    D. 毛玻璃样肝细胞   E. 淋巴细胞和浆细胞

15. 急性重型肝炎的病变特点为
    A. 以肝细胞增生为主　　　　B. 以肝细胞广泛坏死为主　　C. 以肝细胞广泛变性为主
    D. 以汇管区间质增生为主　　E. 以汇管区大量炎细胞浸润为主

16. 肝功能障碍时患者蜘蛛痣好发于
    A. 腹前壁　　　　　　　　　B. 全身各部　　　　　　　　C. 上肢及下肢
    D. 背部及颈部　　　　　　　E. 颈、面部、前臂及手掌

17. 哪种肝硬化的门脉高压最为明显
    A. 门脉性肝硬化　　　　　　B. 胆汁性肝硬化　　　　　　C. 瘀血性肝硬化
    D. 血吸虫性肝硬化　　　　　E. 坏死后性肝硬化

18. 坏死后性肝硬化最显著的病理特征是
    A. 结节较小　　　　　　　　B. 结节形状不规则　　　　　C. 结节大小显著不等
    D. 纤维间隔均匀一致　　　　E. 肝体积缩小，以左叶为重

19. 门脉性肝硬化最严重的并发症是
    A. 脾大　　　　　　　　　　B. 睾丸萎缩　　　　　　　　C. 腹腔积液
    D. 肝性脑病　　　　　　　　E. 痔静脉曲张

20. 门脉高压症时常引起患者死亡的是
    A. 脾严重瘀血　　　　　　　B. 形成大量腹水　　　　　　C. 胃肠严重瘀血
    D. 痔静脉丛破裂出血　　　　E. 食管下端静脉丛破裂大出血

21. 肝硬化导致的最严重的后果是
    A. 黄疸　　　　　　　　　　B. 出血倾向　　　　　　　　C. 肝性脑病
    D. 门脉高压　　　　　　　　E. 低蛋白血症

22. 坏死后肝硬化多由以下哪种发展而来
    A. 中度慢性肝炎　　　　　　B. 急性重型肝炎　　　　　　C. 重度慢性肝炎
    D. 亚急性重型肝炎　　　　　E. 急性（普通型）肝炎

23. 食管癌组织学类型最常见的为
    A. 腺癌　　　　　　　　　　B. 腺棘皮癌　　　　　　　　C. 未分化癌
    D. 移行细胞癌　　　　　　　E. 鳞状细胞癌

24. 早期胃癌是指
    A. 未转移癌　　　　　　　　B. 仅限于肌层内癌　　　　　C. 癌细胞异型性小
    D. 超过黏膜下层或浅肌层　　E. 限于黏膜层及黏膜下层以内

25. 胃癌经血道转移最常见的器官是
    A. 肝　　　　　　　　　　　B. 肺　　　　　　　　　　　C. 脑
    D. 骨　　　　　　　　　　　E. 肾上腺

26. 胃癌最主要的转移途径是
    A. 直接转移　　　　　　　　B. 血道转移　　　　　　　　C. 消化道播散
    D. 淋巴道转移　　　　　　　E. 腹腔内种植转移

27. 结肠癌首先转移的器官是

 A. 肺   B. 心   C. 肝

 D. 脾   E. 胰腺

28. 大肠癌最多见的部位是

 A. 直肠   B. 盲肠   C. 横结肠

 D. 升结肠   E. 乙状结肠

29. 直肠癌较典型且最常见的症状是

 A. 贫血   B. 肠梗阻   C. 体重减轻

 D. 黏液血便   E. 大便习惯改变

30. 能分泌甲胎蛋白的肿瘤最常见为

 A. 肺癌   B. 肾腺癌   C. 胰腺癌

 D. 前列腺癌   E. 肝细胞性肝癌

A2 型题

31. 患者,男,36 岁。上腹部周期性疼痛、反酸、嗳气,钡剂胃透见胃窦小弯侧有一直径 2cm
 溃疡,边缘整齐,溃疡周围黏膜呈放射状。应诊断为

 A. 胃溃疡病   B. 胃黏膜糜烂   C. 溃疡型胃癌

 D. 应激性溃疡   E. 胃腐蚀性炎症

32. 胃窦部有一圆形溃疡,直径 4cm,溃疡较浅,边缘不整齐,外形火山口状。其诊断最可
 能为

 A. 胃溃疡病   B. 急性胃溃疡   C. 溃疡型胃癌

 D. 应激性溃疡   E. 早期凹陷型胃癌

33. 患者,男,35 岁。汽车司机,常感胃不适,时而疼痛,诊断为胃溃疡。其不加重视,忽一日,
 其暴亡,尸检发现胃、肠腔有大量积血。则死因可能是

 A. 肝腹水   B. 肾出血   C. 肝动脉硬化

 D. 胃溃疡并大出血 E. 血吸虫性肝硬化

34. 患者,女,18 岁。两天来高烧、黄疸、嗜睡。查体:皮肤黏膜黄染,肝区叩击痛,谷丙转氨酶
 及血清总胆红素均升高。住院 1 周,因胃肠道广泛出血而死亡。此时尸解,肝脏可能不
 出现何种病理改变

 A. 残存的肝细胞明显再生

 B. 肝窦明显扩张充血及出血

 C. 肉眼呈黄红色,质软、体积明显缩小

 D. 肝脏广泛变性坏死,甚至全小叶坏死

 E. 肝脏内多量单核巨噬细胞及淋巴细胞浸润

35. 某患者昏迷不醒,曾有乙肝病史,昏迷前一段时间内睾丸萎缩、乳腺发育和蜘蛛痣。则其
 可能昏迷的原因是

 A. 尿毒症   B. 药物中毒   C. 中毒性休克

D. 中枢神经受损   E. 各种原因所致肝功能不全

36. 患者,男,55岁。6年前诊断为肝硬化,近日来进行性消瘦,面色污秽,皮肤黄染,肝区疼痛,肝剑突下5cm,质硬,表面可触及大结节,有腹水,下肢水肿。应诊断为

     A. 原发性肝癌   B. 门脉性肝硬化   C. 胆汁性肝硬化

     D. 坏死后性肝硬化   E. 肝硬化合并肝癌

37. 患者,男,55岁。近半年来吞咽困难,日渐加重。胃镜检查,食管中段可见一溃疡型肿物,质地较硬,溃疡周边隆起,底部凹凸不平。手术中见食管黏膜及肌层被灰白色肿瘤组织浸润破坏。患者最可能发生了哪种疾病

     A. 食管炎   B. 食管腺瘤   C. 食管溃疡

     D. 食管平滑肌瘤   E. 食管鳞状细胞癌

38. 某大肠癌患者手术后,对其癌样检查发现,在镜下,在黏液湖中可见腺管状或乳头状排列的癌细胞。则判断其在组织学上为

     A. 管状腺癌   B. 未分化癌   C. 黏液腺癌

     D. 鳞状细胞癌   E. 印戒细胞癌

B 型题

     A. 腺癌   B. 黏液癌   C. 未分化癌

     D. 腺棘皮癌   E. 鳞状细胞癌

39. 食管癌多见

40. 胃癌、大肠癌较多见

X 型题

41. 急性普通型病毒性肝炎可见哪种病变

     A. 气球样变   B. 大块坏死   C. 嗜酸性变

     D. 嗜酸性小体   E. 碎片状坏死

42. 门脉性肝硬化晚期肝脏的肉眼改变是

     A. 体积增大,重量增加

     B. 硬度增加,包膜增厚

     C. 表面呈小结节状,大小相仿,分布均匀

     D. 结节周围的纤维间隔较宽且厚薄不均

     E. 切面可见无数圆形结节,弥散分布于全肝

43. 门脉高压症有哪些表现

     A. 脾瘀血   B. 肾瘀血   C. 肝瘀血

     D. 胃肠瘀血   E. 侧支循环形成

44. 与门脉性肝硬化发病有关的原因包括

     A. 过敏   B. 尿毒症   C. 营养缺乏

     D. 病毒性肝炎   E. 慢性酒精中毒

45. 肝硬化患者死亡的常见原因有

  A. 腹水　　　　　　　　　B. 癌变　　　　　　　　C. 腹膜炎

  D. 肝性脑病　　　　　　　E. 食管下端静脉丛破裂大出血

二、名词解释

1. 桥接坏死　2. 假小叶　3. 小肝癌　4. 肝硬化

三、问答题

1. 简述胃溃疡病的结局和并发症。

2. 试述肝硬化肝功能障碍的主要表现。

3. 试述肝硬化门静脉高压时主要的侧支循环及其影响。

（任传伟）

八、淋巴造血系统疾病

一、选择题

A 型题

1. 在淋巴结内有多核巨细胞、类上皮细胞形成的结节样反应,此时可以排除

  A. 猫抓热　　　　　　　　B. 性病性淋巴肉芽肿　　　　C. 非典型分枝杆菌感染

  D. 结核　　　　　　　　　E. 窦组织细胞增生

2. 霍奇金淋巴瘤按预后好坏,排列顺序为

  A. 混合细胞型—淋巴细胞消减型—结节硬化型—淋巴细胞为主型

  B. 淋巴细胞消减型—混合细胞型—结节硬化型—淋巴细胞为主型

  C. 淋巴细胞为主型—结节硬化型—淋巴细胞消减型—混合细胞型

  D. 淋巴细胞为主型—结节硬化型—混合细胞型—淋巴细胞消减型

  E. 淋巴细胞消减型—淋巴细胞为主型—结节硬化型—混合细胞型

3. 霍奇金淋巴瘤,有诊断意义的细胞是

  A. Schwann 细胞　　　　　B. Sertoli 细胞　　　　　　C. Reed-Sternberg 细胞

  D. Arias-Stella 细胞　　　　E. Langerhans 细胞

4. 霍奇金淋巴瘤患者易合并结核菌、真菌和某些病毒感染的原因是

  A. 非特异性免疫功能降低　　　　B. 免疫功能降低

  C. B 细胞免疫功能降低　　　　　D. B、T 细胞免疫功能降低

  E. B、T 细胞以及非特异性免疫功能降低

5. 粒细胞性白血病时白血病细胞在肝内的浸润部位是

  A. 被膜下　　　　　　　B. 集中在小叶中央　　　　C. 集中在肝窦内

  D. 散在于肝小叶内　　　E. 围绕在小叶下静脉周围

6. 脾脏在哪种白血病时增大得最严重

  A. 急性粒细胞性白血病　　B. 慢性粒细胞性白血病　　C. 急性淋巴细胞性白血病

  D. 慢性淋巴细胞性白血病　E. 单核细胞性白血病

7. Letterer-Siwe 病是由哪种细胞恶性增生所致

    A. 组织细胞　　　　　　　　B. 单核细胞　　　　　　　　C. 郎格罕氏细胞

    D. 指突状网织细胞　　　　　E. 树突状网织细胞

8. 患者,女,30 岁。左颈无痛性淋巴结肿大半年,活检淋巴结结构破坏,大量纤维束将病变分隔,病变内有炎细胞和陷窝细胞,诊断为结节硬化型霍奇金淋巴瘤,该陷窝细胞属于

    A. 大裂细胞　　　　　　　　B. 大无裂细胞　　　　　　　C. 巨噬细胞

    D. R-S 细胞　　　　　　　　E. Aschoff 细胞

9. 患者,男,15 岁。左锁骨上淋巴结肿大半年,活检淋巴结结构破坏,在炎细胞背景下,可见许多 R-S 细胞,该病诊断为

    A. 结核病　　　　　　　　　B. 转移癌　　　　　　　　　C. 霍奇金淋巴瘤

    D. 非霍奇金淋巴瘤　　　　　E. 淋巴结副皮质区反应增生

10. 患者,男,12 岁。右颈部淋巴结肿大半年,消炎治疗无效,活检见淋巴结结构破坏为瘤细胞占据,为小裂细胞,正确诊断为

    A. 霍奇金淋巴瘤　　　　　　B. 非霍奇金淋巴瘤　　　　　C. 燕麦细胞癌

    D. 组织细胞淋巴瘤　　　　　E. 白血病

11. 关于淋巴结反应性增生的叙述,下列哪项是正确的

    A. 各种损伤和刺激引起淋巴结内的淋巴细胞和组织细胞反应性增生,使淋巴结肿大

    B. 各种损伤或刺激引起 B 淋巴细胞反应性增生,淋巴滤泡增生、增大,生发中心扩大

    C. 各种损伤或刺激引起 T 淋巴细胞增生,滤泡旁区淋巴细胞增多

    D. 淋巴结反应性增生,淋巴结结构破坏

    E. 滤泡内增生的细胞有一定的异型性

12. 霍奇金病病变中最具有诊断价值的细胞是

    A. R-S 细胞　　　　　　　　B. 镜影细胞　　　　　　　　C. 陷窝细胞

    D. 多形性瘤细胞　　　　　　E. 未分化型细胞

13. 下列哪种恶性瘤属于 T 细胞型淋巴瘤

    A. 浆细胞样淋巴细胞型淋巴瘤　　　　　B. 蕈样霉菌病

    C. 滤泡型滤泡中心细胞淋巴瘤　　　　　D. 套细胞淋巴瘤

    E. 绿色瘤

14. 关于所谓恶性组织细胞增生症的叙述,下列哪项是正确的

    A. 是组织细胞增生症的一种类型

    B. 又称急性弥漫性组织细胞增生症

    C. 又称慢性进行性组织细胞增生症

    D. 多是 T 细胞性淋巴瘤,组织学上类似于组织细胞及其前体细胞的进行性、系统性、肿瘤性增生引起的全身性疾病

    E. 多是组织细胞及其前身细胞进行性、恶性增生引起的一种全身性疾病

15. 关于白血病的叙述,下列哪一项是错误的

A. 急性白血病起病急

B. 急性白血病可转变为慢性白血病

C. 急性白血病骨髓中原始细胞超过 30%

D. 慢性白血病可发生急变

E. 急性白血病外周血中白细胞可低于正常

16. 急性粒细胞性白血病时,瘤细胞在骨髓外浸润,聚集成肿块,称为

A. 棕色瘤　　　　　　B. 黄色瘤　　　　　　C. 绿色瘤

D. 黑色素瘤　　　　　E. 淋巴瘤

17. 我国最少见的白血病类型是

A. 急性粒细胞性白血病　　　　B. 急性单核细胞性白血病

C. 慢性淋巴细胞性白血病　　　D. 急性淋巴细胞性白血病

E. 慢性粒细胞性白血病

18. Ph1 染色体是

A. 22 号染色体长臂易位至 9 号染色体长臂

B. 17 号染色体长臂易位至 15 号染色体长臂

C. 21 号染色体三体

D. 5 号染色体短臂丢失

E. 45XO 性染色体单体

19. 有 Ph1 染色体标志的主要是哪一种白血病

A. 急性粒细胞性白血病　　B. 慢性粒细胞性白血病　　C. 急性淋巴细胞性白血病

D. 慢性淋巴细胞性白血病　　E. 急性单核细胞性白血病

20. 关于急性白血病的骨髓组织的改变,下列哪一项是不正确的

A. 主要为原始细胞　　　B. 巨核细胞增多　　　C. 红细胞系生成受抑制

D. 成熟的白细胞数量不多　　E. 骨髓增生活跃

21. 霍奇金病伴有多种细胞混合增生、多数典型 R–S 细胞的组织学类型是

A. 淋巴细胞为主型　　　B. 结节硬化型　　　C. 混合细胞型

D. 淋巴细胞削减型　　　E. 全身广泛播散

22. Ⅲ 期霍奇金病的病变范围是

A. 限于一个淋巴结

B. 病变限于膈的一侧

C. 膈肌两侧的淋巴结、脾及邻近器官均累及

D. 限于结外一个器官

E. 扩散到淋巴结外,累及一个或多个结外器官或组织

23. B 细胞及其肿瘤的表型特征是

A. CD2、CD3、CD4、CD7、CD8　　　　B. CD10、CD19、CD20

C. CD16、CD56　　　　　　　　　　　D. CD13、CD14、CD15

    E. CD34

24. 低度恶性的非霍奇金淋巴瘤是

    A. 滤泡性淋巴瘤　　　　B. 弥漫性大细胞性淋巴瘤　　C. 淋巴母细胞性淋巴瘤

    D. Burkitt 淋巴瘤　　　　E. 免疫母细胞性淋巴瘤

25. 与白血病发生无关的是

    A. 放射治疗　　　　　　B. 烷化剂类药物治疗　　　　C. 细胞毒药物治疗

    D. 介入化疗　　　　　　E. 冷冻治疗

26. 急性淋巴细胞性白血病外周血增生的细胞是

    A. 成熟的小淋巴细胞　　B. 中、晚幼粒细胞　　　　C. 原始和幼稚粒细胞

    D. 原始和幼稚淋巴细胞　E. 未分化的原巨核细胞

27. 不符合慢性白血病的描述是

    A. 发展缓慢,病程长

    B. 开始化疗效果好

    C. 慢性粒细胞白血病晚期易发生急性变

    D. 慢性淋巴细胞性白血病很少发生急性变

    E. 慢性粒细胞白血病平均存活时间更长

28. 急性白血病最常见的死亡原因是

    A. 感染　　　　　　　　B. 出血、特别是颅内出血　　C. 贫血

    D. 免疫功能低下　　　　E. 疼痛

29. 多发性骨髓瘤是

    A. 淋巴细胞的恶性肿瘤　　　　　　B. 单核细胞的恶性肿瘤

    C. Langerhans 细胞的恶性肿瘤　　　D. 粒细胞的恶性肿瘤

    E. 浆细胞的恶性肿瘤

30. 霍奇金病伴有明显纤维条索增生的组织学类型是

    A. 淋巴细胞为主型　　　B. 结节硬化型　　　　　　C. 混合细胞型

    D. 淋巴细胞削减型　　　E. 全身广泛播散

31. 非霍奇金淋巴瘤中最常见的是

    A. T 细胞来源　　　　　B. B 细胞来源　　　　　　C. NK 细胞来源

    D. 组织细胞来源　　　　E. Langerhans 细胞来源

32. 符合弥漫性大细胞淋巴瘤的描述是

    A. 肿瘤细胞呈滤泡性大细胞样或免疫母细胞样

    B. 低度恶性

    C. 多为 T 细胞来源

    D. 多见于青年患者

    E. 积极的化疗,可获良好效果

33. 不符合急性白血病的淋巴结变化的是

A. 急性淋巴细胞性白血病淋巴结肿大明显

B. 急性粒细胞性白血病淋巴结肿大较轻

C. 淋巴结结构破坏

D. 淋巴结内可见大量原始和幼稚细胞

E. 被膜及周围脂肪无肿瘤细胞浸润

34. Ph1 染色体出现在

A. 急性淋巴细胞性白血病　　　　B. 慢性淋巴细胞性白血病

C. 急性粒细胞性白血病　　　　　D. 慢性粒细胞性白血病

E. 毛细胞性白血病

35. 慢性淋巴细胞性白血病主要累及脾的

A. 脾小动脉　　　　　B. 脾门　　　　　C. 脾包膜

D. 白髓　　　　　　　E. 髓索

36. 多见于儿童和青年人的白血病是

A. 急性淋巴细胞性白血病　　　　B. 慢性淋巴细胞性白血病

C. 急性粒细胞性白血病　　　　　D. 慢性粒细胞性白血病

E. 毛细胞性白血病

37. 患者,女,26 岁。右颈单一无痛性淋巴结肿大为 2.5cm×3.0cm,活动欠佳。活体组织检查发现包膜完整,无出血及坏死。镜下见其结构已破坏,大量的束状纤维组织增生及散在一些大细胞,其胞质丰富、透明、核大,有多个核仁,并与周围形成透明的空隙。同时还可见嗜酸粒细胞、浆细胞及少量的中性粒细胞。该病最可能的诊断为

A. 淋巴结转移性癌　　　B. 淋巴结炎　　　　C. 非霍奇金淋巴瘤

D. 淋巴结反应性增生　　E. 霍奇金病,结节硬化型

38. 患者,男,12 岁。2 年前发现右颈部肿块伴发热,抗感染治疗无效,近日感到呼吸困难。X线检查示中纵隔增大。体格检查:右颈部数个淋巴结大,最大者 1.3cm×2.0cm,相互粘连。镜下见滤泡消失,大量的较为单一的肿瘤细胞弥漫性浸润,瘤细胞呈圆形,与正常淋巴细胞的形态相似,但体积稍大,可见较多的病理性核分裂象,被膜亦有浸润。该病的诊断应为

A. 淋巴细胞白血病　　　B. 霍奇金病　　　　C. 非霍奇金淋巴瘤

D. 肺小细胞癌转移　　　E. 以上都不是

X 型题

39. 霍奇金病的病变包括

A. 从一个淋巴结开始,逐渐向远处扩散

B. 细胞单一性

C. 淋巴结结构破坏

D. 细胞多样性及典型的 R–S 细胞

E. 淋巴结肿大

40. 高度恶性非霍奇金淋巴瘤的是
    A. 大细胞间变性淋巴瘤　　　　　B. 滤泡中心细胞型淋巴瘤
    C. 免疫母细胞型淋巴瘤　　　　　D. 小淋巴细胞型淋巴瘤
    E. 浆细胞样淋巴细胞型淋巴瘤

41. 与白血病的发生有关的因素有
    A. 人类 T 细胞病毒　　　B. 电离辐射　　　　C. 氯霉素、保泰松
    D. 苯　　　　　　　　　E. 细胞毒药物

42. 慢性白血病的特点是
    A. 发展缓慢,病程长
    B. 开始化疗效果好
    C. 慢性粒细胞白血病晚期易发生急性变
    D. 慢性淋巴细胞性白血病很少发生急性变
    E. 慢性粒细胞白血病平均存活时间更长

43. R-S 细胞的特点包括
    A. 细胞质丰富　　　　　B. 体积较大　　　　C. 双核或多核
    D. 大的嗜酸性核仁　　　E. 来源于组织细胞

44. 小淋巴细胞性淋巴瘤的特点是
    A. 大部分肿瘤细胞为较成熟的淋巴细胞　B. 高度恶性
    C. 形成滤泡结构　　　　　　　　　　D. 常累及淋巴结以外的器官
    E. 无肝脾大

45. 急性白血病合并感染的病原体包括
    A. 化脓菌　　　　　　　B. 白色念珠菌　　　C. 曲菌
    D. 病毒　　　　　　　　E. 原虫

46. 急性白血病常表现为
    A. 贫血　　　　　　　　B. 高脂血症　　　　C. 出血倾向
    D. 淋巴结肿大　　　　　E. 肝、脾大

二、名词解释

1. R-S 细胞（Reed-Sternberg cell）

2. 镜影细胞（mirror image cell）

3. Burkitt 淋巴瘤（NK/T cell lymphoma）

4. 类白血病反应（leukemoid reaction）

三、问答题

1. 霍奇金病的组织学诊断依据主要有哪些?

2. 淋巴结反应性增生与非霍奇金淋巴瘤有何不同?

3. 简述所谓恶性组织细胞增生症的病理特点和临床病理联系。

（利　华）

九、泌尿系统疾病

一、选择题

A1 型题

1. 急性肾小球肾炎是一种
   A. 化脓性炎　　　　B. 纤维素性炎　　　　C. 以增生为主的炎
   D. 以变质为主的炎　E. 以渗出为主的炎

2. 弥漫性毛细血管内增生性肾小球肾炎病变有
   A. 肾体积缩小,重量减少
   B. 内皮细胞和系膜细胞都增生
   C. 内皮细胞和系膜细胞都不增生
   D. 内皮细胞增生,系膜细胞不增生
   E. 一般只损伤肾脏的非常小一部分

3. 弥漫性毛细血管内增生性肾小球肾炎肉眼观主要呈现
   A. 大白肾　　　　B. 瘢痕肾　　　　C. 多囊肾
   D. 颗粒性固缩肾　E. 蚤咬肾和大红肾

4. 弥漫性毛细血管内增生性肾小球肾炎主要与下列哪种病原体感染有关
   A. 病毒　　　　B. 寄生虫　　　　C. 链球菌
   D. 肺炎球菌　　E. 葡萄球菌

5. 新月体主要由下列哪种细胞增生形成
   A. 足细胞　　　　　B. 系膜细胞　　　　C. 内皮细胞
   D. 壁层上皮细胞　　E. 肾小管上皮细胞

6. 急进性肾炎综合征是指
   A. 蛋白尿、脓尿、菌尿
   B. 无症状的蛋白尿、血尿
   C. 突起性血尿,伴有水肿、蛋白尿、少尿
   D. 血尿、蛋白尿、少尿,快速进入肾衰竭
   E. 大量蛋白尿、低蛋白血症、高度水肿和高胆固醇血症

7. 新月体性肾小球肾炎的预后主要取决于
   A. 性别　　　　　B. 年龄　　　　　C. 治疗方法
   D. 机体的抵抗力　E. 新月体肾小球数量

8. 轻微病变性肾小球肾炎在光镜下的改变是
   A. 肾小球轻度肿大　　B. 肾小球基底膜增厚　　C. 肾小管上皮细胞脂变
   D. 肾小球上皮细胞水变性　E. 肾小球内皮细胞轻度增生

9. 引起儿童肾病综合征最常见的肾小球疾病是

A. IgA 肾病   B. 轻微病变性肾小球肾炎

C. 弥漫性膜性肾小球肾炎   D. 弥漫性新月体性肾小球肾炎

E. 弥漫性毛细血管内增生性肾小球肾炎

10. 弥漫性硬化性肾小球肾炎的肾小球变化主要是

     A. 肾小球囊脏壁层粘连   B. 肾小球囊壁层上皮细胞增生

     C. 肾小球纤维化、玻璃样变性   D. 肾小球入球动脉玻璃样变性

     E. 肾小球毛细血管内皮细胞增生

11. 弥漫性硬化性肾炎时尿的主要改变是

     A. 血尿   B. 蛋白尿   C. 管型尿

     D. 少尿、无尿   E. 多尿、夜尿

12. 急性肾盂肾炎的基本病变属于

     A. 化脓性炎   B. 特异性炎症   C. 纤维素性炎

     D. 急性增生性炎   E. 变态反应性炎

13. 肾盂肾炎常见的感染途径是

     A. 血源性感染   B. 外伤性感染   C. 上行性感染

     D. 下行性感染   E. 多途径感染

14. 引起肾盂肾炎的最重要诱因是

     A. 导尿   B. 尿路阻塞   C. 合并肾脏肿瘤

     D. 机体抵抗力下降   E. 尿道膀胱镜检查

15. 急性肾盂肾炎的临床主要表现为

     A. 脓尿、菌尿   B. 肾病综合征   C. 无痛性尿血

     D. 少尿、水肿、高血压   E. 多尿、夜尿、低密度尿

16. 一侧肾脏体积缩小, 且有疤痕形成, 最可能的诊断是

     A. 肾压迫性萎缩   B. 原发性肾固缩   C. 慢性肾盂肾炎

     D. 肾动脉粥样硬化   E. 慢性肾小球肾炎

17. 慢性肾小球肾炎与慢性肾盂肾炎尿液成分最主要的区别是

     A. 细菌   B. 红细胞   C. 尿管型

     D. 白细胞   E. 蛋白的多少

18. 肾原发性肿瘤中最多见的是

     A. 肾腺癌   B. 血管肉瘤   C. 移行上皮癌

     D. 肾母细胞瘤   E. 鳞状细胞癌

19. 肾细胞癌最常见的组织学类型是

     A. 乳头状癌   B. 未分化癌   C. 透明细胞癌

     D. 颗粒细胞癌   E. 移行细胞癌

20. 移行细胞癌最常见的好发部位是

     A. 肾盂   B. 输尿管   C. 膀胱前壁

D. 膀胱颈部　　　　　　　　E. 膀胱三角区

21. 膀胱癌最突出的临床表现

A. 尿路梗阻　　　　　　　B. 腹部肿块　　　　　　C. 无痛性血尿

D. 蛋白尿和管型尿　　　　E. 膀胱刺激综合征

A2 型题

22. 患儿,9 岁。2 周前患扁桃体炎,经治疗好转。近 2 天来出现眼睑水肿,少尿、血尿,尿蛋白(+++),血压升高(140/90mmHg)。患者的临床表现符合

A. 肾病综合征　　　　　　B. 急性肾炎综合征　　　C. 慢性肾炎综合征

D. 急进性肾炎综合征　　　E. 隐匿性肾炎综合征

23. 患儿,6 岁。临床表现为肾病综合征,肾穿刺活检见肾小球无明显变化,肾小管上皮细胞内有大量脂质沉积。此肾炎属于

A. IgA 肾病　　　　　　　B. 轻微病变性肾炎　　　C. 弥漫性新月体性肾炎

D. 弥漫性系膜增生性肾炎　E. 弥漫性膜性增生性肾炎

24. 对某患者进行检查时发现尿中蛋白每天超过 4g,血中胆固醇和血脂均超标,则此患者最可能患有的疾病是

A. 肝癌　　　　　　　　　B. 肝硬化　　　　　　　C. 高血压

D. 肝功衰竭　　　　　　　E. 肾病综合征

25. 患者,男,34 岁。肾病综合征十多年。近年来出现高血压、多尿、夜尿。近来出现贫血、视力减退、心律失常、全身出现尿味、身体虚弱等症状。数月来,呕吐、抽搐、昏迷而死亡。肾脏的病理表现可能为

A. 蚤咬肾　　　　　　　　B. 大白肾　　　　　　　C. 大红肾

D. 肾梗死　　　　　　　　E. 颗粒性固缩肾

26. 男尸,65 岁。尸检双肾明显减小,表面呈弥漫细颗粒状,质硬。切面皮质明显萎缩变薄。病理解剖最大可能的诊断是

A. IgA 肾病　　　　　　　B. 慢性肾盂肾炎　　　　C. 膜性肾小球肾炎

D. 膜性增生性肾小球肾炎　E. 弥漫性硬化性肾小球肾炎

27. 某人因肾病而亡,尸解检查发现其肾脏体积变小,表面不平、质地变硬,有大的瘢痕凹陷。肾盂、肾盏变形。镜下可见病变呈不规则片状,其间为相对正常肾组织,则其因患何病而亡

A. 高血压肾　　　　　　　B. 慢性肾盂肾炎　　　　C. 膜性肾小球肾炎

D. 系膜增生型肾小球肾炎　E. 纤维增生性肾小球肾炎

28. 患者,男,42 岁。临床表现为无痛性血尿,膀胱镜检查在膀胱三角区有乳头状肿物,表面有出血坏死并溃疡形成,组织学诊断的最大可能是

A. 腺癌　　　　　　　　　B. 颗粒细胞癌　　　　　C. 透明细胞癌

D. 移行细胞癌　　　　　　E. 鳞状细胞癌

B 型题

　　A. 肾肿大、充血，有出血　　　　B. 肾肿大、苍白，有出血点

　　C. 肾皮质变薄，表面细颗粒状　　D. 肾脏变大，内空，皮质变薄

　　E. 肾变小，表面有较大凹陷瘢痕

29. 急性肾小球肾炎

30. 急进性肾小球肾炎

31. 慢性肾小球肾炎

32. 慢性肾盂肾炎

33. 慢性肾盂肾炎伴肾盂积水

X 型题

34. 肾病综合征包括

　　A. 高血压　　　　　B. 严重水肿　　　　　C. 高脂血症

　　D. 大量蛋白尿　　　E. 低蛋白血症

35. 慢性肾盂肾炎的特征是

　　A. 肾小球纤维化，肾小球集中

　　B. 球囊周围纤维化—肾小球纤维化

　　C. 间质有较多巨噬细胞增生

　　D. 部分肾小管有甲状腺滤泡样扩张

　　E. 间质有较多淋巴细胞浸润

二、名词解释

1. 急性肾炎综合征　　2. 肾病综合征

三、问答题

1. 试述急性肾小球肾炎的临床表现及其产生的机制。

2. 试述弥漫性硬化性肾小球肾炎的主要病变及临床病理联系。

（任传伟）

十、生殖系统和乳腺疾病

一、选择题

A1 型题

1. 子宫颈息肉的病变性质是

　　A. 腺瘤　　　　　　B. CIN　　　　　　　C. 慢性炎症

　　D. 肉芽肿性炎症　　E. 纤维结缔组织瘤样增生

2. 子宫内膜异位的概念是

　　A. 子宫内膜腺体和间质出现于子宫内

　　B. 子宫内膜腺体和间质出现于子宫外

    C. 子宫内膜腺体出现于子宫内膜以外的部位

    D. 子宫内膜间质出现于子宫内膜以外的部位

    E. 子宫内膜腺体和间质出现于子宫内膜以外的部位

3. 子宫内膜异位囊肿最常见于

    A. 阴道　　　　　　　　B. 卵巢　　　　　　　　C. 子宫颈

    D. 输卵管　　　　　　　E. 腹部手术瘢痕

4. 侵蚀性葡萄胎与良性葡萄胎最主要的区别是

    A. hCG 水平增高　　　　B. 绒毛间质水肿　　　　C. 宫腔内有水泡状物

    D. 滋养层细胞增生更显著　E. 水泡状物是否侵入子宫肌壁内

5. 侵蚀性葡萄胎与绒癌最主要的区别是

    A. 局部侵袭能力强弱　　B. 宫腔内有否出血坏死　C. 肌壁内有否出血坏死

    D. 无绒毛结构　　　　　E. 阴道有转移结节

6. 下列哪一肿瘤与雌激素长期作用有密切关系

    A. 绒癌　　　　　　　　B. 子宫颈鳞癌　　　　　C. 侵蚀性葡萄胎

    D. 子宫内膜腺癌　　　　E. 卵巢宫内膜样癌

7. 最易经血道转移的是

    A. 乳腺癌　　　　　　　B. 宫内膜样癌　　　　　C. 子宫内膜腺癌

    D. 子宫绒毛膜上皮癌　　E. 卵巢黏液性囊腺癌

8. 下列哪种乳腺疾病不会出现乳头内陷

    A. 乳腺浸润性导管癌　　B. 乳腺结核　　　　　　C. 乳腺浸润性小叶癌

    D. 乳腺囊性增生　　　　E. 髓样癌

9. 乳腺癌的起源部位主要是

    A. 导管上皮　　　　　　B. 腺泡上皮　　　　　　C. 真皮汗腺上皮

    D. 纤维囊性乳腺病　　　E. 纤维腺瘤

10. 乳腺癌最先转移到哪个部位淋巴结

    A. 同侧腋窝淋巴结　　　B. 锁骨上淋巴结　　　　C. 对侧腋窝淋巴结

    D. 纵隔淋巴结　　　　　E. 乳内淋巴结

11. 诊断早期宫颈癌最可靠的依据是

    A. 有接触性出血史　　　B. 阴道镜检查　　　　　C. 盆腔检查

    D. 宫颈细胞学检查　　　E. 宫颈病理切片检查

12. 子宫颈癌好发部位是

    A. 子宫颈管　　　　　　B. 子宫颈内口　　　　　C. 子宫颈外口

    D. 子宫颈前唇　　　　　E. 子宫颈后唇

13. 乳腺癌时局部皮肤橘皮样外观主要是由于癌细胞

    A. 阻塞淋巴管,皮肤水肿,毛囊汗腺处皮肤相对下陷

    B. 压迫局部静脉,造成瘀血水肿

C. 引起局部组织炎性渗出,水肿

D. 阻塞乳腺导管,造成乳汁瘀积

E. 生长迅速,向皮肤表面突出形成结节

14. 绒癌的病理特点包括哪项外的全部

A. 滋养层细胞高度增生有异型性　　　B. 肿块有大量出血

C. 肿块有坏死　　　　　　　　　　　D. 形成绒毛结构

E. 癌细胞呈团、呈片排列

15. 乳腺癌的癌前病变是

A. 纤维腺癌　　　　　　　　　　　　B. 纤维囊性乳腺病伴不典型增生

C. 硬化性乳腺病　　　　　　　　　　D. 乳腺导管上皮汗腺样化生

E. 乳腺结构不良

16. 下列哪项不符合葡萄胎

A. 绒毛间质水肿,血管消失　　　　　B. 绒毛滋养层上皮细胞明显增生

C. 无胎动及胎心音　　　　　　　　　D. 子宫体积比正常妊娠月份大

E. 绒毛膜促性腺激素分泌减少

17. 关于子宫颈鳞癌发生发展过程下列哪一项是正确的

A. 上皮增生—原位癌—浸润癌

B. 早期浸润癌—原位癌—浸润癌

C. 上皮不典型增生—早期浸润癌—浸润癌

D. 原位痛—早期浸润癌—浸润癌

E. 上皮不典型增生—原位癌—早期浸润癌—浸润癌

18. 浸润性子宫颈癌指肿瘤浸润深度至少要超过基底膜下

A. 1mm　　　　　　　　B. 2mm　　　　　　　　C. 4mm

D. 5mm　　　　　　　　E. 3mm

19. 恶性葡萄胎与良性葡萄胎的主要区别是

A. 绒毛消失　　　　　　　　　　　　B. 可见水肿绒毛

C. 滋养细胞增生　　　　　　　　　　D. 绒毛侵犯子宫壁深部肌层

E. 绒毛间质血管消失

20. 乳腺癌最常见的发生部位是

A. 外上象限　　　　　　　B. 外下象限　　　　　　　C. 内上象限

D. 内下象限　　　　　　　E. 乳头部

A2 型题

21. 患者,女,52 岁。阴道不规则出血,阴道镜检查见子宫颈有菜花样肿物,表面出血坏死。
最可能的诊断是

A. 宫颈癌　　　　　　　B. 宫颈息肉　　　　　　　C. 宫颈糜烂

D. 宫颈囊肿　　　　　　E. 侵袭性葡萄胎

22. 某人乳腺发生癌变,经病检发现,癌细胞突破导管基底膜进入间质,呈不规则实性条索或团块状排列,无明显腺样结构、实质与间质大致相当,则此癌是
    A. 导管内癌　　　　　　　　B. 浸润性导管单纯癌
    C. 浸润性导管硬癌　　　　　D. 浸润性导管不典型髓样癌
    E. 浸润性小叶癌

23. 有一位妇女乳腺发现肿块,较硬,而且与周围组织境界不清。取活检组织,镜下见瘤细胞大小不等,核大深染、形态不规则,瘤细胞质少;呈索条状、腺样散在大量纤维组织内,此瘤可能诊断为
    A. 乳腺癌肉瘤　　　B. 乳腺低分化癌　　　C. 乳腺腺癌
    D. 乳腺髓样癌　　　E. 乳腺硬癌

24. 中年女性,1 年前有流产史,现阴道流血不止,贫血外观,子宫体积增大。近来咳嗽、咯血。最可能的诊断是
    A. 肺癌　　　　　　B. 肺结核　　　　　　C. 子宫绒毛膜癌
    D. 葡萄胎　　　　　E. 子宫内膜癌

25. 青年女性,闭经 3 个月,阴道不规律出血,血块中夹有水泡。检查发现子宫体积大,阴道壁有暗紫色结节、出血、坏死。最大可能是
    A. 宫外孕　　　　　B. 葡萄状肉瘤　　　　C. 葡萄胎
    D. 恶性葡萄胎　　　E. 绒毛膜癌

B 型题
    A. 雌激素水平过高　　　B. 雄激素水平过高　　　C. 乳头状瘤病毒感染
    D. 尿中 HCG 明显增高　　E. 雄激素减少,雌激素相对增多

26. 前列腺癌

27. 葡萄胎

28. 子宫内膜样腺癌

29. 前列腺增生症
    A. 非润性癌　　　　　　B. 早期浸润性癌　　　　C. 浸润性特殊癌
    D. 浸润性非特殊癌　　　E. 髓样癌

30. 乳腺鳞状细胞癌

31. 乳腺导管内癌

32. 乳腺浸润性导管癌

33. 乳腺硬癌
    A. 葡萄胎　　　　　　B. 恶性葡萄胎　　　　C. 绒毛膜癌
    D. 子宫颈癌　　　　　E. 乳腺癌

34. 子宫颈出现菜花状肿块、质脆易出血应考虑是

35. 癌细胞呈团块状排列、出血明显、无肿瘤间质,应考虑是

36. 乳头下陷、同侧腋窝淋巴结肿大,应考虑是

X 型题

37. 关于子宫内膜腺癌的叙述正确的是

    A. 血行转移较早　　　　　　　B. 子宫内膜腺癌生长较缓慢

    C. 与雌激素长期持续作用有关　　D. 转移途径主要是淋巴道转移

    E. 临床 1 期癌为局限于子宫体者

38. 绒癌的病理特点为

    A. 水泡状物可侵入子宫肌层

    B. 因出血坏死,致肿物呈暗红色

    C. 出血坏死的肿块充塞宫腔或位于肌壁内

    D. 肿瘤内血管丰富,所以血道转移多见

    E. 出血坏死病灶区有分化不良的滋养层细胞

39. 绒癌常见的转移部位是

    A. 肺　　　　　　　　B. 阴道　　　　　　　　C. 髂总淋巴结

    D. 盆腔淋巴结　　　　E. 腹股沟淋巴结

40. 与雌激素水平增高有关的疾病是

    A. 乳腺癌　　　　　　B. 子宫平滑肌瘤　　　　C. 子宫内膜腺癌

    D. 子宫内膜增生症　　E. 子宫浆液性乳头状囊腺癌

41. 乳头溢液可见于下列那几种疾病

    A. 乳腺结核　　　　　B. 乳腺纤维瘤　　　　　C. 乳腺癌

    D. 乳腺导管内乳头状瘤　E. 以上都不是

二、名词解释

1. 纳博特囊肿　　2. 子宫颈上皮内瘤变

三、问答题

试述葡萄胎、侵蚀性葡萄胎和绒毛膜癌的主要鉴别点。

(赵时梅)

十一、传染病

一、选择题

A 型题

1. 结核病的基本病变属于

    A. 化脓性炎　　　　　B. 变质性炎　　　　　　C. 纤维素性炎

    D. 肉芽肿性炎　　　　E. 急性增殖性炎

2. 结核菌菌体具有抗原性的成分是

    A. 脂质　　　　　　　B. 蛋白质　　　　　　　C. 多糖类

    D. 内毒素　　　　　　E. 外毒素

3. 人体内吞噬消灭结核杆菌主要依靠

  A. 浆细胞　　　　　　　B. 巨噬细胞　　　　　C. T 淋巴细胞

  D. 中性白细胞　　　　　E. 嗜酸性粒细胞

4. 肺结核原发综合征中，一个重要的特点是

  A. 原发灶常是多发性渗出性病变

  B. 肺门淋巴结的干酪样坏死明显

  C. 原发灶常位于肺通气不良的部位

  D. 原发病灶由典型的结核结节融合成

  E. 肉眼观察见其结核性淋巴管炎呈明显串珠状

5. X 线检查原发综合征时的阴影为

  A. 灶状阴影　　　　　　B. 云絮状阴影　　　　C. 斑点状阴影

  D. 哑铃状阴影　　　　　E. 大片致密阴影

6. 男性生殖系结核病多见于

  A. 附睾　　　　　　　　B. 睾丸　　　　　　　C. 前列腺

  D. 精囊腺　　　　　　　E. 输精管

7. 成人肺结核最常见的类型是

  A. 肺结核球　　　　　　B. 干酪性肺炎　　　　C. 局灶型肺结核

  D. 浸润型肺结核　　　　E. 慢性空洞性肺结核

8. 开放性肺结核主要是指

  A. 局灶型肺结核晚期　　B. 慢性粟粒性肺结核　C. 急性粟粒性肺结核

  D. 浸润型肺结核早期　　E. 慢性纤维空洞性肺结核

9. 关于继发性肺结核病的论述正确的是

  A. 大多数能自然痊愈　　B. 不易形成慢性空洞　C. 肺门淋巴结病变明显

  D. 大咯血是常见的死因　E. 病变在肺内无一定部位

10. 结核性脑膜炎的特点是

  A. 脑底部有脓性渗出物

  B. 脑底部有胶样渗出物

  C. 脑底部满布粟粒性结核结节

  D. 蛛网膜下腔弥漫性结核性肉芽形成

  E. 蛛网膜下腔弥漫性结核性出血性浆液性炎

11. 女性生殖系统结核病最常见的是

  A. 卵巢结核　　　　　　B. 阴道结核　　　　　C. 子宫颈结核

  D. 输卵管结核　　　　　E. 子宫内膜结核

12. 伤寒主要累及

  A. 呼吸系统　　　　　　B. 神经系统　　　　　C. 骨髓系统

  D. 泌尿系统　　　　　　E. 单核巨噬细胞系统

13. 伤寒病的基本病变属于

    A. 变质性炎   B. 浆液性炎   C. 化脓性炎

    D. 纤维素性炎   E. 急性增生性炎

14. 肠伤寒最好发的部位是

    A. 空肠   B. 回肠   C. 盲肠

    D. 直肠   E. 十二指肠

15. 肠伤寒坏死期,病灶表层多呈

    A. 棕褐色   B. 黄绿色   C. 灰蓝色

    D. 暗红色   E. 青紫色

16. 细菌性痢疾的肠道病变特点是

    A. 假膜性炎   B. 浆液性炎   C. 蜂窝组织炎

    D. 肉芽肿性炎   E. 出血性坏死性炎

17. 患者有发热、腹痛、腹泻、脓血便和里急后重,最可能诊断为

    A. 急性肠炎   B. 阿米巴痢疾   C. 细菌性食物中毒

    D. 消化不良性腹泻   E. 急性细菌性痢疾

18. 菌痢的病理变化最严重的部位在

    A. 横结肠   B. 左半结肠   C. 回肠末段

    D. 盲肠及右半结肠   E. 乙状结肠和直肠

19. 下列哪种疾病可出现沃-弗综合征

    A. 流行性乙型脑炎   B. 流行性脑脊髓膜炎   C. 脊髓灰质炎

    D. 脑出血   E. 脑内肿瘤

20. 关于流行性乙型脑炎叙述正确的是

    A. 乙型脑炎病毒为 DNA 病毒

    B. 多见于成人

    C. 多在冬春季流行

    D. 病变广泛累及整个中枢神经系统灰质

    E. 成人感染乙型脑炎病毒多为显性感染

21. 流行性乙型脑炎的病理改变<u>不正确</u>的是

    A. 胶质细胞增生

    B. 筛网状软化灶形成

    C. 神经细胞变性、坏死

    D. 炎细胞围绕血管周围形成血管套

    E. 蛛网膜下腔有大量中性粒细胞渗出

22. 流行性乙型脑炎时病变最轻的部位是

    A. 脊髓   B. 基底核   C. 小脑皮质

    D. 大脑皮质   E. 脑桥和延髓

23. 流行性脑脊髓膜炎的最常见致病菌是

    A. 肺炎球菌   B. 脑膜炎双球菌   C. 大肠杆菌

    D. 金黄色葡萄球菌   E. 绿脓杆菌

24. 关于流行性脑脊髓膜炎,描述不正确的是

    A. 颅内压升高症状   B. 脑膜刺激征   C. 皮肤瘀点和瘀斑

    D. 血性脑脊液   E. 颅神经麻痹

25. 关于暴发型脑膜炎描述不正确的是

    A. 周围循环衰竭   B. 起病急骤、病情凶险

    C. 双侧肾上腺严重出血   D. 蛛网膜下腔大量脓性渗出物

    E. 常在短期内因严重败血症死亡

26. 流行性脑脊髓膜炎最主要传播途径是

    A. 呼吸道传播   B. 消化道传播   C. 输血传播

    D. 蚊虫叮咬   E. 密切接触

27. 流行性乙型脑炎最主要传播途径是

    A. 呼吸道传播   B. 消化道传播   C. 输血传播

    D. 蚊虫叮咬   E. 密切接触

28. 脑脊液检查结果与流行性脑脊髓膜炎不符合的是

    A. 压力升高   B. 大量脓细胞   C. 蛋白增多

    D. 糖增多   E. 涂片可找到病原体

29. 流行性脑脊髓膜炎的临床表现不包括

    A. 头痛,喷射性呕吐   B. 颈项强直   C. 颅神经麻痹

    D. 嗜睡、昏迷   E. 发热

30. 流行性乙型脑炎最早出现的症状为

    A. 颅神经麻痹   B. 头痛、呕吐   C. 嗜睡、昏迷

    D. 脑膜刺激症状   E. 肢体瘫痪

31. 关于流行性乙型脑炎,叙述不正确的是

    A. 乙型脑炎病毒为 RNA 病毒   B. 蚊为传播媒介

    C. 多在夏秋季流行   D. 多见于成人

    E. 属于变质性炎症

32. 肝血吸虫病导致

    A. 肝细胞增多   B. 肝内胆管炎   C. 肝脏血管及小叶改建

    D. 肝细胞功能明显障碍   E. 肝纤维化及门静脉高压

33. 导致血吸虫性肝硬化的是

    A. 虫卵   B. 尾蚴   C. 毛蚴

    D. 童虫   E. 成虫

34. 血吸虫的虫卵主要沉积于

A. 空肠   B. 回肠   C. 升结肠

D. 横结肠   E. 肝脏和直肠

35. 血吸虫的病变主要是哪项所致

     A. 成虫   B. 尾蚴   C. 毛蚴

     D. 童虫   E. 虫卵

36. 关于血吸虫病的叙述,错误的是

     A. 可引起肝硬化   B. 钉螺是中间宿主

     C. 虫卵可从粪便排出体外   D. 肺、脑可发生虫卵结节

     E. 急性虫卵结节可引起积脓

37. 肠道血吸虫病一般不发生

     A. 肠梗阻   B. 肠黏膜息肉   C. 肠黏膜溃疡

     D. 肠出血和穿孔   E. 肠壁有虫卵结节形成

38. 引起血吸虫病感染的是

     A. 尾蚴   B. 毛蚴   C. 虫卵

     D. 子胞蚴   E. 母胞蚴

39. 血吸虫病的虫卵结节不含有何种结构

     A. 干酪样坏死   B. 类上皮细胞   C. 多核巨细胞

     D. 嗜酸性粒细胞   E. 淋巴细胞,单核细胞

A2 型题

40. 患者,男,7 岁。因高热、肝脾大,突然烦躁不安死亡。尸检见肺、脑、肝、脾及肾密布大小一致、分布均匀、灰黄带白、圆形粟粒大小结节。该死者最可能患何种病

     A. 矽肺   B. 大叶性肺炎   C. 小叶性肺炎

     D. 肺鳞状细胞癌   E. 全身粟粒性结核病

41. 患者,男,35 岁。持续高热,相对缓脉,检查发现脾大、白细胞减少、皮肤出现玫瑰疹。则该患者可能患有

     A. 肺炎   B. 肝炎   C. 伤寒

     D. 肾炎   E. 脑膜炎

42. 患者,女,24 岁。发热、头疼、乏力、食欲不振和末梢白细胞增多。腹痛、腹泻,里急后重排便次数增多。数小时后,休克。则该患者可能患有

     A. 肝炎   B. 肺炎   C. 肾炎

     D. 神经炎   E. 细菌性痢疾

43. 患者,女,25 岁。在夏季旅游途中突然发热、头痛、昏迷,2 天后死于呼吸循环衰竭。解剖发现脑充血水肿明显,小脑扁桃体疝形成。脑皮质镜下见筛状软化灶形成。患者的疾病诊断应为

     A. 脑肿瘤   B. 脊髓灰质炎   C. 流行性乙型脑炎

     D. 流行性脑脊髓膜炎   E. 脑以外其他器官的感染性疾病

44. 患者,男,40 岁。大便次数增多,变形,黏液血便,消瘦,贫血。直肠镜可见一边缘呈堤状

隆起的溃疡形成,边界清楚。最佳的临床诊断为

    A. 肠结核   B. 肠伤寒   C. 溃疡型肠癌

    D. 局限性肠炎   E. 肠阿米巴病

B 型题

    A. 溃疡呈烧瓶状   B. 溃疡呈地图状   C. 溃疡呈火山口状

    D. 溃疡长轴与肠纵轴平行 E. 溃疡呈环形与肠轴垂直

45. 肠结核

46. 肠伤寒

47. 细菌性痢疾

    A. 变质性炎   B. 化脓性炎   C. 出血性炎

    D. 假膜性炎   E. 肉芽肿性炎

48. 细菌性痢疾

49. 流行性出血热

50. 结核病

51. 伤寒病

    A. 肠结核   B. 结肠炎   C. 肠阿米巴

    D. 原发性肺结核病   E. 继发性肺结核病

52. 多见于儿童

53. 原发综合征

54. 以支气管播散为主

X 型题

55. 中毒性细菌痢疾的临床病理特点包括

    A. 假膜性肠炎   B. 有明显肠道症状   C. 常见于 2~7 岁的小儿

    D. 早期出现中毒性休克   E. 常由毒力低的宋氏和福氏痢疾杆菌引起

56. 肠伤寒与肠结核的区别,在于前者

    A. 不易导致肠穿孔   B. 多见结肠末段   C. 浆膜面有灰白色小结节

    D. 溃疡愈合后不引起肠梗阻   E. 溃疡长轴与肠长轴平行

57. 肠伤寒的主要并发症有

    A. 肠出血   B. 肠狭窄   C. 肠穿孔

    D. 肠梗阻   E. 肠套叠

58. 钩端螺旋体的传染途径有

    A. 血道   B. 消化道   C. 呼吸道

    D. 接触疫水   E. 胎盘垂直传播

59. 慢性纤维空洞型肺结核

    A. 是主要的传染源   B. 多由浸润型肺结核发展而来

    C. 肺门淋巴结干酪样坏死严重   D. 多见儿童初次感染结核菌时

    E. 病变特点为有厚壁空洞形成

60. 结核结节中,类上皮细胞的来源是

A. 浆细胞   B. 组织细胞   C. 上皮细胞

D. 单核细胞   E. 淋巴细胞

61. 结核病的传播途径可有

A. 血道   B. 淋巴道   C. 呼吸道

D. 消化道   E. 皮肤伤口

62. 肺结核原发综合征包括

A. 结核球   B. 原发病灶   C. 结核性胸膜炎

D. 结核性淋巴管炎   E. 肺门淋巴结结核

63. 属于结核球特点的有

A. 常位于肺上叶   B. 为相对静止病变   C. 球型干酪样坏死灶

D. 直径 0.5~1cm   E. 药物易于发挥作用

64. 急性菌痢大肠黏膜的病理变化包括

A. 变质性炎   B. 化脓性炎   C. 出血性炎

D. 卡他性炎   E. 纤维素性炎

65. 流行性乙型脑炎的病理变化包括

A. 蛛网膜下腔有大量中性粒细胞

B. 卫星现象和噬神经细胞现象

C. 脑实质形成大量筛网状软化灶

D. 炎细胞围绕血管周围间隙形成血管套

E. 蛛网膜下腔出现灰黄色混浊胶冻样渗出物

（张安文）

第四部分 病理生理学练习题

十二、绪 论

✛ 学习视角

1. 病理生理学概念 着重探讨患病机体的功能、代谢的变化和机制。
2. 病理生理学性质 沟通基础医学与临床医学的桥梁学科。
3. 病理生理学任务 探讨疾病过程中机体的功能和代谢的动态变化及其发生机制,研究疾病发生、发展和转归的规律。

✛ 练习题

一、名词解释

1. 病理生理学
2. 基本病理过程
3. 循证医学

二、选择题

A 型题

1. 病理生理学是研究
    A. 正常人体生命活动规律的科学
    B. 正常人体形态结构的科学
    C. 患病机体生命活动规律的科学
    D. 患病机体形态结构变化的科学
    E. 疾病的表现及治疗的科学

2. 侧重功能、代谢方法研究疾病机制的科学为
    A. 病理学
    B. 病理生理学
    C. 生理学
    D. 生物化学
    E. 遗传学

3. 下列哪项不属于基本病理过程
    A. DIC
    B. 酸碱平衡紊乱
    C. 水肿
    D. 发热
    E. 呼吸衰竭

4. 病理生理学研究疾病最主要的方法是
    A. 临床观察
    B. 动物实验
    C. 疾病的流行病学研究
    D. 疾病的分子和基因诊断
    E. 形态学观察

B 型题

    A. 各个疾病中出现的病理生理学问题

    B. 疾病中具有普遍规律性的问题

    C. 多种疾病中出现的共同的成套的病理变化

    D. 患病机体的功能、代谢的动态变化及其机制

    E. 机体重要系统在不同疾病中出现的常见的共同的病理生理变化

5. 基本病理过程主要研究的是

6. 系统病理生理学主要研究的是

7. 疾病概论主要研究的是

X 型题

8. 下列哪项属于基本病理过程

    A. 发热   B. 心力衰竭

    C. 缺氧   D. 休克

三、问答题

1. 病理生理学的主要任务是什么？

2. 什么是基本病理过程？请举例说明。

（李园园）

十三、疾病概论

╬ 学习视角

1. 健康概念   从身体、精神和社会多层面定义。

2. 疾病概念   病因→机体自稳态调节紊乱。

3. 脑死亡   一般以枕骨大孔以上全脑死亡为标准，意味着人的实质性死亡，成为近年来判断死亡的一个重要标志。

╬ 练习题

一、名词解释

1. 健康

2. 疾病

3. 病因

4. 诱因

5. 脑死亡

二、选择题

A 型题

1. 健康的正确概念是指

    A. 不生病就是健康

    B. 是指具有良好的身体素质

    C. 是指精神上的完全良好状态

    D. 是指社会适应能力的完全良好状态

    E. 是指没有疾病或病痛,在身体上、精神上和社会上的完全良好状态

2. 关于疾病原因的概念下列哪项是正确的

    A. 引起疾病发生的体内因素

    B. 引起疾病发生的体外因素

    C. 引起疾病发生的致病因素

    D. 引起疾病发生的体内外因素

    E. 引起疾病并决定疾病特异性的特定因素

3. 下列哪项不属于生物性致病因素

    A. 病毒　　　　　　　　B. 细菌　　　　　　　　C. 四氯化碳

    D. 立克次体　　　　　　E. 疟原虫

4. 佝偻病的主要致病因素是

    A. 理化性因素　　　　　B. 营养性因素　　　　　C. 遗传性因素

    D. 先天性因素　　　　　E. 免疫性因素

5. 疾病的发展方向主要取决于

    A. 病因的数量与强度　　B. 存在的诱因　　　　　C. 机体的抵抗力

    D. 损伤与抗损伤力量的对比　　E. 机体稳态调节的能力

6. 死亡的概念是指

    A. 心跳停止　　　　　　B. 呼吸停止　　　　　　C. 各种反射消失

    D. 机体作为一个整体的功能永久性停止　　E. 体内所有细胞解体死亡

7. 下列哪项不宜作为脑死亡的标准

    A. 心跳停止　　　　　　B. 自主呼吸停止　　　　C. 颅神经反射消失

    D. 不可逆性昏迷和大脑无反应性　　E. 脑血液循环完全停止

B 型题

    A. 疾病的原因　　　　　B. 疾病的条件　　　　　C. 疾病的诱因

    D. 疾病的危险因素　　　E. 疾病的外因

8. 能够引起疾病并决定其特异性的因素称为

9. 能够加强疾病或促进疾病发生的因素称为

10. 能够促进或阻碍疾病发生的因素称为

    A. 先天性因素　　　　　B. 遗传性因素　　　　　C. 免疫因素

D. 生物性因素　　　　　　E. 必需物质缺乏或过多

11. 缺氧发生的原因属于

12. 荨麻疹发生的原因属于

13. 先天性心脏病发生的原因属于

14. 血友病发生的原因属于

X 型题

15. 健康是指

　　A. 没有疾病和病痛　　　　　　B. 躯体上、精神上和社会上处于完好状态

　　C. 强壮的体魄　　　　　　　　D. 合理的膳食结构

16. 疾病发生的基本机制包括

　　A. 神经机制　　　　　　　　　B. 体液机制

　　C. 细胞机制　　　　　　　　　D. 分子机制

17. 下列哪些不是化学性因素的致病特点

　　A. 对机体组织器官没有选择性　　　　B. 在整个中毒过程中都起作用

　　C. 致病作用与毒物本身的性质、剂量有关　　D. 潜伏期较短

18. 判断脑死亡的标准是

　　A. 瞳孔散大或固定　　　　　　B. 脑电波消失,成平直线

　　C. 自主呼吸停止　　　　　　　D. 不可逆性深昏迷

三、问答题

1. 简述疾病发生发展的一般规律。

2. 试述先天性疾病与遗传性疾病的区别。

3. 简述脑死亡的诊断标准。

（李园园）

十四、水、电解质代谢紊乱

➕ 学习视角

1. 水、钠代谢障碍分类　根据体液容量和血清钠浓度(正常为 130~150mmol/L)的变化分类。

2. 低容量性低钠血症的特征及体内改变　失钠多于失水,血清钠<130mmol/L,血浆渗透压<280mmol/L;细胞外液是主要脱水部位(低血容量性休克、脱水征),早期无渴感、尿量不减少。

3. 低容量性高钠血症的特征及体内改变　失水多于失钠,血清钠>150mmol/L,血浆渗透压>310mmol/L;细胞内液是主要脱水部位,出现晚期循环障碍、昏迷、脱水热、口渴、尿量减少。

4. 水肿的发病机制　①血管内外液体交换失衡(组织液生成>回流):毛细血管有效流体静

压增高、血浆胶体渗透压下降、微血管壁通透性增加、淋巴回流受阻;②体内外液体交换失衡(水钠潴留):肾小球滤过率减少、肾小管重吸收增加。

5. 低钾血症的概念　血清钾浓度低于 3.5mmol/L。

6. 低钾血症对机体的影响　①神经肌肉:超极化阻滞;②心肌:兴奋性增高、传导性下降、自律性增高、收缩性升高。

7. 高钾血症的概念　血清钾浓度高于 5.5mmol/L。

8. 高钾血症对机体的影响:①神经肌肉:去极化阻滞;②心肌:兴奋性先增高后降低、传导性下降、自律性下降、收缩性下降。

练习题

一、名词解释

1. 低容量性低钠血症

2. 低容量性高钠血症

3. 等渗性脱水

4. 积水

5. 水肿

6. 低钾血症

7. 高钾血症

8. 脱水

9. 漏出液

10. 渗出液

二、选择题

A 型题

1. 体液是指
   A. 细胞外液及溶解在其中的物质
   B. 体内的水与溶解在其中的物质
   C. 体内的水与溶解在其中的无机盐
   D. 体内的水与溶解在其中的蛋白质
   E. 细胞内液及溶解在其中的物质

2. 正常成人的体液总量约占体重的
   A. 40%　　　　B. 50%　　　　C. 60%　　　　D. 70%　　　　E. 80%

3. 内环境是指
   A. 细胞外液　　B. 细胞内液　　C. 穿细胞液　　D. 体液　　D. 血浆

4. 血浆中最多的阳离子是
   A. Na^+　　　　B. K^+　　　　C. Ca^{2+}　　　　D. Mg^{2+}　　　　E. Fe^{3+}

5. 细胞内液中最多的阳离子
   A. Na^+　　　　B. K^+　　　　C. Ca^{2+}　　　　D. Mg^{2+}　　　　E. Fe^{3+}

6. 决定细胞外液渗透压高低的主要因素是

    A. 白蛋白   B. 球蛋白   C. Na^+ D. K^+ E. Ca^{2+}

7. 正常机体水电解质的动态平衡是通过什么作用来调节

    A. 神经系统   B. 内分泌系统   C. 神经-内分泌系统

    D. 肾、肺   E. 胃肠道

8. 正常情况下细胞内液和细胞外液的渗透压是

    A. 细胞内液大于细胞外液   B. 细胞外液大于细胞内液   C. 血浆大于细胞内液

    D. 基本相等   E. 组织间液小于细胞内液

9. 低容量性低钠血症时体液丢失的特点是

    A. 细胞内液和外液均明显丢失

    B. 细胞内液无丢失仅丢失细胞外液

    C. 细胞内液丢失，细胞外液无丢失

    D. 血浆丢失，但组织间液无丢失

    E. 血浆和细胞内液明显丢失

10. 下列哪种情况易引起低容量性高钠血症

    A. 小儿消化不良、腹泻尚能饮水   B. 用呋塞米大量利尿时

    C. 用输注甘露醇利尿时   D. 沙漠迷路，水源断绝时

    E. 以上都不对

11. 低容量性高钠血症脱水的主要部位是

    A. 体腔   B. 组织间液   C. 血液

    D. 细胞内液   E. 淋巴液

12. 低容量性低钠血症也称为

    A. 高渗性脱水   B. 等渗性脱水   C. 低渗性脱水

    D. 原发性脱水   E. 水中毒

13. 患者口渴、尿少，血清钠 153mmol/L，其水与电解质平衡紊乱的类型是

    A. 等渗性脱水   B. 高容量性低钠血症   C. 低容量性高钠血症

    D. 水肿   E. 低容量性低钠血症

14. 低渗性脱水的婴儿皮肤弹性降低、眼窝凹陷、囟门下陷主要是由于

    A. 血容量减少   B. 细胞内液量减少   C. 细胞外液量减少

    D. 组织间液量减少   E. 淋巴液减少

15. 高热患者出汗多，呼吸增快易出现

    A. 低容量性高钠血症   B. 低容量性低钠血症   C. 等渗性脱水

    D. 高容量性低钠血症   E. 低钠血症

16. 等渗性脱水如未得到任何处理，易转变为

    A. 低渗性脱水   B. 高渗性脱水   C. 水中毒

    D. 低钾血症   E. 水肿

17. 下列哪项水与电解质紊乱较易发生休克

    A. 低容量性低钠血症　　　　B. 低容量性高钠血症　　　　C. 高容量性低钠血症

    D. 低钾血症　　　　E. 高钾血症

18. 下列哪项不是渗出液的特点

    A. 比重高于 1.018　　　　B. 可见较多红细胞　　　　C. 毛细血管血管壁通透性增加

    D. 蛋白质含量高于 25g/L　　　　E. 常见于炎性水肿

19. 低钾血症时可发生

    A. 酸中毒　　　　B. 合成代谢增强　　　　C. 肠痉挛和腹痛

    D. 心脏自律性减弱　　　　E. 以上都不对

20. 输入大量库存过久的血液易导致

    A. 高钠血症　　　　B. 低钠血症　　　　C. 低钾血症

    D. 高钾血症　　　　E. 低镁血症

21. 严重高钾血症的主要危险是

    A. 引起严重碱中毒　　　　B. 引起肌肉痉挛收缩　　　　C. 引起心跳突然停止

    D. 引起麻痹性肠梗阻　　　　E. 以上都不对

22. 下列何种情况最易引起高钾血症

    A. 急性肾衰多尿期　　　　B. 原发性醛固酮增多症　　　　C. 大量应用呋塞米

    D. 急性肾衰少尿期　　　　E. 大量应用胰岛素

23. 下列哪一项不是低钾血症的原因

    A. 过量使用胰岛素　　　　B. 代谢性酸中毒　　　　C. 禁食

    D. 肾上腺皮质功能亢进　　　　E. 剧烈呕吐

24. 所谓"毛细血管有效滤过压"是指

    A. 动脉端毛细血管血压减去组织间液流体压

    B. 静脉端毛细血管血压减去组织间液流体压

    C. 动脉端毛细血管血压减去血浆胶体渗透压

    D. 静脉端毛细血管血压减去血浆胶体渗透压

    E. 有效流体静压减去有效胶体渗透压

25. 水肿一般是指

    A. 体重增加　　　　B. 细胞外液增多,钠浓度降低

    C. 细胞内液增多,钾浓度降低　　　　D. 细胞间液增多,钠浓度无明显变化

    E. 以上都不对

26. 低蛋白血症引起水肿的机制是

    A. 毛细血管内压增高　　　　B. 血浆胶体渗透压下降

    C. 组织间液的胶体渗透压升高　　　　D. 组织间液的流体静压下降

    E. 毛细血管通透性增强

27. 微血管壁受损引起水肿的主要机制是

A. 毛细血管流体静压增高

B. 淋巴回流不足以清除过多的组织液

C. 静脉端的液体静压下降

D. 组织间液的胶体渗透压增高

E. 血管口径增大

28. 肾近曲小管上皮细胞对钠水重吸收增多主要原因是

A. 醛固酮分泌增多

B. ADH 分泌增多

C. 利尿激素分泌增多

D. 近曲小管周围毛细血管内血浆胶体渗透压升高

E. 前列腺素 F 对钠水吸收增多

B 型题

A. 高渗性脱水　　　　B. 低渗性脱水　　　　C. 等渗性脱水

D. 水肿　　　　　　　E. 水中毒

29. 脑出血可继发于

30. 休克易继发于

31. 低蛋白血症易继发于

32. 大面积烧伤可导致

A. 低容量性高钠血症　　B. 低容量性低钠血症　　C. 等渗性脱水

D. Cushing 综合征　　　E. 急性高容量性低钠血症

33. 伴有细胞外液减少的低钠血症见于

34. 伴有细胞外液增多的低钠血症见于

35. 伴有细胞外液减少的高钠血症见于

36. 伴有细胞外液增多的高钠血症见于

A. 易致代谢性酸中毒　　B. 易致呼吸性酸中毒　　C. 易致代谢性碱中毒

D. 易致呼吸性碱中毒　　E. 对酸碱平衡无明显影响

37. 急性高钾血症

38. 急性低钾血症

X 型题

39. 低渗性脱水时可引起

A. 细胞外液向细胞内移动　　　　　B. 脑水肿

C. 脱水貌　　　　　　　　　　　　D. 细胞外液显著减少

40. 低容量性低钠血症的治疗原则包括

A. 输葡萄糖液　　　　　　　　　　B. 防治休克

C. 输等渗性或高渗盐水　　　　　　D. 防治原发病

41. 水肿对机体影响的大小主要取决于

A. 水肿的程度　　　　　　　　　　B. 水肿的速度

C. 水肿的部位　　　　　　　　　　D. 水肿的持续时间

42. 引起血管内外液体交换失衡的因素有

　　A. 微血管壁通透性升高　　　　　B. 毛细血管流体静压升高

　　C. 血浆胶体渗透压下降　　　　　D. 醛固酮增多

43. 钾的基本生理功能包括

　　A. 参与细胞的新陈代谢　　　　　B. 形成细胞静息膜电位

　　C. 参与三羧酸循环　　　　　　　D. 抑制远曲小管对钠吸收

44. 促进钾离子进入细胞的因素有

　　A. 碱中毒　　　　　　　　　　　B. β–受体被激活

　　C. 钡中毒　　　　　　　　　　　D. 低钾性周期性麻痹

45. 下述何者引起低钾血症但不引起缺钾

　　A. 利尿剂　　　　　　　　　　　B. 肾小管性酸中毒

　　C. 家族性周期性麻痹　　　　　　D. 输注胰岛素

46. 急性低钾血症时,可发生

　　A. 骨骼肌超极化　　　　　　　　B. 骨骼肌兴奋性下降

　　C. 代谢性碱中毒　　　　　　　　D. 肌力下降或麻痹

47. 醛固酮的作用有

　　A. 排氢　　　　B. 排钾　　　　C. 保水　　　　D. 保钠

48. 急性轻度高钾血症时,心急生理特性的变化特点包括

　　A. 兴奋性升高　　　　　　　　　B. 传导性升高

　　C. 自律新下降　　　　　　　　　D. 收缩性下降

三、问答题

1. 简述低容量性低钠血症的原因。

2. 低容量性高钠血症与低容量性低钠血症哪个更容易出现循环衰竭？为什么？

3. 哪种类型的脱水容易发生脑出血？为什么？

4. 简述高渗性脱水时细胞内液明显减少的机制。

5. 试述水肿时钠水潴留的基本机制。

6. 简述急性低钾血症对神经肌肉和心肌特性的影响。

7. 严重腹泻患者可能出现哪些水、电解质代谢紊乱？应该给患者进行哪些必要的化验检查？

8. 简述引起高钾血症的主要原因。

9. 患者,男,2 岁。腹泻 2 天,每天 6～7 次,水样便;呕吐 3 次,呕吐为所食牛仔,不能进食。伴有口渴、尿少、腹胀。查体:精神萎靡,体温 37℃,血压 11.5/6.67kPa(86/50mmHg),皮肤弹性减退,两眼凹陷,前囟下陷,心跳快而弱,肺无异常所见。腹胀,肠鸣音减弱,腹壁反射消失,膝反射迟钝,四肢发凉。化验:血清 K^+ 3.3mmol/L, Na^+ 140mmol/L。该患儿发生何种水、电解质代谢紊乱？依据是什么？

10. 患者,女,37 岁。患糖尿病半年,近 3 天食欲减退,呕吐精神萎靡不振,乏力,出现神志不清经急诊入院。查体:浅昏迷,呼吸深大,血压 80/64mmHg,腱反射减弱。化验:尿常规:蛋白(+),糖(+++),酮体(+)。入院后注射胰岛素 72U,并输入 0.9% 生理盐水及碳酸氢钠,患者神志逐渐清醒,但有烦躁不安,并出现心律不齐。查心电图出现 T 波低平,频繁室性早搏,查血 K^+ 2.0mmol/L,Na^+ 141mmol/L,表明患者发生了严重低钾血症。试分析发生的原因。

(李园园)

十五、酸碱平衡紊乱

⊹ 学习视角

1. 机体对酸碱平衡的调节 体液缓冲作用,肺、肾及组织细胞的调节。

2. pH、动脉血二氧化碳分压($PaCO_2$)、标准碳酸氢盐(SB)及实际碳酸氢盐(AB)、缓冲碱(BB)、碱剩余(BE)和阴离子间隙(AG)的正常值及意义。

3. 单纯型酸碱平衡紊乱 ①$[HCO_3^-]$由肾脏调节,为代谢因素,常用指标有 SB,AB,BB,BE;②$[H_2CO_3]$由肺调节,为呼吸因素,常用指标有 $PaCO_2$。

4. 代谢性酸中毒主要指标变化 SB↓,AB↓,BB↓,BE(−)↑,$PaCO_2$↓,AB<SB,失代偿时 pH<7.45。

5. 呼吸性酸中毒主要指标变化 $PaCO_2$↑,SB↑,AB↑,BB↑,BE(+)↑,AB>SB,失代偿时 pH<7.35。

6. 代谢性碱中毒主要指标变化 SB↑,AB↑,BB↑,BE(+)↑,$PaCO_2$↑,AB>SB,失代偿时 pH>7.45。

7. 呼吸性碱中毒主要指标变化 $PaCO_2$↓,SB↓,AB↓,BB↓,BE(−)↑,AB<SB,失代偿时 pH>7.45。

⊹ 练习题

一、名词解释

1. 酸碱平衡紊乱

2. standard bicarbonate,SB

3. 动脉血二氧化碳分压

4. 呼吸性碱中毒

5. 代谢性酸中毒

6. 代谢性碱中毒

7. 混合型酸碱失衡

8. 碱剩余

9. buffer base,BB

10. 阴离子间隙

二、选择题

A 型题

1. 机体的正常代谢必须是处于

    A. 弱酸性的体液环境中   B. 弱碱性的体液环境中   C. 较强的酸性体液环境中

    D. 较强的碱性体液环境中   E. 中性的体液环境中

2. 酸的概念是

    A. 带正电荷的物质   B. 不带电荷的物质   C. 带负电荷的物质

    D. 能接受 H^+ 的物质   E. 能提供 H^+ 的物质

3. 机体在分解代谢过程中产生的最多的酸性物质是

    A. 碳酸   B. 乳酸   C. 丙酮酸

    D. 磷酸   E. 硫酸

4. 下列指标中哪一项是反映酸碱平衡呼吸因素的最佳指标

    A. pH   B. BB   C. $PaCO_2$

    D. AB   E. SB

5. 正常体液中的 H^+ 主要来自

    A. 食物中摄入的 H^+ B. 碳酸释出的 H^+ C. 硫酸释出的 H^+

    D. 脂肪代谢产生的 H^+ E. 糖酵解过程中生成的 H^+

6. 血浆中最重要的缓冲系统是

    A. $NaHCO_3/H_2CO_3$ B. $NaPr/HPr$ C. Na_2HPO_4/NaH_2PO_4

    D. KHb/HHb E. $KHbO_2/HHbO_2$

7. 碱性物的来源有

    A. 氨基酸脱氨基产生的氨   B. 肾小管细胞分泌的氨   C. 蔬菜中含有的有机酸盐

    D. 水果中含有的有机酸盐   E. 以上都是

8. 下列哪一项指标能直接反映血浆碱储备过多或不足

    A. CO_2-CP B. AB   C. SB

    D. BE   E. BB

9. 标准碳酸氢盐小于实际碳酸氢盐（SB<AB）可能有

    A. 代谢性酸中毒   B. 呼吸性酸中毒   C. 呼吸性碱中毒

    D. 混合性碱中毒   E. 高阴离子间隙代谢性酸中毒

10. 代谢性酸中毒时细胞外液 $[H^+]$ 升高,其最常与细胞内哪种离子进行交换

    A. Mg^+ B. K^+ C. Cl^-

    D. HCO_3^- E. Ca^{2+}

11. 酸碱失衡时机体发生最快的调节方式是

    A. 呼吸代偿   B. 血浆缓冲   C. 细胞内缓冲

D. 肾脏代偿　　　　　　　　E. 骨骼缓冲

12. 代谢性酸中毒时肾的主要代偿方式是

    A. 泌 H^+、泌 NH_3^+ 及重吸收 HCO_3^- 减少

    B. 泌 H^+、泌 NH_3^+ 及重吸收 HCO_3^- 增加

    C. 泌 H^+、泌 NH_3^+ 增加,重吸收 HCO_3^- 减少

    D. 泌 H^+、泌 NH_3^+ 减少,重吸收 HCO_3^- 增加

    E. 泌 H^+、泌 NH_3^+ 不变,重吸收 HCO_3^- 增加

13. AG 增高性代谢性酸中毒常见于

    A. 腹泻　　　　　　　　B. 大量输入生理盐水　　　　C. 高钾血症

    D. 肾小管性酸中毒　　　E. 糖尿病

14. 下列哪项不是代谢性酸中毒的原因

    A. 高热　　　　　　　　B. 休克　　　　　　　　　C. 呕吐

    D. 腹泻　　　　　　　　E. 高钾血症

15. 严重肾衰竭可引起 AG 增高型代谢性酸中毒,其主要发病环节是

    A. 肾小管泌 NH_3 增加　　B. 肾小管泌 H^+ 增加　　　C. 固定酸阴离子排出减少

    D. 碳酸酐酶活性增加　　　E. 重吸收 HCO_3^- 增加

16. 代谢性酸中毒时中枢神经系统功能障碍与下列哪项因素有关

    A. 脑内 5-羟色胺减少　　B. 脑内 γ-氨基丁酸增多　　C. 脑内多巴胺增多

    D. 脑内乙酰胆碱增多　　　E. 脑内谷氨酰胺减少

17. 肾小球肾炎患者,血气分析测定:pH 7.30,PaCO₂ 4.0kPa(30mmHg),HCO_3^- 18mmol/L。该患者应诊断为

    A. 代谢性酸中毒　　　　B. 代谢性碱中毒　　　　　C. 呼吸性酸中毒

    D. 呼吸性碱中毒　　　　E. 以上都不是

18. 下列哪项原因不易引起呼吸性酸中毒

    A. 呼吸性中枢抑制　　　B. 气道阻塞　　　　　　　C. 肺泡通气量减少

    D. 肺泡气体弥散障碍　　E. 吸入气中 CO_2 浓度过高

19. 某糖尿病患者,血气分析如下:pH 7.30,PaCO₂ 4.4kPa(34mmHg),HCO_3^- 16mmol/L,血钠 140mmol/L,Cl⁻ 104mmol/L,K⁺ 4.5mmol/L。应诊断为

    A. 酸碱平衡正常

    B. AG 增高性代谢性酸中毒

    C. AG 正常性代谢性酸中毒

    D. AG 增高性代谢性酸中毒合并代谢性碱中毒

    E. AG 正常性代谢性酸中毒合并呼吸性碱中毒

20. 治疗代谢性酸中毒的首选药物是

    A. 乳酸钠　　　　　　　B. 三羟基氨基甲烷　　　　C. 枸橼酸钠

    D. 碳酸氢二钠　　　　　E. 碳酸氢钠

21. 纠正呼吸性酸中毒最根本的措施是
    A. 吸氧　　　　　　　　B. 改善肺泡通气量　　　　　C. 给予 NaHCO₃
    D. 抗感染　　　　　　　E. 给予乳酸钠

22. 血气分析测定结果 PaCO₂ 升高,同时有[HCO₃⁻]降低,可诊断为
    A. 呼吸性酸中毒　　　　B. 代谢性碱中毒　　　　　　C. 急性呼吸性酸中毒
    D. 慢性呼吸性酸中毒　　E. 混合性酸中毒

23. 代谢性碱中毒出现手足抽搐的主要原因是
    A. 血钠降低　　　　　　B. 血钾降低　　　　　　　　C. 血镁降低
    D. 血钙降低　　　　　　E. 血磷降低

24. 酸中毒引起心肌收缩力
    A. 先增强后减弱　　　　B. 先减弱后增强　　　　　　C. 减弱
    D. 增强　　　　　　　　E. 不变

25. 某幽门梗阻患者发生反复呕吐,血气分析结果为:pH 7.5,PaCO₂ 6.6kPa(50mmHg),
    HCO₃⁻ 36mmol/L,最可能的酸碱平衡紊乱类型是
    A. 代谢性酸中毒　　　　B. 代谢性碱中毒　　　　　　C. 呼吸性酸中毒
    D. 呼吸性碱中毒　　　　E. 混合性碱中毒

26. 某患者动脉血 pH 7.25,HCO₃⁻ 33mmol/L,PaCO₂ 9.33kPa(70mmHg),其可能的酸碱平衡
    紊乱类型是
    A. 代谢性酸中毒　　　　B. 呼吸性酸中毒　　　　　　C. 代谢性碱中毒
    D. 呼吸性碱中毒　　　　E. 呼吸性酸中毒合并代谢性酸中毒

27. 下列哪项双重性酸碱失衡不可能出现
    A. 代谢性酸中毒合并呼吸性碱中毒
    B. 代谢性酸中毒合并代谢性碱中毒
    C. 代谢性碱中毒合并呼吸性碱中毒
    D. 代谢性碱中毒合并呼吸性酸中毒
    E. 呼吸性酸中毒合并呼吸性碱中毒

B 型题
    A. 缓冲能力强,但易影响血 K⁺ 浓度
    B. 缓冲作用慢,但最持久有效
    C. 缓冲作用最迅速
    D. 缓冲作用快,但只调节血[H₂CO₃]
    E. 缓冲作用强,但只能缓冲固定酸

28. 血浆缓冲系统

29. 碳酸氢盐缓冲系统

30. 肺的调节

31. 细胞内、外离子交换

32. 肾的调节

	pH	$PaCO_2$	HCO_3^-
A.	↓↓	↑	↓
B.	↑↑	↓	↑
C.	±	↑↑	↑↑
D.	±	↓↓	↓↓
E.	±	±	↓

33. 代谢性酸中毒合并呼吸性酸中毒

34. 代谢性碱中毒合并呼吸性碱中毒

35. 呼吸性酸中毒合并代谢性碱中毒

36. 呼吸性碱中毒合并代谢性酸中毒

    A. 反常性酸性尿　　　　　B. 反常性碱性尿　　　　　C. 阴离子间隙增大

    D. 血氯水平增高　　　　　E. 以上都不是

37. 糖尿病酮症酸中毒有

38. 缺钾性碱中毒有

39. 消化道丢失 HCO_3^- 有

X 型题

40. 下列哪些属于碱性物质

    A. 氨（NH_3^+）　　　　　　　B. 铵（NH_4^+）

    C. 草酸盐　　　　　　　　　D. 苹果酸盐

41. 下列哪些属于非挥发性酸

    A. 硫酸　　　　　　　　　　B. 碳酸

    C. 磷酸　　　　　　　　　　D. β-羟丁酸

42. 能反映血浆酸碱度的指标是

    A. $PaCO_2$　　　　　　　　　B. pH

    C. H^+　　　　　　　　　　　D. HCO_3^-

43. 代谢性酸中毒常见的临床表现有

    A. 血压升高　　　　　　　　B. 呼吸深而快

    C. 酸性尿　　　　　　　　　D. 腱反射减退

44. AG 正常型的代谢性酸中毒的病因可见于

    A. 肾小管酸中毒　　　　　　B. 剧烈呕吐

    C. 严重腹泻　　　　　　　　D. 休克

45. 严重呕吐引起代谢性碱中毒的机制是由

    A. 胃液丢失大量 H^+　　　　B. 胃液丢失大量 Cl^-

    C. 胃液丢失大量 K^+　　　　D. 胃液丢失大量 Na^+

46. 能产生呼吸性酸中毒的疾病有

A. 重症肌无力　　　　　　B. 支气管哮喘

C. 肺结核　　　　　　　　D. 呼吸机麻痹

三、问答题

1. 代谢性酸中毒时中枢神经系统功能障碍表现如何？机制是什么？

2. 简述肾在调节酸碱平衡中的作用。

3. 试述钾代谢障碍与酸碱平衡紊乱的关系，并说明尿液的变化。

4. 简述代谢性酸中毒和呼吸性碱中毒的发病原因。

5. 某慢性心力衰竭患者，因下肢水肿服用利尿剂治疗 2 周后，化验结果如下：血 pH 7.52，$PaCO_2$ 7.73kPa（58mmHg），HCO_3^- 46mmol/L。请分析其酸碱平衡紊乱的类型及其病理生理变化。

6. 某一肺源性心脏病患者入院时呈昏睡状，血气分析及电解质测定结果如下：pH 7.26，$PaCO_2$ 8.6kPa（65.5mmol/L），HCO_3^- 37.8mmol/L，Cl^- 92mmol/L，Na^+ 142mmol/L。问：①该患者有何酸碱平衡紊乱及电解质紊乱？根据是什么？②分析患者昏睡的机制。

（李园园）

十六、缺　氧

┼ 学习视角

1. 缺氧概念　氧的供给不足/利用障碍 —— 功能代谢及形态改变。

2. 常用的血氧指标　血氧分压、血氧容量、血氧含量、血氧饱和度及动-静脉血氧含量差。

3. 低张性缺氧血氧变化特点　动脉血的氧分压、氧含量和血红蛋白的氧饱和度均降低，动-静脉血氧含量差一般是减少的。

4. 血液性缺氧血氧变化特点　动脉血氧分压及血氧饱和度正常，血氧容量降低，血氧含量减少，动-静脉血氧含量差低于正常。

5. 循环性缺氧血氧变化特点　单纯性循性缺氧时，动脉血的氧分压、氧饱和度和氧含量是正常的。动-静脉氧含量差大于正常。全身性循环障碍累及肺或休克引起急性呼吸窘迫综合征时，则动脉血氧分压与氧含量低于正常。

6. 组织性缺氧血氧变化特点　动脉血氧分压、氧饱和度和氧含量一般均正常。动-静脉血氧含量差小于正常。

7. 缺氧时机体的功能代谢变化　呼吸系统、循环系统、血液系统、中枢神经系统及组织细胞变化。

┼ 练习题

一、名词解释

1. 缺氧

2. 发绀

3. 血氧分压

4. 肠源性发绀

5. 组织性缺氧

6. 血液型缺氧

7. 血氧饱和度

8. 低张性缺氧

9. 血氧含量

二、选择题

A 型题

1. 影响动脉血氧含量的主要因素是

    A. 细胞摄氧的能力　　　　B. 血红蛋白含量　　　　C. 动脉血 CO_2 分压

    D. 动脉血氧分压　　　　　E. 红细胞内 2,3-DPG 含量

2. 缺氧是由于

    A. 吸入气氧含量减少　　　B. 血液中氧分压降低　　　C. 血液中氧含量降低

    D. 血液中氧饱和度降低　　E. 组织供氧不足或利用氧障碍

3. P50 升高见于下列哪种情况

    A. 氧离曲线左移　　　　　B. 血液温度降低　　　　　C. 血液 H^+ 浓度升高

    D. 血 K^+ 升高　　　　　　E. 红细胞内 2,3-DPG

4. 血氧饱和度是指

    A. 血液中溶解的 O_2 量和总 O_2 量的比值

    B. Hb 结合的 O_2 量和所能结合的最大 O_2 量的比值

    C. HbO_2 和未结合 O_2 的 Hb 的比值

    D. HbO_2 和 Hb 总量的比值

    E. 未结合 O_2 的 Hb 量和 Hb 总量的比值

5. 反映组织利用氧多少的指标是

    A. 动脉血氧含量　　　　　B. 静脉血氧含量　　　　　C. 静脉血氧饱和度

    D. P50　　　　　　　　　　E. 动-静脉血氧含量差

6. 缺氧时氧离曲线右移的最主要原因是

    A. 红细胞内 2,3-DPG 浓度升高　　B. 血液 H^+ 浓度升高　　C. 血液 CO_2 分压升高

    D. 血液温度升高　　　　　　　　E. 以上都不是

7. 某患者血氧检查结果是：PaO_2 7.0kPa（53mmHg），血氧容量 20ml/dl，动脉血氧含量 14ml/dl，动-静脉血氧含量差 4ml/dl，其缺氧类型为

    A. 低张性缺氧　　　　　　B. 血液性缺氧　　　　　　C. 缺血性缺氧

    D. 组织性缺氧　　　　　　E. 瘀血性缺氧

8. 慢性支气管炎患者最易发生下列哪种类型的缺氧

A. 乏氧性缺氧　　　　　B. 呼吸性缺氧　　　　　C. 等张性缺氧

D. 循环性缺氧　　　　　E. 组织性缺氧

9. 以下哪种原因引起的缺氧一般无发绀

   A. 呼吸功能不全　　　　B. 组织利用氧障碍　　　C. 心力衰竭

   D. 静脉血掺杂　　　　　E. 窒息

10. 易引起血液性缺氧的原因是

   A. 氰化物中毒　　　　　B. 亚硝酸盐中毒　　　　C. 硫化物中毒

   D. 砒霜中毒　　　　　　E. 甲醇中毒

11. 对缺氧最敏感的器官是

   A. 心脏　　　　　　　　B. 大脑　　　　　　　　C. 肺脏

   D. 肾脏　　　　　　　　E. 胃肠道

12. 关于发绀的描述,下列哪一项是错误的

   A. 缺氧不一定有发绀

   B. 血液中还原型血红蛋白超过 $5g/L$ 便可发生发绀

   C. 动脉血氧分压低于 $6.7kPa(50mmHg)$,血氧饱和度低于 80% 易出现发绀

   D. 严重贫血引起的缺氧,发绀一般较明显

   E. 发绀是否明显,还和皮肤、黏膜血管中的血氧有关

13. 引起循环性缺氧的疾病有

   A. 肺气肿　　　　　　　B. 贫血　　　　　　　　C. 动脉痉挛

   D. 一氧化碳中毒　　　　E. 维生素 B_1 缺乏

14. 吸氧疗效最佳的缺氧是

   A. 贫血所致的缺氧　　　B. 亚硝酸盐中毒所致的缺氧　　C. 循环性缺氧

   D. 组织中毒性缺氧　　　E. 呼吸性缺氧

15. 下列哪项不是缺氧引起的循环系统的代偿反应

   A. 心率加快　　　　　　B. 心肌收缩力加强　　　C. 心、脑、肺血管扩张

   D. 静脉回流量增加　　　E. 毛细血管增生

16. 动脉栓塞引起缺氧的动脉血氧变化特点

   A. 氧容量降低　　　　　B. 氧含量降低　　　　　C. 氧饱和度降低

   D. 动-静脉血氧含量差降低　　E. 动-静脉血氧含量差升高

17. 静脉血分流入动脉增多所致的缺氧属于

   A. 循环性缺氧　　　　　B. 血液型缺氧　　　　　C. 乏氧性缺氧

   D. 组织中毒性缺氧　　　E. 以上全不是

18. 慢性缺氧时红细胞增多的机制是

   A. 腹腔内脏血管收缩　　B. 肝脾储血释放　　　　C. 红细胞破坏减少

   D. 肝脏促红细胞生成素增多　E. 骨髓造血加强

19. 氰化物引起的缺氧,血氧指标最有特征的变化是

A. 血氧容量正常   B. 动脉血氧含量正常   C. 动脉血氧分压正常

D. 动脉血氧饱和度正常   E. 静脉血氧含量增加

20. 下列哪项不是高原性肺水肿的表现

     A. 呼吸困难   B. 发绀   C. 干咳

     D. 血性泡沫痰   E. 头痛

21. 某患者血氧检查：PaO_2 13.0kPa（98mmHg），血氧容量 12ml/dl，动脉血氧含量11.5ml/dl，动-静脉血氧含量差 4ml/dl，患下列哪种疾病的可能性最大

     A. 哮喘   B. 肺气肿   C. 慢性贫血

     D. 慢性充血性心力衰竭   E. 严重维生素缺乏

22. 急性缺氧时血管收缩和血流量减少最明显的器官是

     A. 肝脏   B. 胃肠   C. 肺脏

     D. 胰腺   E. 肾脏

23. 下列哪项不是组织细胞对缺氧的代偿性变化

     A. 线粒体数量增加   B. 葡萄糖无氧酵解增强   C. 肌红蛋白含量增加

     D. 合成代谢减少   E. 离子泵转运功能加强

24. 低氧血症是指

     A. 血液氧分压低于正常   B. 血液氧含量低于正常   C. 血液氧容量低于正常

     D. 动脉血氧含量低于正常   E. 动脉血氧分压低于正常

25. 下列哪项不是缺氧引起中枢神经系统功能障碍的机制

     A. ATP 生成不足   B. 颅内压升高   C. 脑微血管通透性增高

     D. 神经细胞膜电位降低   E. 脑血管收缩

B 型题

     A. 皮肤、黏膜发绀   B. 皮肤、黏膜呈樱桃红色   C. 皮肤、黏膜呈玫瑰红色

     D. 皮肤、黏膜呈棕褐色   E. 皮肤、黏膜呈苍白色

26. CO 中毒时

27. 亚硝酸盐中毒时

28. 氰化钾中毒时

29. 肺心病患者

30. 严重贫血时

     A. 动脉血氧分压正常，血氧含量正常、血氧容量正常

     B. 动脉血氧分压正常，血氧含量降低、血氧容量降低

     C. 动脉血氧分压正常，血氧含量降低、血氧容量正常

     D. 动脉血氧分压正常，血氧含量正常、血氧容量降低

     E. 动脉血氧分压降低，血氧含量降低、血氧容量正常

31. 大叶性肺炎患者易出现

32. 肠源性发绀患者易出现

33. 严重肺水肿患者易出现

34. 肋骨骨折患者易出现

X 型题

35. 慢性缺氧时组织和细胞的代偿方式有

    A. 毛细血管密度增加　　　　　B. 肌红蛋白含量增加

    C. 线粒体密度增加　　　　　　D. 还原型血红蛋白数量增加

36. 关于血氧指标的正确说法是

    A. 动脉血氧分压与外呼吸功能有关

    B. 血氧容量反映血液的实际携氧量

    C. 血氧含量取决于血红蛋白的质和量

    D. 血氧饱和度反映血红蛋白与氧结合的程度

37. 动脉血氧饱和度正常的缺氧类型有

    A. 血液型缺氧　　　　　　　　B. 低张性缺氧

    C. 组织性缺氧　　　　　　　　D. 循环性缺氧

38. 可观察到发绀的疾病有

    A. 急性肺水肿　　　　　　　　B. 法洛四联症

    C. 亚硝酸盐中毒　　　　　　　D. 肺源性心脏病

39. 能引起血液性缺氧的因素有

    A. 贫血　　　　　　　　　　　B. 血红蛋白增多

    C. 碳氧血红蛋白增多　　　　　D. 高铁血红蛋白增多

40. 关于 2,3-DPG 描述正确的是

    A. 主要调节血红蛋白的运氧功能

    B. 缺氧时红细胞 2,3-DPG 增多

    C. 其增多可使血红蛋白与氧的亲和力降低

    D. 其减少可促进糖酵解

三、问答题

1. 简述 CO 中毒导致缺氧的发生机制及其主要特点。

2. 什么是发绀？缺氧患者都会出现发绀吗？

3. 试述缺氧时循环系统的代偿反应。

4. 什么是肠源性发绀？其血氧变化的特点和发生机制是什么？

5. 试述循环性缺氧的常见原因。

（李园园）

十七、发　热

学习视角

1. 发热概念　致热原→调定点上移→调节性体温升高。

2. 内生致热原概念　简称 EP,发热激活物 →产 EP 细胞→ 致体温升高的物质。

3. 体温调节中枢　视前区下丘脑前部(POAH)。

4. EP 传入中枢的途径　①经血-脑屏障直接入脑;②通过下丘脑终板血管器;③通过迷走神经。

5. EP 并不直接作用于调定点神经元,而是通过刺激相应的细胞或神经元,释放某些中枢介质来改变调定点。

6. 正调节介质　前列腺素 E_2、中枢 Na^+/Ca^{2+} 环磷酸腺苷、一氧化氮。

7. 负调节介质　精氨酸加压素、脂皮质蛋白-1、黑色素细胞刺激素。

8. 发热时相　体温上升期(产热 散热)、高热持续期(产热与散热平衡)、体温下降期(产热<散热)。

练习题

一、名词解释

1. 发热

2. 内生致热源

3. 过热

4. 发热激活物

5. 热限

6. 调定点

二、选择题

A 型题

1. 下述哪种体温升高属于发热

　　A. 妇女月经前期　　　　　B. 妇女妊娠期　　　　　C. 剧烈运动后

　　D. 流行性感冒　　　　　　E. 中暑

2. 下列有关发热的概念正确的叙述是

　　A. 体温超过正常值的 0.5℃

　　B. 产热过程超过散热过程

　　C. 是临床上常见的疾病

　　D. 由体温调节中枢调定点上移引起的

　　E. 由体温调节中枢调节功能障碍引起的

3. 人体最重要的散热途径是

A. 肺　　　　　　　　　　B. 皮肤　　　　　　　　　C. 尿

D. 粪　　　　　　　　　　E. 肌肉

4. 属于被动性体温升高者为

A. 发热　　　　　　　　　B. 过热　　　　　　　　　C. 生理性体温升高

D. 肝炎致体温升高　　　　E. 限制性体温升高

5. 干扰素是

A. 细胞对病毒感染的反应产物,能引起发热

B. 细胞对病毒感染的反应产物,能抑制发热

C. 细胞对细菌感染的反应产物,能引起发热

D. 细胞对细菌感染的反应产物,能抑制发热

E. 病毒本身分泌的物质,能引起机体发热

6. 体温调节中枢的高级部分是

A. 视前区–前下丘脑　　　B. 延脑　　　　　　　　　C. 脑桥

D. 中脑　　　　　　　　　E. 脊髓

7. 发热激活物不包括

A. 抗原–抗体复合物　　　B. 干扰素　　　　　　　　C. 本胆烷醇酮

D. 细菌　　　　　　　　　E. 病毒

8. 体温上升期的热代谢特点是

A. 产热和散热平衡　　　　B. 散热大于产热　　　　　C. 产热大于散热

D. 产热障碍　　　　　　　E. 散热障碍

9. 下述哪种物质属于内生致热源

A. 革兰阳性细菌产生的外毒素

B. 革兰阴性细菌产生的内毒素

C. 体内的抗原抗体复合物

D. 体内肾上腺皮质激素代谢产物本胆烷醇酮

E. 单核细胞等被激活后释放的致热原

10. 发热最易引起的酸碱平衡紊乱类型是

A. 呼吸性酸中毒　　　　　B. 代谢性碱中毒　　　　　C. 代谢性酸中毒

D. 呼吸性酸中毒合并代谢性碱中毒　　　E. 呼吸性酸中毒合并代谢性酸中毒

11. 体温每升高1℃,心率平均每分钟约增加

A. 18 次　　　　B. 10 次　　　　C. 15 次　　　　D. 5 次　　　　E. 20 次

12. 外致热原引起发热主要是

A. 激活局部的血管内皮细胞,释放致炎物质

B. 刺激局部的神经末梢,释放神经介质

C. 直接作用于下丘脑的体温调节中枢

D. 激活产 EP 细胞导致内生致热原的产生和释放

E. 加速分解代谢,产热增加

13. 下属哪项不属于中枢发热介质

    A. 前列腺素   B. α-黑素细胞刺激素(α-MSH)

    C. 肿瘤坏死因子(TNF)   D. 促皮质激素释放激素(CRH)

    E. 环磷酸腺苷(cAMP)

14. 下述对发热机体物质代谢变化的叙述哪项是错误的

    A. 物质代谢率增高   B. 糖原分解加强   C. 脂肪分解加强

    D. 蛋白质代谢出现负氮平衡 E. 维生素消耗减少

15. 病毒的致热物质主要是

    A. 全菌体及植物凝集素   B. 全病毒体及血细胞凝集素

    C. 全病毒体及裂解素   D. 胞壁肽及血细胞凝集素

    E. 全病毒体及内毒素

16. 引起输液反映的最常见原因是

    A. 液体中含有抗原   B. 液体中含有内毒素   C. 液体中含有前列腺素

    D. 液体中含有内生致热原   E. 液体中含有病毒

17. 发热激活物又称 EP 诱导物,包括

    A. IL-1 和 TNF   B. CRH 和 NOS

    C. 内生致热原和某些体外代谢产物   D. 前列腺素和体内代谢产物

    E. 外致热原和某些体内产物

B 型题

    A. 妊娠期体温升高   B. 昼夜体温波动   C. SARS 患者体温升高

    D. 恶性肿瘤患者体温升高   E. 先天性汗腺缺乏患者体温升高

18. 属于生理性体温升高的是

19. 属于过热的是

    A. 内毒素的作用   B. 可溶性外毒素的作用   C. 柯萨奇病毒的作用

    D. 抗原抗体复合物的作用   E. 本胆烷醇酮的作用

20. 葡萄球菌感染引起的发热是由于

21. 输液引起的发热是由于

22. 注射青霉素引起的发热是由于

23. 某些周期性发热患者又找不到原因可能由于

X 型题

24. 多种发热发病学的共同途径是

    A. ET   B. 抗体

    C. 外毒素   D. EP

25. 内毒素的特性是

    A. 分子量大   B. 属发热激活物

C. 耐热性低　　　　　　　　　D. 能被蛋白酶破坏

26. 下列哪些属于过热
    A. 体温调节中枢损伤　　　　　B. 心理性应激使体温升高
    C. 皮肤鱼鳞病　　　　　　　　D. 甲状腺功能亢进

27. 白细胞致热原的特性是
    A. 分子量大　　　　　　　　　B. 胃蛋白酶能破坏其活性
    C. 耐热性低　　　　　　　　　D. 活性成分是脂多糖

三、问答题

1. 发热和过热有什么异同？
2. 发热时机体有哪些功能变化？
3. 试述 EP 引起的发热的基本机制。
4. 外致热原通过哪些基本环节使机体发热？
5. 对发热患者如何护理？

(李园园)

十八、休　克

✛ 学习视角

1. 休克的概念　急性循环系统功能障碍、微循环灌流量严重不足、细胞损伤、器官功能障碍。

2. 休克微循环障碍分期及灌流特点　①休克初期(微血管痉挛期,微循环缺血期,代偿期)：少灌少流、灌少于流；②休克进展期(微循环瘀血期,失代偿期)：灌而少流,灌大于流；③休克晚期(微循环衰竭期,DIC 期,难治期)：不灌不流,灌流停止。

3. 休克初期微循环变化代偿意义　提高回心血量及心输出量,维持血压；血液重新分布利于心脑血供。

4. 休克进展期微循环变化后果　微循环瘀血与休克酸中毒互为因果关系、恶性循环,有效循环血量进行性下降,血流阻力进行性增大,血压进行性下降,心脑血供不足、功能障碍。

5. 多器官功能障碍综合征概念　短时间两个或两个以上器官、系统功能障碍。

6. 休克时肾功能变化　早期：功能性肾衰竭(可逆)；晚期：器质性肾衰竭(肾小管坏死,不可逆)。

7. 休克时肺功能变化　急性呼吸窘迫综合征(呼吸窘迫、进行性缺氧),休克肺(病理变化：肺水肿、瘀血、出血、血栓形成、肺不张、肺泡内透明膜形成)。

8. 休克时心功能变化　早期：心泵功能无明显变化(代偿机制)；晚期：冠脉血流量降低、心肌耗氧量增加、酸中毒等导致心泵功能降低,甚至心力衰竭。

练习题

一、名词解释

1. 休克

2. 暖休克

3. 感染性休克

4. 自身输血

5. 自身输液

6. 多器官功能障碍综合征

7. 全身炎症反应综合征

二、选择题

A 型题

1. 休克是

    A. 以血压下降为主要特征的病理过程

    B. 以急性微循环功能障碍为主要特征的病理过程

    C. 心输出量降低引起的循环衰竭

    D. 外周血管紧张性降低引起的周围循环衰竭

    E. 机体应激反应能力降低引起的病理过程

2. 一次性快速失血一般达到机体总血量的多少可引起失血性休克

    A. 15%   B. 20%   C. 25%   D. 30%   E. 35%

3. 休克早期引起微循环变化的最主要的体液因子是

    A. 儿茶酚胺   B. TXA_2 C. 血管加压素

    D. 内皮素   E. 血管紧张素 II

4. 下列哪项不是休克 I 期微循环的变化

    A. 微动脉、后微动脉收缩   B. 动–静脉吻合支收缩   C. 毛细血管前括约肌收缩

    D. 真毛细血管关闭   E. 少灌少流,灌少于流

5. 下列血管源性休克不包括

    A. 感染性休克   B. 过敏性休克   C. 失血性休克

    D. 神经源性休克   E. 败血症休克

6. 下列哪项不是失血性休克早期的临床表现

    A. 四肢湿冷   B. 血压正常   C. 神志淡漠

    D. 尿量减少   E. 脉搏细速

7. 休克 I 期"自身输血"主要是指

    A. 动–静脉吻合支开放,回心血量增加   B. 醛固酮增多,钠水重吸收增加

    C. 抗利尿激素增多,重吸收水增加   D. 容量血管收缩,回心血量增加

    E. 缺血缺氧使红细胞生成增多

8. 休克Ⅱ期微循环瘀血的机制不包括

    A. 酸中毒   B. 儿茶酚胺   C. 局部腺苷堆积

    D. 血液流变学改变   E. 内毒素作用

9. 休克期血压下降的主要机制是

    A. 交感神经抑制   B. 儿茶酚胺含量过低   C. DIC

    D. 多器官功能衰竭   E. 微循环障碍,回心血量减少

10. 下列哪项休克易发生 DIC

    A. 感染性休克   B. 心源性休克   C. 过敏性休克

    D. 失血性休克   E. 神经源性休克

11. 休克期微循环血液灌流的特点

    A. 少灌少流,灌少于流   B. 多灌多流,灌多于流   C. 不灌不流,灌等于流

    D. 灌而少流,灌多于流   E. 少灌多流,灌少于流

12. 检测休克患者补液量是否适当的最佳指标是

    A. 尿量   B. 血压   C. 脉搏

    D. 中心静脉压   E. 心搏出量

13. 休克初期发生的急性肾衰竭是由于

    A. 肾灌流不足   B. 持续性肾缺血   C. 肾毒素作用

    D. 急性肾小管坏死   E. 输尿管阻塞

14. 休克早期最常见的酸碱平衡紊乱类型是

    A. 呼吸性碱中毒   B. 呼吸性酸中毒

    C. 代谢性碱中毒   D. AG 正常型代谢性酸中毒

    E. AG 增大型代谢性酸中毒

15. 下述物质中不能引起血管扩张的是

    A. 组胺   B. TXA_2 C. 激肽

    D. 腺苷   E. 内皮舒张因子

16. 下列哪项不是微循环瘀血期的表现

    A. 血压降低   B. 表情淡漠   C. 皮肤发绀

    D. 脉压增大   E. 尿量减少

17. 休克治疗时应遵循的补液原则是

    A. 失多少,补多少   B. 需多少,补多少   C. 宁多勿少

    D. 宁少勿多   E. 血压变化不明显时可不必补液

18. 休克早期最易受损的器官是

    A. 心   B. 脑   C. 肾   D. 肺   E. 肝

19. 发生难治性休克最主要的原因是

    A. 酸碱平衡紊乱   B. 肾衰竭   C. 心功能不全

    D. 发绀   E. 肺部有湿啰音

20. 下列哪项不是休克时细胞受损的变化
    A. 有氧氧化障碍,ATP 生成减少   B. 高乳酸血症
    C. 线粒体功能代偿性增强,无氧酵解增加   D. 细胞内 Na^+、Ca^{2+} 增加
    E. 溶酶体释放

21. 下列哪项不属于 SIRS 的表现
    A. 心率>90/min   B. 呼吸>20/min
    C. $PaCO_2$<40mmHg   D. 白细胞计数>$12×10^9$/L
    E. 白细胞计数<$4.0×10^9$/L

22. 下列哪型休克 MODS 的发生率最高
    A. 感染性休克   B. 心源性休克   C. 过敏性休克
    D. 失血性休克   E. 神经源性休克

23. 目前认为休克期微循环后阻力增大的主要原因是
    A. 血流变慢   B. 血浆黏度增大   C. 红细胞聚集
    D. 白细胞贴壁   E. 血小板黏附聚集

24. 选择扩血管药治疗应首先
    A. 纠正酸中毒   B. 改善心脏功能   C. 应用皮质激素
    D. 充分扩容   E. 给予细胞保护剂

25. 休克早期发生的少尿是由于
    A. 器质性肾衰竭   B. 肾前性肾衰竭   C. 肾性肾衰竭
    D. 肾后性肾衰竭   E. 功能障碍与肾小管坏死并存的急性肾衰竭

26. MODS 时不存在下列哪项胃肠功能变化
    A. 胃黏膜损伤   B. 肠缺血   C. 肠梗阻
    D. 应激性溃疡   E. 肠腔内毒素入血

27. 下列哪项不易引起低血容量性休克
    A. 失血   B. 烧伤   C. 剧烈呕吐
    D. 严重感染   E. 大量出汗

28. 糖皮质激素治疗休克的主要机制是
    A. 疏通微循环,扩张小血管   B. 稳定细胞膜和细胞器膜
    C. 阻断儿茶酚胺的毒性作用   D. 加强心肌收缩力
    E. 增强肝解毒功能

B 型题
    A. 血管通透性增加,血浆外渗   B. 动-静脉吻合支关闭
    C. 毛细血管内压降低,组织回流增多   D. 微循环有微血栓形成
    E. 直捷通路关闭

29. 休克早期微循环的变化主要是

30. 休克期微循环的变化主要是

31. 休克晚期微循环的变化主要是

　　A. 低血容量性休克　　　　B. 高动力性休克　　　　C. 心源性休克

　　D. 过敏性休克　　　　　　E. 神经源性休克

32. 中心静脉压降低,心输出量降低,外周阻力升高见于

33. 中心静脉压升高,心输出量降低,外周阻力升高或降低见于

34. 中心静脉压升高,心输出量降低,外周阻力降低见于

35. 中心静脉压降低,心输出量降低,外周阻力降低见于

X 型题

36. 引起血管源性休克的原因包括

　　A. 过敏　　　　　　　　　　B. 感染

　　C. 烧伤　　　　　　　　　　D. 高位脊髓损伤

37. 休克 I 期微循环变化的代偿意义主要有

　　A. 自身输血　　　　　　　　B. 维持动脉血压

　　C. 自身输液　　　　　　　　D. 血液重新分布

38. 休克时细胞损伤的表现为

　　A. 溶酶体肿胀　　　　　　　B. 线粒体合成 ATP 减少

　　C. 细胞水肿　　　　　　　　D. 细胞膜钠泵功能障碍

39. 休克 II 期微循环的主要变化有

　　A. 真毛细血管网内血量增加　B. 直接通路血流量上升

　　C. 微静脉仍处于收缩状态　　D. 灌入量大于流出量

40. MODS 的发病机制主要有

　　A. 肠道细菌移位　　　　　　B. 器官微循环灌注障碍

　　C. 高代谢状态　　　　　　　D. 缺血–再灌注损伤

41. 引起休克时血管收缩作用的调节因素有

　　A. 去甲肾上腺素　　　　　　B. 血管加压素

　　C. 肾上腺素　　　　　　　　D. 血管紧张素 II

三、问答题

1. 简述休克早期微循环变化的特点及机制。

2. 休克早期与休克期患者血压变化有何不同? 为什么?

3. 休克时微循环血管的收缩与扩张与哪些体液因子有关?

4. 没有失血失液的休克患者是否需要补液? 为什么? 如何判断补液量是否充足?

5. 不同类型休克发生过程可出现哪几种不同的缺氧类型? 为什么?

（李园园）

十九、凝血与抗凝血平衡紊乱

学习视角

1. **弥散性血管内凝血概念** 缩写为 DIC，凝血功能改变、广泛微血栓形成、出血、贫血、休克及器官功能衰竭。

2. **DIC 发病机制** ①外源性凝血系统：组织因子释放；②内源性凝血系统：血管内皮细胞损伤；③血细胞破坏，血小板被激活；④促凝物质入血，激活凝血系统。

3. **DIC 功能和代谢变化** ①出血：凝血物质被消耗，纤溶系统激活，纤维蛋白降解产物（FDP）形成（较强抗凝血作用）；②休克：微循环功能障碍，有效循环血量减少，心输出量减少（与DIC 互为因果、恶性循环）；③器官功能障碍：广泛微血栓形成，器官血流量降低、缺血缺氧；④微血管病性溶血性贫血：红细胞被机械性损伤且变形能力降低，外周血中有裂体细胞为特征（裂体细胞：DIC 患者外周血中形态各异的红细胞，易破裂致溶血）。

练习题

一、名词解释

1. DIC
2. 裂体细胞
3. 组织因子
4. 席汉综合征
5. 华–佛综合征

二、选择题

A 型题

1. DIC 的主要特征是

   A. 广泛微血栓形成　　　　　B. 凝血因子大量消耗　　　　C. 纤溶过程亢进

   D. 凝血功能紊乱　　　　　　E. 溶血性贫血

2. DIC 时血液凝固障碍准确的表述为

   A. 血液凝固性增高　　　　　B. 先高凝后转为低凝　　　　C. 先低凝后转为高凝

   D. 纤溶活性增高　　　　　　E. 血液凝固性增高

3. 在启动凝血过程中起主要作用的是

   A. 血小板　　　　　　　　　B. F Ⅶ　　　　　　　　　　C. F Ⅻ

   D. F Ⅲ　　　　　　　　　　E. 凝血酶

4. 下列哪项不是引起 DIC 的直接原因

   A. 血管内皮细胞受损　　　　B. 组织因子入血　　　　　　C. 异物颗粒大量入血

   D. 内毒素血症　　　　　　　E. 血液高凝状态

5. 大量组织因子入血的后果是

　A. 激活内源性凝血系统　　　B. 激活外源性凝血系统　　　C. 激活补体系统

　D. 激活激肽系统　　　E. 激活纤溶系统

6. 局部组织损伤后 TF 启动的凝血过程不能扩大的原因是由于血液中存在

　A. PC　　　B. AT–Ⅲ　　　C. 肝素

　D. TFPI　　　E. PS

7. 严重创伤引起 DIC 的主要原因是

　A. 大量红细胞和血小板受损　　　B. 凝血因子Ⅲ大量入血

　C. 凝血因子Ⅻ被激活　　　D. 凝血因子Ⅹ被激活

　E. 直接激活凝血酶

8. 妊娠末期产科意外容易诱发 DIC,主要是由于

　A. 血液处于高凝状态　　　B. 单核吞噬细胞系统功能低下　　　C. 微循环血流淤滞

　D. 纤溶系统活性增高　　　E. 肝功能障碍

9. DIC 患者最初常表现为

　A. 少尿　　　B. 出血　　　C. 呼吸困难

　D. 贫血　　　E. 嗜睡

10. 血浆鱼精蛋白副凝试验(3P 试验)是检查

　A. 凝血酶原的存在

　B. 纤维蛋白原的存在

　C. 纤维蛋白单体的存在

　D. 纤维蛋白降解产物中的 X 片段存在

　E. 纤溶酶的存在

11. 单核吞噬细胞系统功能障碍最容易诱发 DIC 的原因是

　A. 循环血液中促凝物质的生成增加

　B. 循环血液中促凝物质的清除减少

　C. 循环血液中组织因子生成增加

　D. 体内大量血管内皮细胞受损

　E. 循环血液中抗凝物质的清除过多

12. DIC 引起的贫血属于

　A. 再生障碍性贫血　　　B. 失血性贫血　　　C. 中毒性贫血

　D. 溶血性贫血　　　E. 缺铁性贫血

13. 血小板的激活剂不包括

　A. ADP　　　B. 凝血酶　　　C. TXA_2

　D. PGI–2　　　E. 肾上腺素

14. 微血管病性溶血性贫血的发病机制主要与下列哪项因素有关

　A. 微血管内皮细胞大量受损　　　B. 纤维蛋白丝在微血管腔内形成细网

C. 血小板的损伤   D. 小血管内血流淤滞

E. 白细胞的破坏作用

15. 急性 DIC 过程中,各种凝血因子均可减少,其中减少量最为突出的是

     A. 纤维蛋白原   B. 凝血酶原   C. Ca^{2+}

     D. F X   E. F XII

16. DIC 促进休克发生的原因和机制不包括

     A. 回心血量减少   B. 出血

     C. 心功能衰竭   D. 产生血管活性物质使血管通透性增加

     E. 产生血管活性物质使血管收缩

17. 激活的蛋白 C(APC)可水解

     A. F II   B. F III   C. F V

     D. F VII   E. F X

18. 大量使用肾上腺皮质激素容易诱发 DIC 是因为

     A. 组织凝血活酶大量入血   B. 血管内皮细胞广泛受损

     C. 增加溶酶体膜稳定性   D. 单核-吞噬细胞系统功能抑制

     E. 肝素的抗凝活性减弱

19. 影响 DIC 发生的因素下列哪一项是错误的

     A. 休克晚期常发生 DIC   B. 代谢性酸中毒易发生 DIC

     C. 妊娠末期易发生 DIC   D. 单核-吞噬细胞系统功能亢进易发生 DIC

     E. 肝功能严重障碍易发生 DIC

20. 急性胰腺炎发生 DIC 的机制是

     A. 发热和粒细胞破坏增多   B. 大量胰蛋白酶入血激活凝血酶原

     C. 导致血管内皮广泛受损   D. 单核吞噬细胞系统功能受损

     E. 引起激肽释放酶原激活

21. 关于 DIC 患者出血的叙述哪项是正确的

     A. DIC 患者早期出血的主要原因是继发性纤溶亢进

     B. DIC 患者早期出血的主要原因是凝血因子和血小板减少

     C. DIC 患者早期出血与凝血因子 XII 被激活关系最密切

     D. 单核吞噬细胞系统功能降低可直接引起 DIC 患者出血

     E. DIC 患者的出血具有自发性和多部位的特点

B 型题

     A. 抑制纤维蛋白多聚体的形成   B. 水解纤维蛋白原

     C. 激活纤溶酶原   D. 水解凝血因子 III

     E. 增加毛细血管通透性

22. 纤溶酶

23. FDP

A. 醛固酮增多症   B. Addison 病   C. 华–佛综合征

D. Cushing 综合征   E. 席汉综合征

24. DIC 累及肾上腺时可发生

25. DIC 累及垂体时可发生

A. 血管内皮细胞损伤,启动内源性凝血系统

B. 组织因子入血启动外源性凝血系统

C. 血小板黏附聚集加强

D. 红细胞大量破坏

E. 促凝物质入血

26. 严重创伤、烧伤、大手术和产科意外引起 DIC 的主要机制是

27. 缺氧、酸中毒、严重感染和内毒素引起 DIC 的主要机制是

28. 急性胰腺炎、毒蛇咬伤引起 DIC 的主要机制是

29. 异型输血引起 DIC 的主要机制是

X 型题

30. 血管内皮细胞可产生

A. TF   B. TM   C. PAI–1   D. TFPI

31. DIC 病理过程中

A. 有不同程度的出血发生   B. 有纤维蛋白溶解酶活性升高

C. 有红细胞的破坏   D. 有广泛微血栓形成

32. 体内存在的抑制纤溶系统活性的物质有

A. PAI–1   B. α_2 抗纤溶酶

C. α_2–巨球蛋白   D. TAFI

33. DIC 引起出血的主要原因是

A. 凝血物质的消耗   B. 血管内皮细胞完整性破坏

C. 继发性纤维蛋白溶解   D. FDP 的抗凝作用

34. 在 DIC 发病过程中容易发生功能衰竭的脏器有

A. 心脏   B. 肾脏   C. 肝脏   D. 肺脏

35. 红细胞大量破坏引起 DIC 的机制是

A. 释放血红蛋白   B. 释放大量磷脂入血

C. 溶酶体破裂   D. 释放 ADP

三、问答题

1. 简述 DIC 的发病机制。

2. 简述 DIC 引起出血的机制。

3. 产科意外为何易引起 DIC?

4. 简述哪些疾病容易引起 DIC 的发生。

（李园园）

二十、心功能不全

学习视角

1. **心力衰竭概念** 心脏收缩和(或)舒张功能障碍,心输出量绝对或相对下降,不能满足机体代谢需要,心功能不全失代偿期。

2. **心功能不全病因** 原发性心肌舒缩功能障碍(心肌病变、心肌能量代谢障碍)及心脏负荷过重(压力和容量负荷过度)。

3. **心功能不全诱因** 感染、心律失常、妊娠与分娩、酸碱平衡及电解质紊乱。

4. **心功能不全时的代偿** ①心脏代偿:心率增快、紧张源性扩张、心肌肥大(向心性肥大、离心性肥大);②心外代偿:血容量增加、血液重新分配、红细胞增多、组织细胞利用氧的能力增强等。

5. **心力衰竭发病机制** ①心肌收缩性减弱(心肌结构的破坏、心肌能量代谢障碍、心肌兴奋−收缩耦联障碍);②心室舒张功能障碍和顺应性异常;③心脏各部舒缩活动的协调性障碍。

6. **肺循环瘀血** 见于左心衰竭,可致呼吸困难(劳力性呼吸困难、端坐呼吸及夜间阵发性呼吸困难)

7. **体循环瘀血** 见于右心衰竭和全身衰竭,出现颈静脉怒张及肝颈静脉反流征阳性、肝大及肝功能损害、胃肠道瘀血所致食欲不振、心性水肿(先出现于身体低垂部位)。

练习题

一、名词解释

1. 心力衰竭

2. 心肌肥大

3. 劳力性呼吸困难

4. 端坐呼吸

5. 离心性肥大

二、选择题

A 型题

1. 对心力衰竭的概念描述正确的是

　　A. 由原发性心肌舒缩功能障碍引起的泵衰竭

　　B. 心脏指数低于正常

　　C. 心脏每搏输出量降低

　　D. 心输出量低于正常

　　E. 心输出量绝对或相对减少,难以满足全身组织代谢需要

2. 充血性心力衰竭是指

    A. 急性心力衰竭

    B. 心泵功能衰竭

    C. 慢性左心衰竭

    D. 以血容量、组织间液增多为特征的心力衰竭

    E. 以心脏扩大为特征的心力衰竭

3. 下列哪项是心肌向心性肥大的特征

    A. 肌纤维长度增加   B. 心肌纤维呈并联性增生   C. 心腔扩大

    D. 室壁增厚不明显   E. 室腔直径与室壁厚度比值大于正常

4. 下述哪种疾病会引起左心室容量负荷增加

    A. 主动脉瓣关闭不全   B. 肥厚性心肌病   C. 心肌炎

    D. 高血压病   E. 心肌梗死

5. 下列哪项不属于心力衰竭的病因

    A. 心脏前负荷过度   B. 心脏后负荷过度   C. 心肌代谢障碍

    D. 体力负荷过度   E. 弥漫性心肌病

6. 下列哪种情况可引起右心室前负荷增大

    A. 肺动脉高压   B. 肺动脉栓塞   C. 室间隔缺损

    D. 心肌炎   E. 肺动脉瓣狭窄

7. 下面关于心脏后负荷的描述不正确的是

    A. 高血压可导致左心室后负荷增加

    B. 决定心肌收缩的初长度

    C. 肺动脉高压可导致右心室后负荷增加

    D. 指心脏收缩时所遇到的负荷

    E. 又称压力负荷

8. 心力衰竭最常见的诱因是

    A. 呼吸道感染   B. 皮肤感染   C. 尿道感染

    D. 胃肠道感染   E. 肝炎

9. 心功能不全时,在血容量增加的代偿反应中起主要作用的脏器是

    A. 心   B. 肝   C. 脾

    D. 肺   E. 肾

10. 下列因素中哪项不增加心脏耗氧量

    A. 心率加快   B. 收缩性加强   C. 回心血量增加

    D. 周围血管阻力下降   E. 左室射血阻抗增加

11. 下列哪项与心肌兴奋–收缩耦联障碍无关

    A. 肌钙蛋白活性下降   B. 肌球蛋白 ATP 酶活性下降

    C. 肌浆网 Ca^{2+} 释放能力下降   D. 肌浆网 Ca^{2+} 储存量下降

E. Ca^{2+}内流障碍

12. 严重贫血引起心力衰竭的主要机制是

    A. 心肌能量生成障碍   B. 心肌能量利用障碍   C. 兴奋-收缩耦联障碍

    D. 心肌收缩蛋白破坏   E. 心肌能量储存障碍

13. 心肌离心性肥大的主要原因是

    A. 心脏后负荷增大   B. 心率加快   C. 冠脉血流量增加

    D. 心室舒张末期容积增大   E. 心排出量增加

14. 心力衰竭时,心外代偿方式不包括

    A. 血容量增多   B. 回心血量增多   C. 红细胞增多

    D. 组织细胞利用氧能力增强 E. 血流重分布

15. 下列哪种疾病引起的心力衰竭不属于低输出量性心力衰竭

    A. 冠心病   B. 心肌炎   C. 二尖瓣狭窄

    D. 甲状腺功能亢进   E. 主动脉瓣狭窄

16. 心力衰竭时血流灌注量减少最明显的器官是

    A. 肝脏   B. 骨骼肌   C. 肾脏

    D. 皮肤   E. 心脏

17. 心功能不全时,启动心率加快的代偿反应机制是

    A. 颈动脉窦压力感受器传入冲动减少   B. 主动脉弓压力感受器传入冲动增多

    C. 心脏迷走神经紧张性增高   D. 心房压力下降

    E. 心肌细胞肥大

18. 下列哪项是心力衰竭时发生肺瘀血的表现

    A. 肝颈静脉反流征阳性   B. 夜间阵发性呼吸困难   C. 下肢水肿

    D. 肝大压痛   E. 颈静脉怒张

19. 左心衰竭时临床最突出的表现是

    A. 肝脾大   B. 下肢水肿   C. 反复咯血

    D. 咳泡沫痰   E. 呼吸困难

20. 左心衰竭患者新近出现右心衰竭,会表现为

    A. 肺瘀血加重、体循环瘀血减轻   B. 肺瘀血、水肿减轻

    C. 肺瘀血、体循环瘀血均减轻   D. 肺瘀血、体循环瘀血均加重

    E. 肺瘀血、水肿加重

21. 右心衰竭的患者会出现

    A. 右心房压升高   B. 肺动脉压降低   C. 肺静脉压升高

    D. 肺毛细血管压升高   E. 左心房压升高

22. 破坏心脏舒缩活动协调性最常见的原因是

    A. 各种类型的心律失常   B. 水肿   C. 收缩性减弱

    D. 甲状腺功能减退   E. 心肌细胞凋亡

23. 心力衰竭时,下列哪项代偿反应主要由肾脏引起

    A. 红细胞增多   B. 血流重分布   C. 紧张源性扩张

    D. 肌红蛋白增加   E. 细胞线粒体数量增多

24. 左心衰竭最常引起的酸碱平衡紊乱的类型是

    A. 代谢性酸中毒   B. 代谢性碱中毒合并呼吸性酸中毒

    C. 呼吸性碱中毒   D. 呼吸性酸中毒

    E. 代谢性碱中毒

25. 左心衰竭发生端坐呼吸的主要机制有

    A. 平卧时肺瘀血加重   B. 平卧时静脉回流增加

    C. 平卧时膈肌上升,胸腔容积变小   D. 平卧时下肢水肿液入血增加

    E. 以上都是

26. 下列关于中心静脉压的叙述哪项是错误的

    A. 指右心房和腔静脉的压力   B. 可以反映右心室舒张末期压力

    C. 可用来监控输液的速度和总量   D. 左室射血功能降低时此值降低

    E. 右心室不能将回心血量充分排出时此值升高

27. 主动脉瓣狭窄时,心脏的主要代偿方式是

    A. 心率加快   B. 左室肥大   C. 右室肥大

    D. 血液逆流   E. 左室扩张

28. 右心衰竭患者不可能出现下列哪种表现

    A. 食欲不振、恶心呕吐   B. 下肢水肿   C. 少尿

    D. 肝大   E. 心性哮喘

B 型题

    A. 主动脉压   B. 左心室射血分数   C. 肺动脉压

    D. 右心室舒张末期压力   E. 左心室舒张末期压力

29. 反映左心室前负荷的是

30. 反映左心室后负荷的是

31. 反映右心室前负荷的是

32. 反映右心室后负荷的是

    A. 左室前负荷增加   B. 右室前负荷增加   C. 左室后负荷增加

    D. 右室后负荷增加   E. 左右室前负荷均增加

33. 高血压病时

34. 肺动脉高压时

35. 肺动脉栓塞时

36. 主动脉瓣关闭不全时

X 型题

37. 心力衰竭的诱因有

A. 肺部感染

B. 心动过速

C. 输液过多

D. 妊娠与分娩

38. 心肌缺血引起心力衰竭的发病机制是

A. ATP 生成不足

B. 酸中毒

C. 心肌细胞死亡

D. 肌浆网钙处理功能障碍

39. 心肌向心性肥大的特点有

A. 心肌纤维变粗

B. 心腔无明显扩张

C. 心肌纤维呈并联性增生

D. 心室壁增厚

40. 下列哪些因素可引起心肌细胞凋亡

A. TNF

B. 氧自由基

C. 线粒体功能异常

D. 细胞钙稳态失衡

41. 心输出量不足时可出现

A. 皮肤苍白或发绀

B. 嗜睡和失眠

C. 疲乏无力

D. 尿量减少

42. 心力衰竭引起血容量增多主要是通过下列哪些环节实现的

A. 降低肾小球滤过率

B. 增加淋巴回流

C. 扩张血管

D. 增加肾小管对水钠的重吸收

三、问答题

1. 心肌肥大分为几种类型？各有什么特点？

2. 左心衰竭最早出现什么症状？简述其发生机制。

3. 试述心功能不全时心脏的代偿反应。

4. 心力衰竭时动脉压和静脉压有何变化？为什么？

5. 简述心肌梗死引起心力衰竭的发生机制。

(李园园)

二十一、肺功能不全

╋ 学习视角

1. **呼吸衰竭概念** PaO_2 低于 60mmHg 伴有或不伴有 $PaCO_2$ 高于 50mmHg。

2. **呼吸衰竭按血气变化分类** 低氧血症型（Ⅰ型）、低氧血症型伴高碳酸血症型（Ⅱ型）。

3. **呼吸衰竭原因及发病机制** ①肺通气功能障碍（限制性通气不足、阻塞性通气不足）；②弥散障碍；③肺泡通气与血流比例失调（部分肺泡通气不足、部分肺泡血流不足、解剖分流增加）。

4. **呼吸衰竭时主要代谢功能变化** ①酸碱平衡及电解质代谢紊乱（呼吸性酸中毒：Ⅱ型呼衰；代谢性酸中毒：缺氧；呼吸性碱中毒：Ⅰ型呼衰通气过度）；②呼吸系统的变化（呼吸频

率改变、呼吸节律紊乱:原发病变作用及 PaO_2 下降、$PaCO_2$ 上升);③中枢性神经系统的变化(肺性脑病:PaO_2 下降、$PaCO_2$ 上升及酸中毒对脑血管及脑细胞作用);④循环系统的变化(兴奋心血管运动中枢:一定程度的 PaO_2 下降和 $PaCO_2$ 上升;抑制心血管运动中枢:严重的 PaO_2 下降和 $PaCO_2$ 上升;肺源性心脏病:肺动脉高压、缺氧等致右心肥大与衰竭)。

练习题

一、名词解释

1. 呼吸衰竭

2. 肺换气

3. 二氧化碳麻醉

4. 无效腔样通气

5. 肺性脑病

6. 真性分流

7. ARDS

二、选择题

A 型题

1. 呼吸功能不全通常是

    A. 外呼吸功能严重障碍的后果　　　　B. 内呼吸功能严重障碍的后果

    C. 内、外呼吸功能严重障碍的后果　　D. 血液不能携氧的后果

    E. 组织细胞不能利用氧的后果

2. Ⅰ型与Ⅱ型呼吸衰竭最主要的区别是

    A. 动脉血氧分压　　　B. 肺泡气氧分压　　　C. 静脉血氧分压

    D. 动脉血二氧化碳分压　　E. 静脉血二氧化碳分压

3. 反映肺换气功能的最好的指标是

    A. PaO_2 和 PAO_2 的差值　　B. PaO_2　　　　C. PaO_2

    D. $PaCO_2$　　　　E. $PaCO_2$ 和 $PACO_2$ 的差值

4. 限制性通气不足主要是由于

    A. 中央气道阻塞　　　B. 外周气道狭窄　　　C. 肺泡膜面积减小

    D. 吸气时肺泡扩张受限　　E. 弥散膜厚度增加

5. 出现严重胸膜病变时,患者可发生

    A. 弥散障碍　　　　B. 限制性通气不足　　　C. 阻塞性通气不足

    D. 无效腔气量增加　　E. 肺表面活性物质受破坏

6. 下列疾病患者表现为呼气性呼吸困难的是

    A. 白喉　　　　B. 支气管异物　　　C. 声带麻痹

    D. 气胸　　　　E. 肺纤维化

7. 无效样通气是指

    A. 肺泡通气严重不均　　　　B. 部分肺泡通气/血流比升高

    C. 肺泡通气/血流比<0.01   D. 各部分肺泡通气/血流比自上而下递减

    E. 肺动–静脉短路开放

8. CO_2 蓄积对下列血管的作用是

    A. 皮肤血管收缩   B. 脑血管收缩   C. 睑结膜血管收缩

    D. 肺小动脉收缩   E. 广泛外周血管收缩

9. 下列哪项与"功能性分流"不符

    A. 又称静脉血掺杂

    B. 是部分肺泡通气明显降低而血流未相应减少所致

    C. 正常人也有功能性分流

    D. 肺血管收缩时也可引起功能性分流

    E. 功能性分流部分的静脉血不能充分动脉化而 PaO_2 降低 $PaCO_2$ 增加

10. 表面活性物质减少时

    A. 肺泡表面张力不变而肺顺应性增加

    B. 肺泡表面张力降低而肺顺应性不变

    C. 肺泡表面张力增加而肺顺应性降低

    D. 肺泡表面张力降低而肺顺应性增加

    E. 肺泡表面张力不变,肺顺应性不变

11. 急性 ARDS 通常出现的酸碱平衡紊乱类型是

    A. AG 正常型代谢性酸中毒   B. 呼吸性酸中毒合并代谢性酸中毒

    C. 呼吸性酸中毒   D. 代谢性碱中毒

    E. 呼吸性碱中毒

12. ARDS 引起 I 型呼吸衰竭的主要机制为

    A. 通气血流比例失调   B. 气体弥散障碍   C. 功能分流增加

    D. 气道阻塞   E. 肺泡无效腔样通气增加

13. ARDS 的基本发病环节是

    A. 肺内 DIC 形成   B. 急性肺瘀血水肿

    C. 急性肺不张   D. 弥漫性肺泡–毛细血管损伤

14. 肺性脑病的主要发病环节之一是

    A. 脑缺氧使脑血管收缩   B. 脑细胞内酸中毒   C. 脑疝形成

    D. CO_2 直接作用使脑血管收缩   E. 脑细胞内渗透压升高

15. 急性肺损伤的病理生理基础是

    A. 白细胞大量激活   B. 肺泡内皮细胞广泛受损

    C. 广泛的肺泡–毛细血管损伤   D. 肺内巨噬细胞大量激活

    E. 急性肺水肿

16. 对只有缺氧而无 CO_2 蓄积的患者,给养治疗的原则是

    A. 给高浓度氧(浓度在 50% 以下)   B. 间断性给低浓度低流量氧

C. 给纯氧　　　　　　　　　　D. 给高压氧

E. 持续给低浓度低流量氧

B 型题

A. 限制性通气不足　　　B. 阻塞性通气不足　　　C. 解剖分流增加

D. 肺泡–毛细血管膜损伤　　E. 通气与血流比值增加

17. 慢性支气管炎患者可出现

18. 支气管扩张时可出现

19. 肺栓塞可导致

20. ARDS 患者可出现

A. PaO_2 下降,$PaCO_2$ 明显下降

B. PaO_2 下降,$PaCO_2$ 变化不大

C. PaO_2 上升,$PaCO_2$ 也明显上升

D. PaO_2 下降,$PaCO_2$ 升高,二者不呈一定比例关系

E. PaO_2 下降,$PaCO_2$ 升高,二者呈一定比例关系

21. 慢性阻塞性肺疾患

22. Ⅱ型呼吸衰竭用高压氧治疗后可出现

23. 吗啡服用过量

24. 肺广泛纤维化

25. 支气管哮喘急性发作

X 型题

26. Ⅰ型呼吸衰竭的常见病因包括

A. 呼吸中枢受抑制　　　　　　B. 通气/血流比例失调

C. 中央气道阻塞　　　　　　　D. 弥散障碍

27. 下列哪种情况引起的呼吸衰竭,氧疗无效

A. 通气障碍　　　　　　　　　B. 弥散障碍

C. 功能性分流　　　　　　　　D. 肺动静脉瘘

28. 慢性阻塞性肺疾患患者产生呼气性呼吸困难的机制是

A. 肺泡壁损害　　　　　　　　B. 胸内压增高

C. 小气道管壁张力降低　　　　D. 气道内压降低

29. 肺部疾病并发右心衰竭的主要机制为

A. 肺动脉高压　　　　　　　　B. 低氧致心脏供血受损

C. 心肌受损　　　　　　　　　D. CO_2 蓄积致外周血管扩张,低血压

30. 呼吸衰竭并发肺性脑病的可能发生机制是

A. 缺氧和酸中毒使脑血管扩张

B. 缺氧和酸中毒对脑细胞的损害

C. 脑血管内皮细胞受损所致的血管内凝血

D. 脑水肿使颅内压升高

31. ARDS 的病因有

    A. 毒气吸入   B. 肺挫伤   C. 败血症   D. 休克

三、问答题

1. 简述呼吸衰竭的发生机制。

2. 如何鉴别真性分流与功能性分流？机制是什么？

3. 简述呼吸衰竭发生肺源性心脏病的机制。

4. 一位患者血气分析结果为：PaO_2 50mmHg，$PaCO_2$ 40mmHg。请回答：

    (1) 该患者存在何种类型的呼吸衰竭？

    (2) 患者发生呼吸衰竭的原因和机制是什么？

    (3) 对该患者进行氧疗的注意事项是什么？为什么？

（李园园）

二十二、肝功能不全

✛ 学习视角

1. **肝性脑病概念**　严重肝疾患→以意识障碍为主的神经精神综合征。

2. **肝性脑病的发病机制**　未经肝处理的毒物引起脑的代谢和功能障碍。

3. **氨中毒学说**　①血氨水平升高的原因：氨产生过多或清除不足；②氨对脑组织的毒性作用：干扰脑组织的能量代谢，改变脑内神经递质的含量，直接抑制神经元细胞膜。

4. **假性神经递质学说**　①概念：苯乙醇胺和羟苯乙醇胺的化学结构与正常神经递质相似，生理效能却很弱，可竞争性取代正常递质致神经冲动传递障碍；②致病机制：影响脑干网状结构（上行激活系统功能失常）及影响大脑基底核。

5. **血浆氨基酸失衡学说**　血浆支链氨基酸/芳香族氨基酸比值降低，芳香族氨基酸大量进入脑组织，导致脑内假性神经递质和抑制性递质（苯乙醇胺、羟苯乙醇胺、5-羟色胺）合成增加，并抑制正常递质的合成，造成中枢神经系统功能紊乱。

6. **γ-氨基丁酸学说**　严重肝病时，血中 γ-氨基丁酸（GABA）增加，通过血脑屏障进入脑内，导致脑细胞膜 GABA 受体数增加并与之结合，引起中枢神经系统功能抑制。

✛ 练习题

一、名词解释

1. 肝功能不全

2. 黄疸

3. 肝性脑病

4. 假性神经递质

二、选择题

A 型题

1. 在肝细胞内与胆红素结合能力最强的蛋白是
   A. 白蛋白　　　　　　　B. 球蛋白　　　　　　　C. 纤维蛋白
   D. Z 蛋白　　　　　　　E. Y 蛋白

2. 肝实质细胞是指
   A. 库普弗细胞　　　　　B. 星形细胞　　　　　　C. 肝细胞
   D. 内皮细胞　　　　　　E. Pit 细胞

3. 肝脏受到损伤后,首先发生的是
   A. 合成功能障碍　　　　B. 解毒功能障碍　　　　C. 分泌功能障碍
   D. 分解功能障碍　　　　E. 免疫功能障碍

4. 正常时胆红素的主要来源是
   A. 衰老的红细胞破坏
   B. 肝细胞微粒体中的细胞色素
   C. 骨髓中作为"无效造血"原料的血红蛋白
   D. 肌红蛋白
   E. 过氧化物酶

5. 肝细胞损害导致的肝功能障碍不包括
   A. 糖代谢障碍　　　　　B. 电解质代谢紊乱　　　C. 胆汁分泌障碍
   D. 内毒素清除障碍　　　E. 激素灭活功能障碍

6. 肝性脑病时血氨生成过多的最主要原因是
   A. 肠道产氨增多　　　　B. 肌肉产氨增多　　　　C. 脑产氨增多
   D. 氨从肾重吸收增多　　E. 血中 NH_4^+ 向 NH_3 转化增多

7. 肝功能障碍包括
   A. 肝性腹水　　　　　　B. 胆汁排泄障碍　　　　C. 胆汁分泌障碍
   D. 凝血功能障碍　　　　E. 以上都是

8. 肝脏激素灭活功能减弱时与出现小动脉扩张有关的是
   A. 甲状腺激素灭活减少　B. 胰岛素灭活减少　　　C. 雌激素灭活减少
   D. 抗利尿激素灭活减少　E. 醛固酮灭活减少

9. 血氨升高引起肝性脑病的最主要机制是
   A. 使脑内形成乙酰胆碱增多　　　　B. 使脑内形成谷氨酰胺减少
   C. 抑制大脑边缘系统　　　　　　　D. 干扰脑细胞能量代谢
   E. 使去甲肾上腺素作用减弱

10. 引起肝性脑病主要是由于
    A. 皮质结构破坏　　　　B. 下丘脑结构破坏　　　C. 大脑网状结构破坏
    D. 上行激活系统结构破坏　E. 脑组织功能和代谢障碍

11. 下述诱发肝性脑病的因素中最常见的是

    A. 消化道出血   B. 利尿剂试用不当   C. 便秘

    D. 感染   E. 尿毒症

12. 肝性脑病时肾血管收缩是由于

    A. 醛固酮活性不足   B. 缓激肽活性不足   C. 白三烯产生减少

    D. 内皮素–1 生成减少   E. 肾交感神经张力降低

13. 下述哪项不是氨对脑的毒性作用

    A. 干扰脑的能量代谢   B. 使脑内兴奋性递质产生减少

    C. 使脑内抑制性递质产生增多   D. 使脑的敏感性增高

    E. 抑制脑细胞膜的功能

14. 主要由遗传性因素引起的肝脏疾病是

    A. 肝豆状核变性   B. 阿米巴肝脓肿   C. 原发性胆汁性肝硬化

    D. 脂肪肝   E. 肝吸虫病

15. 肝硬化患者在失代偿期所发生的功能性肾衰竭属于

    A. 假性肝肾综合征   B. 肾后性肾衰竭   C. 真性肝肾综合征

    D. 梗阻性肾衰竭   E. 同一病因使肝肾功能同时受损

16. 中枢神经系统内的真性神经递质是指

    A. 苯乙胺   B. 酪胺   C. 多巴胺

    D. 苯乙醇胺   E. 羟苯乙醇胺

17. 肝性脑病患者服用肠道抗生素的主要目的是

    A. 防治胃肠道感染   B. 预防肝胆系统感染   C. 抑制肠道对氨的吸收

    D. 防止腹水感染   E. 抑制肠道细菌而减少毒性物质的产生和吸收

18. 下述哪项不是治疗肝性脑病的正确方法

    A. 口服乳果糖   B. 肥皂水灌肠   C. 给予左旋多巴

    D. 稀醋酸高位灌肠   E. 静脉点滴谷氨酸钠

19. 肝肾综合征的发病机制与下列哪项因素无关

    A. 低血容量   B. 假性神经递质蓄积   C. 内毒素血症

    D. 肾素–血管紧张素系统活动增强   E. 激肽释放酶–激肽系统活动增强

B 型题

    A. 肾血流量减少,肾小球滤过率减少,肾小管结构正常

    B. 肾血流量减少,肾小球滤过率增加,肾小管结构正常

    C. 肾血流量减少,肾小球滤过率减少,肾小管坏死

    D. 肾血流量减少,肾小球滤过率增加,肾小管坏死

    E. 肾血流量减少,肾小球滤过率正常,肾小管坏死

20. 肝性功能性肾衰竭的特点是

21. 肝性器质性肾衰竭的特点是

A. 干扰脑的能量代谢　　　B. 抑制脑细胞内呼吸　　　C. 取代正常神经递质

D. 抑制谷氨酰胺的合成　　　E. 使神经元超级化而抑制中枢神经系统

22. 氨对脑的毒性作用是

23. 苯乙醇胺对脑的毒性作用是

24. γ-氨基丁酸对脑的毒性作用是

A. 肝库普弗细胞　　　B. 肝星形细胞　　　C. 肝脏相关淋巴细胞

D. 肝窦内皮细胞　　　E. 肝细胞

25. 与肠源性内毒素血症的发生关系密切的是

26. 与肝纤维化的发生关系密切的是

X 型题

27. 肝功能严重损害时激素代谢紊乱表现为

A. 雌激素增多　　　　　　　　　B. 胰岛素减少

C. 醛固酮增多　　　　　　　　　D. 抗利尿激素减少

28. 引起肝性腹水的全身性因素包括

A. 门脉高压　　　　　　　　　　B. 肾小球滤过率降低

C. 淋巴循环障碍　　　　　　　　D. 心房钠尿肽减少

29. 肝性脑病患者可以出现

A. 精神错乱　　　　　　　　　　B. 嗜睡

C. 扑翼样震颤　　　　　　　　　D. 昏迷

30. 血中芳香族氨基酸增多可引起脑内

A. 苯乙胺增多　　　　　　　　　B. 羟苯乙醇胺增多

C. 5-羟色胺增多　　　　　　　　D. 苯乙醇胺增多

三、问答题

1. 试述肝功能不全患者血氨生成增多的机制。

2. 简述肝性脑病时,假性神经递质的产生及导致昏迷的机制。

3. 肝硬化伴有消化道出血患者发生肝性脑病的可能机制是什么?

4. 肝病时为何容易发生肠源性内毒素血症?

5. 减少肝性脑病诱因的常用措施有哪些?

(李园园)

二十三、肝功能不全

┼ 学习视角

1. 急性肾衰竭概念　肾泌尿功能短期内急剧降低,水、电解质、酸碱平衡紊乱及代谢废物蓄积。

2. 急性肾衰竭的发病机制　①肾血流量减少:肾灌注压降低,肾血管收缩,肾微循环障碍等;

②肾小球病变：急性肾小球肾炎可致肾小球滤过膜面积减少；③肾小管阻塞；④肾小管原尿反流；⑤细胞损伤：肾小管上皮细胞损伤、内皮细胞损伤。

3. 急性肾衰竭时机体变化　①少尿期：少尿(尿量<400ml/d)或无尿(尿量<100ml/d)，氮质血症(血液中非蛋白含氮物质增多)，水中毒，高钾血症，代谢性酸中毒；②多尿期；③恢复期。

4. 慢性肾衰竭概念　肾实质进行性破坏→肾功能逐渐减退→代谢废物潴留→水、电解质与酸碱平衡紊乱→肾内分泌功能障碍。

5. 慢性肾衰竭时机体变化　①尿的变化：夜尿、多尿、少尿、低渗尿、等渗尿、蛋白尿、血尿和脓尿；②水、电解质和酸碱平衡紊乱：低钠血症、高钾血症或低钾血症、高血磷、低血钙、代谢性酸中毒；③肾性高血压：钠水潴留，肾素分泌增多，肾性降压物质生成减少；④肾性贫血：促红细胞生成素减少，毒性物质抑制骨髓造血，毒性物质使红细胞破坏增加，铁的吸收减少和破坏增多及出血倾向；⑤出血倾向：毒性物质抑制血小板功能；⑥肾性骨营养不良：钙、磷代谢障碍和继发性甲状旁腺功能亢进，维生素 D 代谢障碍，酸中毒等；⑦氮质血症。

✚ 练习题

一、名词解释

1. 急性肾衰竭

2. 少尿

3. 夜尿

4. 功能性急性肾功能不全

5. 尿毒症

6. 氮质血症

二、选择题

A 型题

1. 引起肾前性急性肾功能不全的病因是

　　A. 汞中毒　　　　　　　B. 急性肾炎　　　　　　C. 肾血栓形成

　　D. 休克　　　　　　　　E. 尿路梗阻

2. 急性肾衰竭发生的主要机制是

　　A. 原尿回漏入肾间质　　B. 肾小球滤过功能障碍　C. 肾小管阻塞

　　D. 肾细胞肿胀　　　　　E. DIC

3. 以肾小球损害为主的疾病是

　　A. 急性肾小球肾炎　　　B. 急性中毒性肾小管坏死　C. 急性间质性肾炎

　　D. 肾肿瘤　　　　　　　E. 肾结石

4. 判断肾功能不全程度的最可靠的指标是

　　A. NPN　　　　　　　　B. BUN　　　　　　　　C. 电解质紊乱情况

　　D. 代谢性酸中毒　　　　E. 内生肌酐清除率

5. 下述哪项可用做判定是功能性肾衰竭还是器质性肾衰竭的指标

A. 尿比重　　　　　　　　B. 尿钾含量　　　　　　　C. 肾小球滤过率

D. 肾小管分泌功能　　　　E. 氮质血症

6. 下列哪项不是引起肾小管功能障碍的主要原因

　　A. 严重休克　　　　　　B. 汞中毒　　　　　　　　C. 严重挤压伤

　　D. 免疫复合物　　　　　E. 严重溶血

7. 失血性休克引起急性肾功能不全的最主要发病机制是

　　A. 肾血流量较少和肾内血流分布异常　　B. 前列腺素增多

　　C. 白细胞流变特性改变　　　　　　　　D. 肾小管阻塞

　　E. 原尿回漏

8. 急性肾衰竭少尿期最严重的并发症是

　　A. 氮质血症　　　　　　B. 水中毒　　　　　　　　C. 高钾血症

　　D. 稀释性低钠血症　　　E. 代谢性酸中毒

9. 急性肾功能不全少尿期,水平衡紊乱的主要表现是

　　A. 高渗性脱水　　　　　B. 低渗性脱水　　　　　　C. 等渗性脱水

　　D. 水肿　　　　　　　　E. 水中毒

10. 无尿的概念是指 24 小时的尿量小于

　　A. 500ml　　　　　　　B. 400ml　　　　　　　　C. 200ml

　　D. 100ml　　　　　　　E. 50ml

11. 急性肾小管坏死患者,肾功能恢复得最慢的是

　　A. 肾血流量　　　　　　B. 肾小球滤过功能　　　　C. 肾小管分泌功能

　　D. 肾小管浓缩功能　　　E. 集合管分泌功能

12. 挤压综合征引起急性肾功能不全时首先出现的变化是

　　A. 肾内血流分布异常　　B. 白细胞变形能力降低　　C. 肾小管阻塞

　　D. 原尿回漏　　　　　　E. 肾合成前列腺素减少

13. 下列哪项不是肾性高血压的发生机制

　　A. 钠水潴留　　　　　　　　　　　　B. 肾脏产生促红细胞生成素增加

　　C. 肾素-血管紧张素系统活性增加　　D. 肾脏分泌 PGE2 减少

　　E. 肾脏分泌 PGA2 减少

14. 肾小球滤过率下降会导致

　　A. 少尿、无尿　　　　　B. 血钠浓度降低　　　　　C. 多尿、夜尿

　　D. 血钾降低　　　　　　E. 低蛋白血症

15. 下述哪项变化在功能性肾功能不全时不应出现

　　A. 肾血流量减少　　　　　　　　　　B. 肾小管上皮细胞对水重吸收增加

　　C. 肾小管上皮细胞对钠重吸收减少　　D. 血尿素氮含量增高

　　E. 血钾升高

16. 下列尿的变化指标中哪项表示慢性肾衰竭更严重

    A. 夜尿增多   B. 尿蛋白阳性   C. 高渗尿

    D. 低渗尿   E. 等渗尿

17. 慢性肾衰竭的常见病因为

    A. 慢性肾小球肾炎   B. 慢性肾盂肾炎   C. 肾小动脉硬化炎

    D. 全身性红斑狼疮   E. 尿路结石

18. 下述哪项不是急性肾功能不全多尿期出现多尿的机制

    A. 肾小球滤过功能逐渐恢复   B. 肾小管阻塞解除

    C. 抗利尿激素分泌减少   D. 新生的肾小管上皮细胞浓缩功能低下

    E. 渗透性利尿

19. 尿毒症患者最早出现、最突出的临床表现是

    A. 周围神经炎   B. 心律失常   C. 胃肠道症状

    D. 水电解质失调   E. 酸碱平衡紊乱

20. 慢性肾功能不全患者易发生出血的主要原因是

    A. 毛细血管壁通透性增加   B. 血小板功能异常   C. 血小板数量减少

    D. 凝血物质消耗增多   E. 纤溶系统功能亢进

21. 目前认为影响尿素毒性的主要因素是

    A. 血中氰酸盐浓度   B. 血尿素浓度   C. 血氨浓度

    D. 血液 H^+ 浓度   E. 血液 Mg^+ 浓度

22. 昼夜尿比重固定在 1.010 时主要反映

    A. 肾小球滤过功能受损   B. 肾脏稀释功能障碍   C. 肾脏浓缩功能障碍

    D. 肾脏浓缩稀释功能障碍   E. 抗利尿激素分泌异常

23. 急性肾功能不全时肾小管细胞损伤和功能障碍的机制不包括

    A. ATP 合成减少和离子泵失灵   B. 自由基增多   C. 还原型谷胱甘肽增多

    D. 磷脂酶活性增高   E. 细胞骨架结构改变

24. 急性肾衰竭较常见的首要症状是

    A. 多尿   B. 少尿   C. 血尿

    D. 蛋白质   E. 脓尿

B 型题

    A. 肾前性肾衰竭   B. 肾性肾衰竭   C. 肾后性肾衰竭

    D. 慢性肾衰竭   E. 尿毒症

25. 失血性休克早期可引起

26. 失血性休克晚期可引起

27. 严重挤压伤可引起

28. 输尿管结石可引起

29. 慢性肾小管肾炎可引起

30. 急、慢性肾衰竭发展到最严重的阶段可引起

A. 等渗尿　　　　B. 少尿　　　　C. 无尿　　　　D. 夜尿　　　　E. 多尿

31. 尿比重固定在 1.010 称为

32. 尿量<100ml/24h 称为

33. 尿量>2000ml/24h 称为

34. 夜间尿量和白天尿量相近称为

A. 肾小球　　　　　　　B. 肾小管　　　　　　　C. 肾间质

D. 肾血管　　　　　　　E. 肾血流量

35. 急性肾小球肾炎主要损伤部位是

36. 红斑狼疮性肾炎主要损伤部位是

37. 铅等重金属中毒主要损伤部位是

38. 急性肾盂肾炎主要损伤部位是

X 型题

39. 急性肾衰竭时持续性肾缺血的可能机制有

A. 肾内肾素–血管紧张素增多　　　　　　B. 肾内前列腺素合成增加

C. 肾内微血栓形成　　　　　　　　　　　D. 肾血管内皮细胞肿胀

40. 肾性贫血的发生机制描述正确的有

A. 血液中毒性物质抑制红细胞生成　　　　B. 红细胞破坏增多

C. 出血　　　　　　　　　　　　　　　　D. 促红细胞生成素生成减少

41. 尿毒症时皮肤可出现

A. 瘙痒　　　　　B. 干燥、脱屑　　　　C. 呈黄褐色　　　　D. 尿素霜

42. 急性肾衰竭少尿期可出现

A. 代谢性酸中毒　　B. 高钾血症　　　　C. 氮质血症　　　　D. 高钙血症

43. 早期慢性肾衰竭患者的排尿特点为

A. 少尿　　　　　B. 多尿　　　　　C. 夜尿　　　　　D. 等渗尿

44. 慢性肾衰竭时反映肾浓缩和稀释功能障碍的指标为

A. 夜尿　　　　　B. 蛋白尿　　　　C. 等渗尿　　　　D. 低渗尿

三、问答题

1. 如何鉴别功能性急性肾功能不全和器质性急性肾功能不全?

2. 简述急性肾衰竭恢复期发生多尿的机制。

3. 急性肾功能不全少尿期最危险的并发症是什么?简述其发生机制。

4. 简述尿毒症时神经症状的发生机制。

5. 简要分析对肾功能不全的患者在医疗和护理上应注意些什么。

（李园园）

参考答案

一、组织适应损伤与修复

选择题

1. D　2. B　3. C　4. E　5. E　6. B　7. C　8. A　9. C　10. D　11. D　12. D　13. C　14. C
15. D　16. D　17. D　18. A　19. C　20. D　21. B　22. C　23. C　24. D　25. E　26. B
27. B　28. C　29. A　30. A　31. C　32. E　33. B　34. C　35. A　36. D　37. D　38. B
39. A　40. D　41. C　42. B　43. C　44. E　45. D　46. A　47. ABCE　48. BDE　49. ABD
50. ABE　51. ABD　52. BCDE　53. ABE　54. ABD　55. ACE

二、局部血液循环障碍

一、选择题

1. D　2. E　3. A　4. A　5. C　6. E　7. D　8. E　9. E　10. C　11. B　12. E　13. B　14. A
15. B　16. B　17. A　18. D　19. C　20. B　21. C　22. D　23. B　24. B　25. D　26. B
27. E　28. E　29. A　30. D　31. A　32. E　33. B　34. A　35. E　36. C　37. C　38. E
39. D　40. B　41. C　42. C　43. D　44. A　45. E　46. C　47. D　48. ABD　49. ACE
50. ABE　51. ABE　52. ACD　53. ACE　54. BDE　55. AB　56. ACE

二、名词解释

1. 瘀血:因静脉血液回流受阻,引起局部组织或器官的血管内血液含量增多的状态,称为瘀血。

2. 槟榔肝:慢性肝瘀血时,肝小叶中央区因严重瘀血呈暗红色,而肝小叶周边部肝细胞则因脂肪变性呈黄色,致使在肝的切面上出现红、黄相间的状似槟榔切面的条纹,称为槟榔肝。

3. 出血:血液从血管或心腔内逸出,称为出血。

4. 血栓形成:活体心血管系统内,血液发生部分凝固或血浆中某些成分聚集形成固体质块的过程,称为血栓形成。

5. 栓塞:循环血液中出现异常物质随血流运行,阻塞血管腔的现象称为栓塞。

6. 梗死:局部组织或器官由于血流阻断导致缺氧而发生的坏死,称为梗死。

7. 出血性梗死:梗死组织内含血量多,呈暗红色,称出血性梗死。常见于肺、肠。

三、问答题

1. 瘀血的原因有静脉腔阻塞、静脉受压、心力衰竭。

长期瘀血可引起后果有:①瘀血性水肿。瘀血时毛细血管内压升高,通透性增高,血浆漏至组织间隙,形成瘀血性水肿。严重时,红细胞也可漏出,发生瘀性出血。②实质细胞萎缩、变性、坏死。③瘀血性硬化。局部纤维结缔组织增生,间质网状纤维变为胶原纤维,使器官变硬。

2. 血栓的结局有溶解与吸收、机化与再通、钙化。血栓形成在多数情况下,给机体造成严重的后果甚至危及生命。①阻塞血管:血栓阻塞动脉,引起局部组织或器官的缺血坏死。血栓阻塞静脉,引起局部组织的瘀血、水肿、出血。②栓塞:血栓脱落后随血流运行,栓塞于相应大小的血管。③形成心瓣膜病:反复发生在心瓣膜上的血栓,机化后引起瓣膜粘连、增厚、变硬。

3. 血栓形成具备的条件是:心血管内膜的损伤、血流状态的改变,血液凝固性增强。血栓大致分为四种类型:①白色血栓,构成延续性血栓的头部,主要由血小板组成。②混合性血栓,构成延续性血栓的体部。③红色血栓,构成延续性血栓的尾部,可见纤维素的网眼内充满红细胞。④透明血栓,这种血栓主要由纤维素构成,见于弥散性血管内凝血。

4. 常见的栓子有血栓、空气、羊水、脂肪、细胞等栓子,最常见的是血栓栓子。栓子运行途径一般与血流方向一致。①来自右心及体静脉系统的栓子,随血流进入肺动脉及其分支引起肺栓塞。②来自门静脉系统的栓子,随血流至肝脏,阻塞门静脉的分支。③来自左心或动脉系统的栓子,随动脉血流从较大的动脉到较小的动脉内停留,引起栓塞,常见于脑、脾、肾等器官。

5. 血栓形成可阻塞血管腔。较大的血栓由于部分软化,易在血流冲击下形成栓子,随血流运行阻塞血管腔引起栓塞。血栓栓塞使局部组织的动脉血流阻断,如果侧支循环不能有效建立,则引起部分组织的缺血坏死,造成梗死。

三、炎　症

一、选择题

1. C　2. D　3. A　4. A　5. A　6. B　7. E　8. E　9. E　10. D　11. C　12. E　13. B　14. C　15. D　16. D　17. D　18. E　19. B　20. B　21. A　22. B　23. A　24. D　25. C　26. C　27. D　28. A　29. A　30. D　31. E　32. A　33. A　34. E　35. E　36. D　37. A　38. D　39. E　40. C　41. E　42. D　43. E　44. A　45. B　46. BCDE　47. BCDE　48. ACD　49. BCDE　50. ADE　51. CDE

二、名词解释

1. 炎症介质:是指一组由细胞释放和体液产生的参与并诱导炎症发生发展的具有生物活性的化学物质。

2. 化脓性炎:是指以中性粒细胞大量渗出,并伴有不同程度的组织坏死和脓液形成特征的炎症。

3. 脓肿:是指局限性化脓性炎症。

4. 蜂窝织炎:是指疏松结缔组织发生的弥漫性化脓性炎,常见于皮肤、肌肉和阑尾。

5. 假膜性炎:是指黏膜的纤维素性炎,其病变特点主要是在黏膜表面形成一层灰白色膜状物(假膜)。假膜由渗出的纤维素、白细胞与坏死的黏膜上皮细胞混合形成。

6. 窦道:深部脓肿如向体表或自然管道穿破,形成有一个开口的病理性管道。

7. 瘘管:深部脓肿一端向体表,一端向自然管道穿破,形成有两个或两个以上开口的病理性管道。

8. 炎性假瘤:是指局部组织炎性过度增生形成境界清楚的肿瘤样团块。常见于眼眶和肺。

9. 炎性息肉:致炎因子长期刺激,局部黏膜上皮、腺体及肉芽组织过度增生形成突出于黏膜表面的根部带蒂的新生物,称为炎性息肉。

三、问答题

1. 炎性渗出对机体的影响:①有利影响:液体可以稀释毒素;补体、抗体有利于消灭病原微生物;纤维素交织呈网状,可限制细菌扩散并利于白细胞吞噬,使病灶局限;网状的纤维素可成为修复的支架;渗出的白细胞发挥吞噬作用、免疫作用,运走坏死组织以利于再生和修复。②不利影响:渗出液过多可压迫影响器官功能;纤维素渗出过多不能被完全吸收可发生机化,引起粘连。细菌被白细胞吞噬后未被消灭,可随白细胞游走,引起炎症扩散。

2. 当机体抵抗力下降,或病原菌毒力强或数量多时,病原菌大量繁殖,并向周围组织或全身蔓延扩散。主要扩散方式有:①局部蔓延;②淋巴道扩散;③血道扩散,分别引起菌血症、毒血症、败血症、脓毒血症。

3. 炎症局部的临床表现及病理基础:

(1)红:最初为鲜红色(动脉性充血);以后为暗红(静脉性充血)。

(2)肿:急性炎症主要因变质或充血和渗出所致;慢性炎症主要与局部组织增生有关。

(3)热:局部温度升高,与动脉性充血、血流量增加、血流速度加快有关。也与局部分解代谢增强有关。体表发炎时较明显。

(4)痛:前列腺素、缓激肽为致痛物;H^+、K^+浓度增高(组织分解代谢增加)、组织水肿、张力增加,可刺激和压迫神经末梢。

(5)功能障碍:组织损伤、渗出造成阻塞及压迫、疼痛可引起器官功能障碍。

四、肿　瘤

一、选择题

1. A　2. E　3. E　4. D　5. C　6. E　7. E　8. D　9. D　10. D　11. E　12. E　13. B　14. B
15. B　16. D　17. C　18. E　19. E　20. A　21. C　22. B　23. D　24. E　25. D　26. A
27. A　28. D　29. D　30. E　31. A　32. E　33. E　34. E　35. B　36. E　37. A　38. E
39. B　40. E　41. D　42. C　43. CDE　44. ABD　45. ABDE　46. BCE　47. CDE　48. AE
49. AD　50. ABCE

二、名词解释

1. 肿瘤:肿瘤是机体在各种致瘤因素的作用下,局部组织细胞在基因水平上失去了对其生长的正常调控,导致克隆性异常增生而形成的新生物。这种新生物常形成局部肿块。

2. 异型性:指肿瘤组织在细胞形态和组织结构上与其起源组织有不同程度的差异性。

3. 转移:肿瘤细胞从原发部位侵入淋巴管、血管或体腔迁徙到他处,长出与原发瘤同样类型的肿瘤,这个过程称为转移。

4. 癌:指上皮组织来源的恶性肿瘤。

5. 肉瘤:从间叶组织(包括纤维组织、脂肪、肌肉、脉管、骨、软骨及淋巴造血组织)发生的恶性肿瘤称为肉瘤。

6. 硬癌:是实性癌的一种,为低分化腺癌,癌巢形成实性的条索,不形成腺腔样结构,癌巢小而少,间质结缔组织多,肿瘤质地硬。

7. 原位癌:指癌变仅限于黏膜上皮层内或皮肤表皮层内(常波及上皮的全层)未突破基底膜,称为原位癌。

三、问答题

1. 肿瘤的异型性越大,其分化成熟度越低,恶性度越高;反之,肿瘤的异型性越小,其分化成熟度越高,越倾向于良性。

2. 良性肿瘤对机体影响轻,一般只是局部压迫和阻塞。
   恶性肿瘤对机体影响重,除局部压迫和阻塞外,还浸润破坏器官,形成溃疡、出血、穿孔,引起机体发热、疼痛及内分泌紊乱等,晚期常发生转移形成恶病质。

3. 良、恶性肿瘤的区别见下表:

	良性肿瘤	恶性肿瘤
分化程度	分化好,异型性小	分化差,异型性大
核分裂	无或少,无病理性核分裂	多,可见病理性核分裂
生长速度	大多缓慢,以膨胀性、外生性为主	大多较快,呈浸润性、外生性生长,常无包膜或不完整
生长方式	常有包膜,界清,可推动	界不清,不易推动
继发改变	很少	常有出血,坏死,溃疡形成
转移	无	常有
复发	术后少复发	术后多有复发
对机体影响	较小,多为压迫或阻塞	较大,破坏,转移,恶病质

4. 癌前病变是指某些具有癌变潜在可能性的病变,若长期存在,即有可能转变为癌。
   常见的癌前病变有黏膜白斑、慢性子宫颈糜烂、乳腺增生性纤维囊性病、结肠息肉状腺瘤、慢性萎缩性胃炎及胃溃疡等。

五、心血管系统疾病

一、选择题

1. D　2. C　3. B　4. A　5. B　6. C　7. A　8. B　9. D　10. E　11. E　12. B　13. A　14. C　15. A　16. D　17. A　18. B　19. B　20. E　21. E　22. D　23. B　24. D　25. E　26. B　27. A　28. D　29. E　30. C　31. E　32. C　33. C　34. E　35. B　36. E　37. C　38. BCDE　39. ABCDE　40. AC

二、名词解释

1. **动脉瘤**：主要由于动脉粥样硬化症中严重的粥样斑块底部的中膜平滑肌萎缩，在血流压力的作用下，形成的局部动脉壁外突扩张称为动脉瘤。

2. **冠心病**：是指因狭窄性冠状动脉疾病引起的心肌供血不足所造成的缺血性心脏病。

3. **心肌梗死**：由于冠状动脉供血中断引起心肌供血区持续缺血，而导致的较大范围心肌坏死称为心肌梗死。

4. **室壁瘤**：由于梗死区坏死组织或薄层瘢痕组织受室内压力作用，心室局部膨出称为室壁瘤。

三、问答题（此处仅列出答案要点）

1. ①斑块内出血；②斑块破裂；③粥瘤性溃疡；④钙化；⑤动脉瘤形成；⑥血管腔狭窄。

2. ①心内膜下心肌梗死特点：多发性、小灶性坏死，不规则分布于左室四周，梗死仅累及心室壁内 1/3 的心肌。②区域性心肌梗死特点：病灶较大，累及心室壁全层，尤其多见于左心室前壁、心尖部、室间隔前 2/3 及前内乳头肌。

3. ①乳头肌功能失调；②心脏破裂；③室壁瘤；④附壁血栓形成；⑤急性心包炎。

4. ①心：左心室向心性肥大→离心性肥大；②肾：双侧原发性颗粒性肾固缩；③脑：高血压脑水肿，脑软化，脑出血。

六、呼吸系统疾病

一、选择题

1. E　2. C　3. C　4. E　5. B　6. C　7. B　8. C　9. C　10. C　11. D　12. B　13. E　14. D　15. B　16. A　17. A　18. E　19. B　20. C　21. A　22. D　23. A　24. ABC　25. ABC　26. BCD　27. ABCD　28. ABC　29. ABCDE

二、名词解释

1. **慢性阻塞性肺疾病**：是一组以慢性不可逆性或可逆性气道阻塞、呼气阻力增加、肺功能不全为共同特征的疾病总称，包括慢性支气管炎、肺气肿、支气管哮喘、支气管扩张症等疾病。

2. **肺气肿**：指呼吸性细支气管、肺泡管、肺泡囊、肺泡因肺组织弹性减弱而过度充气，呈永久性扩张，并伴有肺泡间隔破坏，致使肺容积增大的病理状态。

3. **肺肉质变**：是大叶性肺炎时，由于肺泡腔内渗出的中性粒细胞数量少，释放蛋白溶解酶不足以使渗出的纤维素完全溶解而被吸收清除,由肉芽组织机化,使病变肺组织呈褐色肉样纤维组织。

三、问答题

1. (1)肺心病是因慢性肺疾病、肺血管及胸廓的病变引起肺循环阻力增加、肺动脉高压而导致以右心室壁肥厚、心腔扩大或发生右心衰竭的心脏病。

   (2)常以肺动脉瓣下2cm处右心室前壁肌层厚度超过5mm(正常3~4mm)作为肺心病的病理诊断标准。

2. 鼻咽癌的扩散途径:

   (1)直接蔓延:破坏颅底骨,损伤第Ⅱ对~Ⅵ对颅神经引起相应症状。

   (2)淋巴道转移:早期常发生淋巴道转移,颈上部胸锁乳突肌上端内出现无痛性结节,压迫第Ⅳ对~Ⅺ对颅神经和颈交感神经引起相应症状。

   (3)血道转移:较晚发生,多转移到肝、肺、骨、肾等处。

七、消化系统疾病

一、选择题

1. B 2. E 3. E 4. D 5. E 6. E 7. C 8. A 9. B 10. C 11. D 12. D 13. D 14. B
15. B 16. E 17. A 18. C 19. D 20. E 21. C 22. D 23. E 24. E 25. A 26. D
27. C 28. A 29. D 30. E 31. A 32. C 33. D 34. A 35. E 36. D 37. E 38. C
39. E 40. A 41. ACD 42. BCE 43. ADE 44. CDE 45. BDE

二、名词解释

1. 桥接坏死:肝小叶中央和汇管区、相邻的两个小叶中央、汇管区和汇管区的坏死灶间相互融合沟通,形成坏死带,多见于慢性重型肝炎及肝硬化等。

2. 假小叶:肝硬化时,肝内广泛的纤维结缔组织增生,肝小叶正常结构破坏,被增生的纤维组织分割包绕成为大小不一、圆形或椭圆形的肝细胞团。

3. 小肝癌:即早期肝癌,指瘤体合计直径在3cm以下,不超过2个瘤结节的原发性肝癌。

4. 肝硬化:各种病因导致肝细胞的弥漫性坏死、并继发纤维组织增生和肝细胞结节状再生,这些病变反复交替进行,最终导致肝脏结构改建、肝脏变形和变硬,即形成肝硬化。

三、问答题

1. 胃溃疡病的结局和并发症:

   (1)结局:由肉芽组织增生充填修复缺损,黏膜上皮再生覆盖溃疡面而愈合。

   (2)并发症:①出血:可为小血管破裂而有少量出血,若较大血管破裂,可导致大出血,危及生命。②穿孔:主要见于十二指肠溃疡。穿孔后引起急性弥漫性腹膜炎,或引起局限性腹膜炎。③幽门狭窄:长期溃疡形成大量瘢痕。可收缩而引起幽门狭窄。另外,如幽门充血、水肿及幽门括约肌痉挛亦可引起幽门狭窄。④癌变:可见于长期胃溃疡患者。

2. 肝硬化肝功能障碍的主要表现:

（1）蛋白质合成障碍：实验室检查白蛋白与球蛋白比值下降或倒置现象。

（2）出血倾向，患者可有皮肤、黏膜或皮下出血。

（3）黄疸：晚期肝硬化患者可出现黄疸。可为肝细胞性黄疸，也可为胆管阻塞性黄疸。

（4）激素的灭活作用降低：可导致体内雌激素水平升高，男性患者可致睾丸萎缩和乳腺发育，女性患者可有月经不调等。还可发生蜘蛛状血管痣，常出现在患者的颈、面、胸部及手掌等处。

（5）肝性脑病：是肝功能障碍最严重的后果及最常见的死因之一。

3. 肝硬化门静脉高压时主要的侧支循环及影响有：①食管下段静脉丛曲张，易受食物摩擦刺激及腹压升高的影响而发生破裂导致致命性大出血，是肝硬化患者常见的死亡原因之一；②痔静脉曲张，引起直肠静脉丛曲张，可形成痔疮而出现便血，长期便血可引起贫血；③腹壁及脐周静脉网曲张。引起脐周围的浅静脉高度扩张，在临床上形成"海蛇头"现象。

八、淋巴造血系统疾病

一、选择题

1. E　2. D　3. C　4. B　5. C　6. B　7. C　8. D　9. C　10. B　11. A　12. B　13. B　14. D　15. B　16. C　17. C　18. A　19. B　20. B　21. C　22. C　23. B　24. A　25. E　26. D　27. E　28. B　29. E　30. B　31. B　32. E　33. E　34. D　35. D　36. A　37. E　38. C　39. ACDE　40. AC　41. ABCDE　42. ABC　43. ABCD　44. AD　45. ABCDE　46. ACDE

二、名词解释

1. R-S 细胞：①一种体积大的双核关或多核关瘤巨细胞；②瘤细胞胞质丰富；③细胞核呈双叶或多叶状，状似双核或多核细胞；④大嗜酸性核仁，周围有空晕。

2. 镜影细胞：①典型的 R-S 细胞；②细胞核呈双叶核，面对面的排列，核仁突出，嗜酸性；③对霍奇金病诊断有重要意义。

3. Burkitt 淋巴瘤：①一种可能来源于滤泡生发中心细胞的高度恶性的 B 淋巴细胞肿瘤；②多见于儿童和青年人，常位于颌骨、颅骨、面骨、腹腔器官和中枢神经系统；③非洲地区多见；④满天星图像；⑤发生与第 8 染色体上的 c-myc 基因有关的易位，最常见的是t(8;14)。

4. 类白血病反应：①严重感觉、某些恶性瘤、药物中毒、大量出血和溶血反应等刺激造血组织而产生的异常反应；②周围血中白细胞显著增多；③有幼稚细胞出现。

三、问答题

1. ①肿瘤细胞：诊断型 R-S 细胞为代表的系列 R-S 细胞。R-S 细胞包括：镜影细胞（诊断性 R-S 细胞）、腔隙型细胞（陷窝细胞）、"爆米花"细胞、多形性或未分化的 R-S 细胞。②多量的炎细胞。③淋巴结结构部分或全部破坏。

2. （1）非霍奇金淋巴瘤：①淋巴结结构部分或全部破坏；②细胞呈单克隆性增生；③常有正常结构被侵袭和包膜外浸润；④淋巴结进行性增大；⑤可发生扩散转移；⑥抗感染治疗无效。

（2）淋巴结反应性增生：①淋巴结结构呈可逆性改变；②细胞成分为以成熟浆细胞为标志

的 B 淋巴细胞衍化系列;③无正常结构被侵袭和包膜外浸润;④不发生扩散转移;⑤淋巴结时大时小;⑥抗感染治疗可愈。

3. ①全身性、系统性、肿瘤性增生;②病变累及全身各种器官,但以淋巴结、脾、骨髓病变最严重;③受累组织内肿瘤性的组织细胞样细胞增生,呈散在分布的灶性浸润;④瘤细胞类似于组织细胞及前体细胞;⑤免疫组化瘤细胞为 T 细胞性或 NK 细胞性;⑥发热、乏力、全身淋巴结大,肝、脾大,晚期可出现黄疸、贫血、白细胞和血小板减少。

九、泌尿系统疾病

一、选择题

1. C　2. B　3. E　4. C　5. D　6. D　7. E　8. C　9. B　10. C　11. E　12. A　13. C　14. B　15. A　16. C　17. A　18. A　19. C　20. E　21. C　22. B　23. B　24. E　25. E　26. E　27. B　28. D　29. A　30. B　31. C　32. E　33. D　34. BCDE　35. BCE

二、名词解释

1. 急性肾炎综合征:起病急,表现为明显的血尿、轻到中度蛋白尿、水肿和高血压等。严重患者可有氮质血症或肾功能不全。

2. 肾病综合征:主要表现为:①大量蛋白尿;②高度水肿;③低蛋白血症;④高脂血症。

三、问答题

1. (1)尿改变:由于肾小球滤过膜损伤和通透性增加而引起蛋白尿、管型尿和血尿。因肾小球内细胞增生,毛细血管因受压管腔狭窄或闭塞,血流量减少,肾小球滤过率明显下降,导致少尿或无尿,严重者可引起氮质血症和肾衰竭。

(2)水肿:水肿的主要原因是肾小球缺血和滤过率明显降低,而肾小管的重吸收功能仍正常,导致"球-管失衡"引起的钠水潴留。超敏反应引起血管通透性增高,可加重水肿。

(3)高血压:发生的主要原因可能是钠水潴留引起血容量增加,使血压增高。

2. (1)病理变化:大量肾小球纤维化和玻璃样变,其所属肾小管萎缩或消失,残存的肾单位常发生代偿性肥大。

(2)临床病理联系:肾的尿液浓缩程度降低,导致多尿、夜尿、低比重尿。由于残存肾单位功能相对正常,故血尿、蛋白尿和管型尿均不如肾炎早期时明显。大量肾组织破坏,促红细胞生成素产生减少,从而影响骨髓红细胞生成,加上体内代谢产物潴留,可抑制骨髓造血功能和促进溶血作用,故患者常有贫血。

十、生殖系统和乳腺疾病

一、选择题

1. C　2. E　3. B　4. E　5. D　6. D　7. D　8. D　9. A　10. A　11. E　12. C　13. A　14. D　15. B　16. E　17. E　18. D　19. D　20. A　21. A　22. B　23. E　24. C　25. D　26. B　27. D　28. A　29. E　30. C　31. A　32. D　33. D　34. D　35. C　36. E　37. BCDE

38. BCDE 39. AB 40. ABCD 41. CD

二、名词解释

1. 纳博特囊肿:子宫颈腺黏膜的腺腔被黏液或化生的鳞状上皮阻塞,使黏液潴留,腺体扩大成囊状,形成子宫颈腺囊肿。

2. 子宫颈上皮内瘤变:子宫颈上皮非典型增生至原位癌这一系列癌前病变的连续过程。

三、问答题

葡萄胎镜下特点:①绒毛间质水肿,绒毛肿胀增大;②间质血管消失或减少;③滋养层细胞有不同程度的增生。

侵蚀性葡萄胎镜下特点:侵蚀性葡萄胎的部分水泡状绒毛侵入子宫肌壁。

与绒毛膜癌镜下特点:绒毛膜癌的滋养层细胞异常增生并广泛侵入子宫肌层,但不形成绒毛结构。

十一、传染病

选择题

1. D 2. B 3. B 4. B 5. D 6. A 7. E 8. E 9. D 10. B 11. D 12. E 13. E 14. B
15. B 16. A 17. E 18. E 19. B 20. D 21. E 22. A 23. B 24. D 25. D 26. A
27. D 28. D 29. D 30. C 31. D 32. E 33. A 34. E 35. E 36. E 37. D 38. A
39. A 40. E 41. C 42. E 43. C 44. C 45. E 46. D 47. B 48. D 49. C 50. E 51. E
52. D 53. D 54. E 55. CDE 56. DE 57. AC 58. BDE 59. ABE 60. BDE 61. CDE
62. BDE 63. ABC 64. DE 65. BCD

十二、绪　论

一、名词解释

1. 病理生理学:是一门研究疾病发生、发展、转归的共同规律和机制的学科,着重探讨患病机体的功能、代谢的变化和机制,认识疾病的现象和本质,为疾病的防治提供理论和实验依据。

2. 基本病理过程:指多种疾病中可能出现的共同的功能、代谢和形态结构的病理变化。

3. 循证医学:是以事实为基础、实践为核心的医学,病理生理学的研究也必须遵循该原则。

二、选择题

1. C 2. B 3. E 4. B 5. C 6. E 7. B 8. ACD

三、问答题

1. 病理生理学的主要任务是以患病机体为对象,以功能与代谢为重点,研究疾病发生的原因和条件;研究疾病过程中机体的功能和代谢的动态变化及其发生的机制;研究疾病发生、发展和转归的规律;从而阐明疾病的本质,为疾病的防治提供理论基础。

2. 基本病理过程是指在多种疾病中可能出现的共同的功能、代谢和形态结构的病理变化。

例如在许多感染性疾病和非感染性疾病过程中都可以出现发热这一共同的基本病理过程。虽然致热的原因不同,但体内都有内生致热源生成、体温中枢调定点上移等病理变化,并因发热而引起循环、呼吸等系统成套的功能和代谢改变。

十三、疾病概论

一、名词解释

1. 健康:不仅是没有疾病或病痛,而且是一种身体上、精神上和社会上处于完好状态。

2. 疾病:是机体在一定病因损害性作用下,因机体自稳态调节紊乱而发生的异常生命活动过程。

3. 病因:是指能够引起某一疾病并决定疾病特异性的因素。

4. 诱因:能够通过作用于病因或机体而促进疾病发生发展的因素称为疾病的诱发因素。

5. 脑死亡:全脑功能的永久性停止称为脑死亡。

二、选择题

1. E 2. E 3. C 4. B 5. D 6. D 7. A 8. A 9. C 10. B 11. E 12. C 13. A 14. B
15. AB 16. ABCD 17. A 18. ABCD

三、问答题

1. 疾病发生发展的一般规律主要是指各种疾病发生发展过程中一些普遍存在的、共同的基本规律。包括:损伤与抗损伤规律,因果交替规律,局部与整体规律。

2. 遗传性疾病与先天性疾病在致病因素及遗传特性等方面有较大区别。遗传性疾病是指因遗传物质改变而引起的疾病。例如血友病、唐氏综合征等,常因遗传物质的缺陷而影响后代,即疾病具有遗传性。可以在出生时就表现出疾病,也可以在生命的某一阶段表现出来。先天性疾病是指新生儿一出生就患有的疾病,可因遗传性因素引起,也可以是新生儿遗传物质正常,但因有害因素损伤胎儿的生长发育而引起。例如,孕妇感染风疹病毒,可导致先天性心脏病的发生,但此类疾病不向子代遗传。

3. 诊断脑死亡应符合以下标准:①不可逆性深昏迷:无自主性肌肉活动,对外界刺激完全失去反应;②自主呼吸停止:进行15分钟人工呼吸后仍无自主呼吸;③脑神经反射消失:对光反射、角膜反射、咳嗽反射、吞咽反射等均消失;④瞳孔散大、固定;⑤脑电波消失;⑥脑血液循环完全停止。

十四、水、电解质代谢紊乱

一、名词解释

1. 低容量性低钠血症是指机体失钠大于失水,血钠浓度小于130mmol/L,细胞外液渗透压小于280mmol/L的病理过程,又称为低渗性脱水。

2. 低容量性高钠血症是指机体失水大于失钠,血钠浓度大于150mmol/L,细胞外液渗透压大于310mmol/L的病理过程,又称为高渗性脱水。

3. 等渗性脱水是指水和钠等比例丢失,血钠浓度在 130～150mmol/L,细胞外液渗透压在 280～310mmol/L 的脱水。

4. 正常体腔内只有少量液体,当体腔内液积聚过多时,称为积水。

5. 过多的液体在组织间隙或体腔中积聚,称为水肿。

6. 血清钾浓度低于 3.5mmol/L 称为低钾血症。

7. 血清钾浓度高于 5.5mmol/L 称为高钾血症。

8. 脱水是指体液容量的明显减少。

9. 水肿液中蛋白质含量较低(<25g/L),比重也较低。临床上习惯上把比重低于 1.015 的水肿液称为漏出液。

10. 当微血管壁通透性较高时,水肿液中蛋白质含量高(>30g/L),水肿液比重也较高。临床上习惯把比重大于 1.018 的水肿液称为渗出液。

二、选择题

1. B　2. C　3. A　4. A　5. B　6. C　7. C　8. D　9. B　10. D　11. D　12. C　13. C　14. D
15. A　16. B　17. A　18. B　19. E　20. D　21. C　22. D　23. B　24. E　25. D　26. B
27. D　28. D　29. A　30. B　31. D　32. C　33. B　34. E　35. A　36. D　37. A　38. C
39. ABCD　40. BCD　41. ABCD　42. ABC　43. ABD　44. ABCD　45. CD　46. ABCD
47. ABCD　48. ACD

三、问答题

1. ①大量消化液丢失,只补水或葡萄糖;②大汗、烧伤,只补水;③肾性失钠。

2. 低容量性低钠血症比低容量性高钠血症更容易出现循环衰竭。
   低容量性高钠血症早期,由于细胞外液高渗,通过排尿减少、口渴饮水以及细胞内液向细胞外转移,使细胞外液得到补充,血容量减少不明显,故不易出现外周循环衰竭。严重的低容量性高钠血症可因细胞外液量明显减少出现循环衰竭。低容量性低钠血症时,由于细胞外液低渗,尿量不减少,也不主动饮水,同时细胞外液向渗透压相对高的细胞内转移。因此主要是细胞外液减少,血容量减少明显,易出现外周循环衰竭症状。

3. 高渗性脱水可发生脑出血。原因如下:高渗性脱水时,细胞外液渗透压显著升高,脑细胞脱水和皱缩使脑组织体积明显缩小,结果导致颅骨与大脑皮质之间的血管张力增大,若增大到一定程度,可导致脑出血的发生,其中以蛛网膜下腔出血较为多见。

4. 高渗性脱水时,由于机体失水大于失钠而导致细胞外液高渗,而细胞内液是等渗,其渗透压低于细胞外液。水是由渗透压低处向高处移动,因此细胞内液就向细胞外液移动,不断补充细胞外液的丢失。这种水的移动随着病情的进展而不断进行,结果导致细胞内液容量减少较细胞外液更显著。

5. 正常人钠、水的摄入量和排出量处于动态平衡,从而保持了体液量的相对恒定。这一动态平衡主要通过肾脏排泄功能来实现。正常时肾小球的滤过率(GFR)和肾小管的重吸收之间保持着动态平衡,称之为球-管平衡,当某些致病因素导致球-管平衡失调时,便会造成钠、水潴留。所以,球-管平衡失调是钠、水潴留的基本机制。常见于下列情况:①GFR下降;②肾小管重吸收钠、水增多;③肾血流的重分布。

6. 急性低钾血症时,由于细胞外液钾浓度降低,细胞内、外钾浓度差增大,静息状态下细胞内钾外流增多,导致静息电位负值增大,静息电位和阈电位之间距离加大,神经肌肉兴奋性降低,表现为骨骼肌无力,腱反射减弱甚至消失,严重时出现肢体或呼吸机麻痹。急性低钾血症时,心肌细胞膜对 K^+ 通透性降低,静息状态下细胞内钾外流减少,导致静息电位负值减少,静息电位和阈电位之间距离减少,心肌兴奋性增高。由于静息电位负值减少,0 期去极化速度和幅度减少,心肌传导性降低。自律细胞 4 期自动去极化加速,心肌自律性增高。细胞外低钾,复极二期对钙内流的抑制减弱,钙内流增多,心肌细胞内钙增多,兴奋收缩耦联增强,心肌收缩性增强。但低钾也会干扰心肌代谢,最终抑制心肌收缩力。

7. 严重腹泻患者可能发生:①等渗性脱水:因为肠液中 Na^+ 是主要的阳离子,小肠液、胰液、胆汁又是等渗体液,严重腹泻引起等渗体液大量丢失,发生等渗性脱水。但是,如果患者饮水或只输入葡萄糖液,可转变为低容量性低钠血症;如伴有发热或水丢失的情况,亦可转变为低容量性高钠血症。②低钾血症:因为钾在消化道吸收,消化液钾含量均高于或和血浆钾相近,腹泻造成钾从肠道丢失过多,严重腹泻使细胞外液大量丢失,血容量下降,引起醛固酮分泌增加,醛固酮使肾排钾增多,即从肾丢失钾。该患者应做血清钾和血清钠化验检查,以取得判断水和电解质代谢紊乱的客观依据。

8. 因为钾主要从尿液排出,所以肾排钾减少是导致高钾血症的最主要原因,肾排钾减少主要见于:①急性肾衰竭少尿期;②醛固酮分泌减少或肾小管疾病使肾小管对醛固酮的反应性降低,造成肾远曲小管泌钾障碍;③大量使用一些保钾利尿剂,使血钾升高。此外,酸中毒、缺氧、溶血和严重创伤时,细胞内钾向细胞外转移,可使血钾升高。静脉输钾过多、过快,或输入大量库存血,亦可引起高钾血症。

9. 患儿发生了:①等渗性脱水。依据是病史:腹泻、呕吐可丢失大量等渗体液;症状和体征:患儿除了口渴、尿少症状外,出现因组织间液减少所致皮肤弹性减退、两眼凹陷、前囟下陷等脱水体征以及血压降低、心跳快而弱、四肢发凉等有效循环血容量下降所致的外周循环衰竭表现;化验:血钠为 140mmol/L,在正常范围。②低钾血症。病史:除了腹泻、呕吐从胃肠道失钾过多外,还有不能进食所导致的钾摄入不足。体征:有腹壁反射消失、膝腱反射迟钝、骨骼肌兴奋性降低及腹胀、肠鸣音减弱、平滑肌活动减弱的表现;化验:血钾3.3mmol/L,低于正常值。

10. 患者发生低钾血症的原因有:①近 3 天食欲减退、呕吐频繁,既有钾的摄入不足,又有钾从胃肠道丢失,其中又以失钾为主;入院时已有低钾表现,如乏力、腱反射减弱等;②入院后注射胰岛素促进糖原合成,使细胞外 K^+ 转入细胞内;静脉输注碳酸氢钠纠正酸中毒,使血中 H^+ 降低,细胞内的 H^+ 转移到细胞外,同时细胞外 K^+ 转移到细胞内,导致血钾明显降低,出现心律不齐,查血 K^+ 仅为 2.0mmol/L。

十五、酸碱平衡紊乱

一、名词解释

1. 酸碱平衡紊乱指病理情况下酸碱超负荷、严重不足或调节机制障碍,导致体液内环境酸碱稳态破坏,pH 明显偏离正常范围。

2. 在 38℃、Hb 完全氧合的条件下,用 $PaCO_2$ 为 5.32kPa(40mmHg)的气体平衡后所测得的血浆 HCO_3^- 的浓度称 SB。

3. 动脉血二氧化碳分压是指物理溶解于动脉血浆中的 CO_2 分子所产生的张力。

4. 以血浆 H_2CO_3 浓度原发性降低和 pH 升高为特征的酸碱平衡紊乱类型称为呼吸性碱中毒。

5. 以血浆 HCO_3^- 浓度原发性降低和 pH 降低为特征的酸浆平衡紊乱类型称为代谢性酸中毒。

6. 以血浆 HCO_3^- 浓度原发性升高和 pH 升高为特征的酸浆平衡紊乱类型称为代谢性碱中毒。

7. 在同一患者体内有两种或两种以上的酸碱平衡紊乱类型同时存在,称为混合型酸碱平衡紊乱。

8. 碱剩余是指在 38℃,血红蛋白完全氧合,$PaCO_2$ 为 5.32kPa(40mmHg)的条件下,将 1L 全血或血浆滴定到 pH 7.4 所需要的酸或碱的毫摩尔数。

9. BB 指血液中一切具有缓冲作用阴离子的总和。包括 HCO_3^-、Hb^-、Pr^-、HPO_4^{2-} 等,是反映代谢因素的指标。

10. 阴离子间隙等于血 Na^+ 浓度减去血 Cl^- 和血 HCO_3^- 浓度,反映血浆中未测定阴离子量与未测定阳离子量的差值。

二、选择题

1. B　2. E　3. A　4. C　5. B　6. A　7. E　8. D　9. B　10. B　11. B　12. B　13. E　14. C
15. C　16. B　17. A　18. D　19. B　20. E　21. B　22. E　23. D　24. C　25. B　26. B　27. E
28. C　29. E　30. D　31. A　32. B　33. A　34. B　35. C　36. D　37. C　38. A　39. D
40. ABC　41. ACD　42. BC　43. BCD　44. AC　45. ABCD　46. ABCD

三、问答题

1. 代谢性酸中毒时,中枢神经系统的主要表现是抑制,严重者可嗜睡、昏迷。其机制是:①酸中毒时脑组织谷氨酸脱羧酶活性增强,使抑制性神经递质 γ-氨基丁酸增加。②酸中毒时,生物氧化酶类的活性受抑制,氧化磷酸化过程减弱,使 ATP 生成减少,脑组织能量供给不足。

2. 肾是机体调节酸碱平衡的重要器官。体内的固定酸全部需要经肾脏排出;被消耗的碳酸氢盐也需要肾来补充,所以肾通过改变排酸保碱的量来调节血液 pH 的相对恒定,其基本作用机制是:①碳酸氢盐重吸收:主要通过肾小管的 H^+-Na^+ 交换,将从肾小管滤过的 $NaHCO_3$ 重吸收入血,以保证 $NaHCO_3$ 不随尿液丢失。②磷酸盐酸化:通过远曲小管上皮细胞不断分泌 H^+,将碱性磷酸盐转变成酸性磷酸盐,H^+ 随酸性磷酸盐排出体外,新生成

$NaHCO_3$ 入血。③泌氨:肾小管上皮细胞分泌的 H^+ 与 NH_3 在肾小管腔内生成 NH_4^+,以铵盐形式排出体外,重吸收的 Na^+ 与细胞内 HCO_3^- 生成新的 $NaHCO_3$ 重吸收入血。总之,肾通过分泌 H^+,不断将酸性物质排出体外;又通过重吸收和新生成 $NaHCO_3$ 来维持血浆 HCO_3^- 浓度的相对恒定。

3. 高钾血症与代谢性酸中毒互为因果。各种原因引起细胞外液 K^+ 增多时,K^+ 与细胞内 H^+ 交换,引起细胞外 H^+ 增加,导致代谢性酸中毒。这种酸中毒时体内 H^+ 总量并未增加,H^+ 从细胞内逸出,造成细胞内 H^+ 下降,故细胞内成碱中毒,在肾远曲小管由于小管上皮细胞泌 K^+ 增多、泌 H^+ 减少,尿液呈碱性,引起反常性碱性尿。低钾血症与代谢性碱中毒互为因果。低钾血症时因细胞外液 K^+ 浓度降低,引起细胞内 K^+ 细胞外转移,同时细胞外的 H^+ 向细胞内移动,可发生代谢性碱中毒,此时,细胞内 H^+ 增多,肾泌 H^+ 增多,尿液呈酸性称为反常性酸性尿。

4. 引起代谢性酸中毒的原因:①固定酸生成过多;②酸性物质摄入多;③肾脏排酸减少;④碱性物质丢失多。

   引起呼吸性酸中毒的原因是肺通气障碍或 CO_2 吸入过多,前者多见,如呼吸中枢抑制、呼吸机麻痹、呼吸道阻塞、胸廓病变和肺疾患等。

5. 患者为服用利尿剂后出现的代谢性碱中毒。①pH:pH 升高为失代偿性碱中毒;②病史:患者因水肿服用利尿剂治疗,利尿剂抑制肾髓袢对 Cl^-、Na^+ 和 H_2O 的重吸收,引起远曲小管泌 H^+、泌 K^+ 增多,对 Na^+ 和 HCO_3^- 重吸收增加而导致低氯性碱中毒;③化验指标:根据病史和血 pH 首先考虑代谢性碱中毒。血浆 HCO_3^- 浓度为原发性增高,由于肺的代偿调节,CO_2 排出减少,故 $PaCO_2$ 代偿性增高,两者变化方向一致。根据以上分析,判定患者为代谢性碱中毒。

6. 该患者首先考虑呼吸性酸中毒,这是由于该患者患有肺心病,存在外呼吸通气障碍而致 CO_2 排出受阻,引起 CO_2 蓄积,使 $PaCO_2$ 升高>正常,导致 pH 下降。呼吸性酸中毒发生后,机体通过血液非碳酸氢盐系统和肾代偿,使 HCO_3^- 浓度增高。

   该患者还有低氯血症,Cl^- 正常值为 104mmol/L,而患者此时测得 92mmol/L。原因在于高碳酸血症使红细胞中 HCO_3^- 生成增多,后者与细胞外 Cl^- 交换使 Cl^- 转移入细胞。另外,酸中毒时肾小管上皮细胞产生 NH_3 增多及 $NaHCO_3$ 重吸收增多,使尿中 NH_4Cl 和 $NaCl$ 的排出增加,均使血清 Cl^- 降低。

   患者昏睡的机制可能是由于肺心病患者有严重的缺氧和酸中毒引起的。①酸中毒和缺氧对脑血管的作用。酸中毒和缺氧使脑血管扩张,损伤脑血管内皮导致脑间质水肿,缺氧还可使脑细胞能量代谢障碍,形成脑细胞水肿。②酸中毒和缺氧对脑细胞的作用:神经细胞内酸中毒一方面可增加脑谷氨酸脱羧酶活性,使 γ-氨基丁酸生成增多,导致中枢抑制;另一方面增加磷脂酶活性,使溶酶体酶释放,引起神经细胞和组织的损伤。

十六、缺　氧

一、名词解释

1. 缺氧是指因供氧减少或利用氧障碍引起细胞代谢、功能和形态结构发生异常变化的病理过程。

2. 当毛细血管中还原血红蛋白增多,达到或超过50g/l(5g/L)时,暗红色的还原血红蛋白可使皮肤、黏膜呈青紫色,这种现象称为发绀。

3. 血氧分压是指溶解于血液中的氧所产生的张力。正常动脉血氧分压约为13.3kPa(100mmHg),静脉血氧分压约为5.33kPa(40mmHg)。

4. 食用大量含硝酸盐的腌菜后,经肠道细菌将硝酸盐还原为亚硝酸盐,吸收后形成的高铁血红蛋白血症,称为肠源性发绀。

5. 由于药物或毒物抑制细胞呼吸酶,递氢或传递电子受阻而引起生物氧化障碍,使组织、细胞利用氧障碍导致的缺氧,叫组织中毒性缺氧。

6. 由于血红蛋白数量减少或与氧结合的性质发生改变而使血液携带的氧减少,血氧含量降低,导致的组织供氧不足称血液型缺氧。

7. 血氧饱和度是指血红蛋白与氧结合的百分数。

8. 低张性缺氧是指由于吸入气的氧分压降低、外呼吸功能障碍及静脉血分流入动脉造成的缺氧,其特征是动脉血氧分压降低,供给组织的氧量不足。

9. 血氧含量为100ml血液的实际带氧量。

二、选择题

1. B　2. E　3. C　4. B　5. E　6. A　7. A　8. B　9. B　10. B　11. B　12. D　13. C　14. E　15. C　16. E　17. C　18. E　19. E　20. C　21. C　22. E　23. E　24. D　25. E　26. B　27. D　28. C　29. A　30. E　31. E　32. B　33. E　34. E　35. ABC　36. ACD　37. ACD　38. ABCD　39. ACD　40. ABC

三、问答题

1. 一氧化碳与血红蛋白的亲和力比氧大210倍,一氧化碳中毒时可形成大量的碳氧血红蛋白而失去携氧能力,同时CO还能抑制红细胞的糖酵解,使2,3-DPG合成减少,氧离曲线左移,HbO_2的氧不易释出,故可导致缺氧。其主要特点是血氧容量和动脉血氧含量低于正常,动、静脉血氧含量差减小,动脉血氧分压和血氧饱和度均在正常范围内,黏膜、皮肤呈樱桃红色。

2. 氧合血红蛋白颜色鲜红,而脱氧血红蛋白颜色暗红。当毛细血管血液中脱氧血红蛋白的平均浓度超过5g/dl时,皮肤和黏膜呈青紫色的体征称为发绀。发绀是缺氧的表现,但不是所有缺氧患者都有发绀。低张性缺氧时,因患者动脉血氧含量减少,脱氧血红蛋白增加,较易出现发绀。循环性缺氧时,因血流缓慢和淤滞,毛细血管和静脉血氧含量降低,亦可出现发绀。患者如合并肺循环障碍,发绀可更明显。高铁血红蛋白呈棕褐色,患者皮肤和黏膜呈咖啡色或类似发绀。而严重贫血的患者因血红蛋白总量明显减少,脱氧血红蛋白不易达到 5g/dl,所以不易出现发绀。碳氧血红蛋白颜色鲜红,一氧化碳中毒的患者皮肤呈现樱桃红色。组织性缺氧时,因毛细血管中氧合血红蛋白增加,患者皮肤可呈玫瑰红色。

3. 缺氧时循环系统的代偿性变化主要表现为:①心输出量增加。因心率加快、心收缩力增强和静脉回流量增加引起。②肺血管收缩。由抑制电压依赖性钾通道开放和缩血管物质释放增加引起。③血流分布改变。皮肤、腹腔内脏血管收缩,心、脑血管扩张。④毛细血管增生。长期缺氧使脑和心肌毛细血管增生,有利于血液中氧的弥散。

4. 大量服用含硝酸盐的食物后,硝酸盐在肠道被细菌还原为亚硝酸盐,后者入血后可将大量血红蛋白中的二价铁氧化为三价铁,形成高铁血红蛋白。高铁血红蛋白中的三价铁因与羟基牢固结合而丧失携带氧的能力,导致患者缺氧。因高铁血红蛋白为棕褐色,患者皮肤黏膜呈青紫色,故称为肠源性发绀。因患者外呼吸功能正常,故 PaO_2 及动脉血氧饱和度正常。因高铁血红蛋白增多,血氧容量和血氧含量降低。高铁血红蛋白分子内剩余的二价铁与氧的亲和力增强,使氧离曲线左移。动脉血氧含量减少和血红蛋白与氧的亲和力增加,造成向组织释放氧减少,动-静脉血氧含量差低于正常。

5. 循环性缺氧是由于组织血流量减少所致的缺氧,血流量减少可为全身性或局部性。全身性血液循环障碍,见于休克和心力衰竭;局部血液循环障碍,见于栓塞、血管病变如动脉粥样硬化或脉管炎与血栓形成等。

十七、发 热

一、名词解释

1. 在致热原的作用下,体温调节中枢的调定点上移而引起的调节性体温升高。当体温上移超过正常值的 0.5℃时,称为发热。

2. 产 EP 细胞在发热激活物的作用下,产生和释放能引起体温升高的物质,称为内生致热原。

3. 过热是指体温调节机构失调控或调节障碍所引起的一种被动性的体温升高,体温升高的程度可超过调定点水平。

4. 激活产内生致热原细胞,产生和释放内生致热原的物质称为发热激活物。

5. 发热时的体温极少超过 41℃,这种发热时体温升高被限制在一特定范围以下的现象称为热限。

6. 调定点理论认为体温调节类似于恒温器的调节,在体温调节中枢内有一个调定点,体温调节机构围绕着这个调定点来调控体温。当体温偏离调定点时,可由反馈系统将偏差信息送到控制系统,后者将这些信息综合分析,与调定点比较,然后通过对效应器的调控把中心温度维持在与调定点相适应的水平。

二、选择题

1. D 2. D 3. B 4. B 5. A 6. A 7. B 8. C 9. E 10. C 11. A 12. D 13. B 14. E

15. B　16. B　17. E　18. A　19. E　20. B　21. A　22. D　23. E　24. D　25. AB　26. ACD

27. BC

三、问答题

1. 发热和过热的共同点是:①均属病理性体温升高;②体温升高均超过正常值 0.5℃。

　不同点是:①发热是体温调节中枢的调定点上移,过热无调定点上移;②发热时体温升高水平与调定点水平相适应,不会超过调定点水平,而过热体温升高水平与调定点水平不相适应,体温可超过调定点水平;③从体温升高机制看,发热属主动调节性体温升高;过热是由于调节障碍引起的非调节性被动性体温升高。

2. 发热时机体的主要功能变化为:①中枢神经系统:交感神经兴奋,患者可出现烦躁、谵妄、幻觉,持续高热还可出现昏迷。患者自觉不适、头晕、头痛。②循环系统:由于交感神经和肾上腺素的作用及温热血对窦房结的刺激,可使心率加快。体温上升期心率加快、血管收缩,可使血压轻度升高;退热期血管扩张,血压轻度下降。少数患者出汗过多导致虚脱,甚至循环衰竭。③消化系统:由于交感神经活动占优势,致消化液分泌减少、胃肠蠕动减弱,引起食欲减退、消化不良,患者厌食。恶心、呕吐、腹胀、便秘。④呼吸系统:发热时呼吸中枢兴奋性增强,呼吸加深加快,有利于散热,但也可致呼吸性碱中毒。⑤免疫系统:一定程度的体温升高可增强吞噬细胞的吞噬活力,但持续高热也可造成免疫系统的功能紊乱。

3. ①信息传递。发热激活物作用于产 EP 细胞,产生和释放 EP,EP 作为"信使",经血流将其传递到下丘脑体温调节中枢。②中枢调节。EP 作用于下丘脑体温调节中枢神经细胞,产生中枢发热介质,并促使体温调节中枢的调定点上移。此外,正常血液温度变为冷刺激,体温中枢发出冲动,引起调温效应器的反应。③效应部分。一方面通过运动神经引起骨骼肌张力增高或寒战,使产热增加,散热减少。从而体温升高。

4. 外致热原(发热激活物)激活产内生致热原细胞产生和释放内生致热原(EP),EP 通过血脑屏障后到达下丘脑,通过中枢性发热介质(正负调节介质)使体温调定点上移而引起发热。

5. 发热时患者物质代谢增强,能量消耗增加。糖、脂肪和蛋白质分解加强,维生素摄取吸收减少而消耗增多。护理发热患者时应针对物质代谢的不同特点进行。①补充多糖饮食:发热时产热及高体温的维持需要更多的糖,需要增加血糖,因此肝糖原、肌糖原分解,糖异生增加。同时脂肪、蛋白质也分解供能、产热。因而对发热患者应补充多糖饮食,以减轻糖原的消耗和脂肪、蛋白质的消耗。②补充维生素:发热时由于交感神经兴奋,消化液分泌减少,胃肠蠕动减慢,患者出现食欲不振,消化吸收能力降低,所以宜给予患者清淡、易消化吸收的食物。③补充水分及电解质:高热持续期由于皮肤血管扩张及呼吸加快,使水分蒸发增加。退热期皮肤血管扩张及汗腺大量分泌可致水及电解质丢失,患者易出现脱水。④安静休息,减少体力活动:患者心率增加,可增加心输出量,但心率过快(>150/min)心输出量反而下降。在心肌劳损的患者则易诱发心力衰竭,所以应安静休息,尽量减少体力活动及情绪过度激动。

十八、休　克

一、名词解释

1. 休克是指各种强烈致病因子作用于机体引起的急性循环系统功能障碍,导致组织器官微循环灌注量严重不足,从而引起细胞损伤和重要脏器功能代谢障碍的全身性病理过程。

2. 暖休克又称为高排低阻型休克或高动力型休克,患者主要临床表现为四肢温暖,皮肤潮红,血管充实有力,血压降低,其血流动力学变化的特点是总外周阻力降低,心输出量增加。

3. 感染性休克是指因病原微生物感染而引起的休克。尤其是革兰阴性菌感染时易伴发休克,是临床常见且死亡率较高的休克类型。

4. 休克早期,儿茶酚胺等缩血管物质大量释放,使微静脉、小静脉等容量血管收缩,迅速而短暂地增加回心血量,以利于维持动脉血压,这种代偿机制称为自身输血作用。

5. 休克早期,由于毛细血管前阻力比后阻力增加显著,使毛细血管内压降低,较多的组织间液进入毛细血管,在缩血管物质的作用下,使回心血量增加,称为自身输液作用。

6. 多器官功能障碍综合征是指在严重创伤、大手术、休克、感染或复苏后,短时间内出现 2 个或 2 个以上的器官、系统功能障碍。

7. 全身炎症反应综合征(SIRS)是指感染或非感染病因作用于机体引起的失控性自我持续放大和自我破坏的全身性炎症反应。

二、选择题

1. B　2. B　3. A　4. B　5. C　6. C　7. D　8. B　9. E　10. A　11. D　12. D　13. A　14. A　15. B　16. D　17. B　18. C　19. D　20. C　21. C　22. A　23. D　24. D　25. B　26. C　27. D　28. B　29. C　30. A　31. D　32. A　33. C　34. B　35. D　36. ABD　37. ABCD　38. ABCD　39. AD　40. BCD　41. ABCD

三、问答题

1. 休克早期微循环的主要特点是:全身小血管持续收缩,总外周阻力升高。毛细血管前阻力大于后阻力,使大量毛细血管网关闭,微循环处于少灌少流。血液流经直捷通路或经开放的动-静脉吻合支迅速流入微静脉,加重组织缺血缺氧,故该期又称缺血性缺氧期。由于前阻力血管比后阻力血管对儿茶酚胺更为敏感故毛细血管前阻力更加明显,开放的毛细血管数目减少,微循环血液灌注量急剧降低,组织缺血缺氧。

2. 休克早期患者可以维持正常血压而不降,休克期患者血压则进行性下降。其原因是:
   (1)休克早期:①儿茶酚胺等缩血管物质大量释放,使微静脉、小静脉等容量血管收缩,迅速而短暂地增加回心血量,这种代偿机制称为自身输血作用。由于毛细血管前阻力比后阻力增加显著,使毛细血管内压降低,较多的组织间液进入毛细血管,使回心血量增加,称为自身输液作用。②交感兴奋,心率加快,心肌收缩力增强,心输出量增加。③大量缩血管物质的作用使总外周阻力升高。故休克早期患者的血压无明显降低。
   (2)休克期:酸中毒的作用导致微循环瘀血,微循环瘀血又加重酸中毒,两者互为因果,形成恶性循环,使大量血液淤滞在内脏器官,回心血量减少,自身输血停止。毛细血管前阻力小于后阻力,血管内流体静压升高,血管壁通透性增加,自身输液也停止,血浆外渗,有效循环血量和心输出量锐减,故血压进行性下降,心、脑血供不足。

3. 休克过程中产生的缩血管物质有:儿茶酚胺、血管紧张素、血管加压素、血栓素 A2、心肌抑制因子等;扩血管物质有:腺苷、组胺、激肽、H^+、K^+ 等。

4. 没有失血失液的休克患者也需要补液。各种原因引起的休克均存在着不同程度的血容量绝对或相对不足,特别是休克期,血管容量扩大,血液瘀积于微循环中,血浆外渗,使有效循环血量减少,组织微循环血液灌流量严重不足。因此,补充血容量是提高心输出量和改善微循环灌流的根本措施,也是适当选用血管活性药物、提高治疗效果的基础。补液的原则为"需多少,补多少"。补液量是否足够可根据中心静脉压或肺毛细血管楔压是否升至正常范围来判断。但对心源性休克患者需谨慎。

5. 各种类型的休克都可引起微循环血液灌注量减少而发生循环性缺氧;如果并发休克肺导致外呼吸功能障碍可引起低张性缺氧,休克发展到晚期阶段或内毒素性休克可使线粒体功能受损而发生组织性缺氧。

十九、凝血与抗凝血平衡紊乱

一、名词解释

1. DIC 是弥散性血管内凝血的英文缩写。DIC 是指在多种病因作用下,凝血过程被强烈激活,导致广泛微血栓形成,继发性纤溶功能增强,以出血、休克、器官功能障碍和溶血性贫血为特征的临床综合征。

2. 在 DIC 出现溶血性贫血时,外周血涂片中出现一些特殊的形态各异的红细胞,其外形呈盔形、星形、新月形等,统称为裂体细胞或红细胞碎片。

3. 组织因子(TF),又称为组织凝血活酶或凝血因子Ⅲ。由损伤的组织、细胞释放或表达,TF 与因子Ⅶ/Ⅶa 结合,启动外源性凝血系统。

4. 垂体微血栓可引起垂体出血、坏死,导致垂体功能衰竭,称为席汉综合征。

5. 肾上腺微血栓形成常导致肾上腺皮质出血及坏死,产生急性肾上腺皮质功能衰竭,称为华-佛综合征,常表现为中毒性休克及全身出血倾向。

二、选择题

1. D 2. B 3. D 4. E 5. B 6. D 7. B 8. A 9. B 10. D 11. B 12. D 13. D 14. B
15. A 16. E 17. C 18. D 19. D 20. B 21. E 22. B 23. A 24. C 25. E 26. B 27. A
28. E 29. D 30. ABCD 31. ABCD 32. ABCD 33. ACD 34. BD 35. BD

三、问答题

1. DIC 是一个从凝血系统异常激活到凝血功能障碍、纤溶系统继发激活到亢进的过程。DIC 的发生始于凝血系统的被激活,各种病因可通过下述机制导致 DIC。
   (1)组织细胞损伤,组织因子入血启动外源性凝血系统,导致 DIC。

（2）血管内皮细胞损伤，激活XII因子，启动内源性凝血系统；同时激活激肽系统、纤溶系统及补体系统，形成DIC。

（3）血小板被激活引起血小板聚集，血细胞大量破坏释放ADP和红细胞膜磷脂以及组织因子，引起DIC。

（4）异物颗粒、胰蛋白酶、蛇毒等其他促凝物质入血，也能引起DIC。

2. DIC引起出血的机制可能与下列几个因素有关：①凝血因子、血小板大量消耗而明显减少；②纤溶系统同时被激活，纤溶酶增加，使得纤维蛋白降解，同时纤溶酶还可水解凝血因子F V、FVIII、凝血酶、FXII等使之进一步减少；③FDP形成：可抑制纤维蛋白单体的聚合，抑制血小板黏附、聚集和抗凝血酶作用。

3. ①产科意外时，损伤组织或细胞释放出组织因子启动外凝系统；②孕妇血液呈高凝状态；妊娠3周开始孕妇血液中血小板及凝血因子逐渐增多，而AT-III、t-PA、u-PA↓，胎盘产生的纤溶酶原激活物抑制物增多，妊娠末期最明显。

4. DIC可以由多种疾病引起，常见的有：①感染性疾病：败血症、病毒性肝炎等；②肿瘤性疾病：胰腺癌、白血病等；③妊娠并发症：胎盘早剥、宫内死胎等；④严重创伤及大手术；⑤溶血性疾病、毒蛇咬伤等。

二十、心功能不全

一、名词解释

1. 心力衰竭是指在各种致病因素的作用下，心脏的收缩和（或）舒张功能障碍，使心输出量绝对或相对下降，以致不能满足机体代谢需要的病理过程或临床综合征。

2. 心肌肥大是指心肌细胞体积增大，即直径增宽、长度增加，导致整个心脏重量增加。

3. 劳力性呼吸困难是指伴随着体力活动而出现的呼吸困难，休息后消失。

4. 端坐呼吸是指患者在安静情况下也感到呼吸困难，平卧位时尤为明显，故需采取端坐位或半卧位以减轻呼吸困难的程度。

5. 离心性肥大是指心脏在长期过度的压力负荷作用下，舒张期室壁张力持续增加，导致心肌肌节串联性增生，心肌纤维长度增加，心腔扩大。

二、选择题

1. E　2. D　3. B　4. A　5. D　6. C　7. B　8. A　9. E　10. D　11. B　12. A　13. D　14. B
15. D　16. C　17. A　18. B　19. E　20. B　21. A　22. A　23. A　24. A　25. E　26. D
27. B　28. E　29. E　30. A　31. D　32. C　33. C　34. D　35. D　36. A　37. ABCD
38. ABCD　39. ABCD　40. ABCD　41. ABCD　42. AD

三、问答题

1. 心肌肥大包括向心性肥大和离心性肥大两种。向心性肥大的特点是心肌在长期压力负荷作用下，收缩期室壁张力持续增加而导致心肌肌节并联性增生，心肌纤维增粗，室壁增厚；离心性心肌肥大的特点是心脏在长期容量负荷作用下，舒张期室壁张力增加而导致心肌肌节串联性增生,心肌纤维长度增加,心腔明显扩大。

2. 左心衰竭最早出现的症状是呼吸困难,其机制主要是肺瘀血、肺水肿所致;肺通气和肺换气功能障碍;肺的顺应性降低;肺血管旁感受器受刺激,兴奋呼吸中枢;支气管黏膜充血、水肿,使呼吸道阻力增大。

3. 心功能不全时心脏主要的代偿反应有:功能的代偿——心率加快(发生机制及病理生理意义),紧张源性扩张(发生机制及病理生理意义);形态结构的代偿——心肌肥大(向心性、离心性肥大及其病理生理意义)。

4. 心力衰竭时动脉血压的变化可因心力衰竭发生的缓急有所不同,急性心力衰竭时由于心输出量急剧减少,动脉血压下降,甚至发生心源性休克。慢性心力衰竭时,机体可通过外周小动脉收缩和心率增快,以及血容量增多等代偿活动使动脉血压基本维持于正常水平。心力衰竭时静脉压升高,这是由于钠水潴留使血容量增加,心室舒张末期容量和压力升高以致静脉血回流受阻而发生静脉瘀血。左心衰竭可引起肺瘀血和肺静脉压升高,导致肺水肿;右心衰竭可引起体循环静脉瘀血和静脉压升高,导致全身性水肿。

5. 心肌梗死引起心力衰竭的发生机制主要有:①心肌结构破坏;②心肌能量代谢紊乱;③兴奋-收缩耦联障碍;④Ca^{2+}复位延缓,肌球-肌动蛋白复合体解离障碍,心室舒张势能减少。

二十一、肺功能不全

一、名词解释

1. 呼吸衰竭指由于外呼吸功能的障碍导致动脉血氧分压低于60mmHg,伴有或不伴有动脉二氧化碳分压高于50mmHg,为严重的呼吸功能不全。

2. 肺换气是肺泡气与肺毛细血管内血液之间的气体交换过程,是指氧和二氧化碳在气体分压差的作用下通过肺泡-毛细血管弥散入血的过程。

3. 因血中二氧化碳浓度过高而引起的中枢神经系统抑制称为二氧化碳麻醉。

4. 在部分肺泡血流量减少时,VA/Q比值增高,流经这部分肺泡的相对正常的通气量不能被有效利用,相当于生理无效腔内气量,称为无效腔样通气。

5. 因呼吸功能不全引起的中枢神经系统功能障碍称为肺性脑病。

6. 生理条件下一部分静脉血经支气管静脉和极少的肺内动静脉吻合支直接流入肺静脉(等于2%~3%心输出量),称作解剖分流,也叫做真性分流。

7. ARDS是由急性肺损伤(肺泡-毛细血管膜损伤)引起的低氧血症性呼吸衰竭。

二、选择题

1. A 2. D 3. A 4. D 5. B 6. B 7. B 8. D 9. D 10. C 11. E 12. A 13. D 14. B 15. C 16. A 17. B 18. C 19. E 20. D 21. D 22. C 23. E 24. D 25. D 26. BD 27. D 28. ABD 29. AC 30. ABCD 31. ABCD

三、问答题

1. ①肺通气功能障碍:包括限制性通气不足,阻塞性通气不足。②弥散障碍:肺泡膜面积减少,厚度增加及血流经肺泡的时间缩短。③通气/血流比值失调:包括功能分流增加和无效腔样通气增加。④解剖分流(或真性分流)增加。

2. 吸入纯氧可有效提高功能性分流的 PaO_2,而对真性分流的 PaO_2 则无明显作用,因为真性分流的血液完全未经气体交换。

3. 呼吸衰竭引起肺源性心脏病的机制是:①缺氧引起肺小动脉收缩,肺动脉压升高,增加右心室后负荷;②慢性缺氧使肺小动脉长期处于收缩状态,可引起肺血管壁平滑肌细胞和成纤维细胞肥大和增生,使血管硬化,形成持续的肺动脉高压;③慢性缺氧所致红细胞增多,使血液黏滞度增高,可增加肺血管阻力;④心肌缺氧可抑制心肌舒缩功能,CO_2 蓄积所致的酸中毒抑制心肌收缩功能。

4. (1)该患者发生了Ⅰ型呼吸衰竭。

(2)发生的原因是单纯弥散障碍和肺泡与血流比例失调。由于不存在代偿性通气过度,故 $PaCO_2$ 也未降低。

(3)由于不存在 CO_2 蓄积,应该吸入较高浓度的氧(一般不超过 50%)。

二十二、肝功能不全

一、名词解释

1. 肝功能不全是指各种因素使肝细胞(包括肝实质细胞和库普弗细胞)发生严重损害,使其代谢、分泌、合成、解毒与免疫功能发生严重障碍,机体出现黄疸、出血、继发性感染、肾功能障碍、肝性脑病等的临床综合征。

2. 黄疸是由于胆色素(包括胆绿素、胆红素等)代谢发生障碍,血清中胆红素含量升高,使皮肤、黏膜、巩膜等组织被染成黄色的一种病理过程。

3. 肝性脑病是继发于严重肝疾患的以意识障碍为主的神经精神综合征。

4. 假性神经递质是指肝性脑病患者脑内产生的生物胺,如苯乙醇胺和羟苯乙醇胺,它们的化学结构与正常神经递质去甲肾上腺素和多巴胺相似,但生理效能远较正常递质微弱,当被神经末梢摄取和释放时,可造成神经系统功能障碍。

二、选择题

1. E   2. C   3. C   4. A   5. D   6. A   7. E   8. C   9. D   10. E   11. A   12. B   13. D   14. A
15. C   16. C   17. E   18. B   19. E   20. A   21. C   22. A   23. C   24. E   25. A   26. B
27. AC   28. BD   29. ABCD   30. BCD

三、问答题

1. ①肝功能不全患者伴上消化道出血,血液蛋白质在肠道内细菌作用下可产生氨。②肝硬化时由于门静脉血流受阻,致使肠黏膜瘀血水肿,食物消化、吸收和排空都发生障碍,氨的生成增多。③肝硬化晚期合并肾功能障碍而发生氮质血症,肠道内尿素增加,在细菌尿素酶的作用下产氨增多。④肝性脑病患者出现躁动,使肌肉活动增强,腺苷酸分解产氨增多。

2. (1)食物中的蛋白质在消化道中经水解产生氨基酸,其中芳香族氨基酸——苯丙氨酸和酪氨酸,经肠道细菌释放的脱羧酶的作用,分别被分解为苯乙胺和酪胺。正常时,苯乙胺和酪胺被吸收后进入肝脏,在肝脏的单胺氧化酶作用下,被氧化分解而解毒。当肝功能严重障碍时,由于肝脏的解毒功能低下,或经侧支循环绕过肝脏直接进入体循环,血中苯乙胺和酪胺浓度增高。尤其是当门脉高压时,由于肠道瘀血,消化功能降低,使肠内蛋白腐败分解过程增强时,将有大量苯乙胺和酪胺入血。

(2)血中苯乙胺、酪胺增多使其进入脑内增多。在脑干网状结构的神经细胞内,苯乙胺和酪胺分别在β-羟化酶作用下,生成苯乙醇胺和羟苯乙醇胺,这两种物质在化学结构上与正常神经递质——去甲肾上腺素和多巴胺相似,因此,当其增多时,可取代去甲肾上腺素和多巴胺被肾上腺素能神经元所摄取,并贮存在突触小体的囊泡中。但其被释放后的生理效应则远较去甲肾上腺素和多巴胺弱。因而脑干网状结构上行激动系统的唤醒功能不能维持,从而发生昏迷。

3. 肝硬化时门脉血流受阻,致使消化道黏膜瘀血水肿,消化、吸收和排空障碍,此时消化道出血,血液蛋白质在肠道细菌作用下产生大量氨。血氨增高可引起:①脑的能量代谢障碍:血氨升高使 ATP 生成不足或消耗过多,不能维持中枢神经系统的兴奋活动;②脑内神经递质发生改变:脑内兴奋性递质(乙酰胆碱、谷氨酸)减少和抑制性递质(γ-氨基丁酸、谷氨酰胺)增多,致使神经递质之间的作用失去平衡;③神经细胞膜的直接抑制:氨干扰神经细胞膜钠泵的活性,使膜电位变化和兴奋性异常。氨与 K^+ 竞争,影响 Na^+、K^+ 在神经细胞膜内、外的正常分布,从而干扰神经传导活动。此外,消化道出血还可引起血容量减少,若供给脑的血量减少,可增加脑对毒性物质的敏感性,引起脑功能障碍。

4. 在严重肝病情况下往往出现肠源性内毒素血症,其机制与下列因素有关:①通过肝窦的血流量减少:严重肝病时肝脏正常结构遭到破坏,加之门脉高压形成,出现内、外短路,内毒素便可通过肝进入体循环;②库普弗细胞功能受抑制:肝内瘀积的胆汁酸和结合胆红素可抑制库普弗细胞功能,使内毒素得以进入体循环;③内毒素漏出过多:肠壁水肿漏入腹腔的内毒素增多;④内毒素吸收过多:严重肝病时肠黏膜屏障功能受损,致使内毒素吸收增多。

5. 减少肝性脑病诱因的常用措施有:①严格控制蛋白摄入量,减少氮负荷;②避免饮食粗糙质硬,防止上消化道大出血;③防止便秘,以减少肠道有毒物质进入体内;④注意利尿、放腹水、低血钾等情况,防止诱发肝性脑病;⑤由于患者血脑屏障通透性增强、脑敏感性增高,因此,肝性脑病患者用药要慎重,特别是要慎用止痛、镇静、麻醉等药物,防止诱发肝性脑病。

二十三、肾功能不全

一、名词解释

1. 由于各种原因在短期内引起肾脏的泌尿功能急剧降低,导致代谢废物在体内迅速积聚,出现水电解质紊乱和酸碱平衡紊乱并由此发生机体内环境严重紊乱的病理过程称为急性肾衰竭。

2. 成人尿量少于 400ml/24h 称为少尿。

3. 慢性肾功能不全早期,患者夜间尿量增加,等于甚至超过白天尿量,称为夜尿。

4. 由任何原因引起肾血流灌注急剧减少而导致的肾脏泌尿功能障碍,称功能性急性肾功能不全(又称肾前性急性肾功能不全)。

5. 尿毒症是指急性肾衰竭危重期或慢性肾衰竭晚期,除了水、电解质和酸碱平衡严重紊乱以及某些内分泌功能失调外,还因代谢终产物和内源性毒性物质在体内蓄积而引起一系列自体中毒症状的临床综合征。

6. 当肾功能不全或体内蛋白质分解代谢增强时,尿素、肌酐、尿酸等含氮的代谢产物在体内蓄积,使血中非蛋白氮含量增加,称为氮质血症。

二、选择题

1. D　2. B　3. A　4. E　5. A　6. D　7. A　8. C　9. E　10. D　11. D　12. C　13. B　14. A
15. C　16. E　17. A　18. C　19. C　20. B　21. A　22. D　23. C　24. B　25. A　26. B
27. B　28. C　29. D　30. E　31. A　32. C　33. E　34. D　35. A　36. A　37. B　38. C
39. ACD　40. ABCD　41. ABCD　42. ABC　43. BC　44. CD

三、问答题

1. 功能性和器质性急性肾功能不全都可出现少尿,但二者在尿液成分上有明显差异。①尿比重:功能性急性肾功能不全阶段,尿比重高,常大于 1.020;器质性急性肾功能不全阶段,尿比重低,常固定于 1.010 ~ 1.020。②尿钠含量:功能性急性肾功能不全阶段,尿钠含量低于 20mmol/L;在器质性急性肾功能不全阶段,尿钠含量常高于 40mmol/L。③尿蛋白和镜检:功能性急性肾功能不全时,尿蛋白及镜检均为阴性;器质性急性肾功能不全时,尿中出现蛋白、红细胞、白细胞等,尿沉渣检查可见各种管型。功能性和器质性急性肾功能不全补液后反应亦截然不同。功能性急性肾功能不全患者补液后尿量迅速增加,症状改善;而器质性急性肾功能不全患者补液后尿量增加不明显,甚至可因水潴留导致病情恶化。

2. 急性肾衰竭恢复期发生多尿的机制是:①肾血流量和肾小球滤过功能逐渐恢复正常;②新生肾小管上皮细胞的浓缩功能尚未恢复;③肾小管阻塞由于肾间质水肿消退而解除;④少尿期蓄积了大量尿素,致使肾小球滤出尿素增多,产生渗透性利尿。

3. 急性肾功能不全少尿期对患者生命威胁最大的并发症是高钾血症,可引起心室纤颤或心搏骤停导致死亡。其发生机制是:①肾排钾减少;②组织损伤和机体分解代谢增强,细胞内钾释放增多;③酸中毒使钾从细胞内转移至细胞外;④摄入过多含钾的药物、食物、输库存血和使用保钾利尿剂等。

4. 尿毒症时神经症状的发生机制是:①某些毒性物质的蓄积引起神经细胞变性;②电解质和酸碱平衡紊乱;③肾性高血压所致的脑血管痉挛,缺氧和毛细血管通透性增高,可引起脑神经细胞变性和脑水肿。

5. 对于急性肾功能不全的患者应促使内环境稳定的恢复和维持。①在少尿阶段,要严格控制输液量和输液速度,防止水中毒发生;减少和避免摄入含钾的食物或(保钾)药物,控制高钾血症;限制蛋白质摄入,积极防治感染,减少分解代谢,控制氮质血症。严重时可使用透析疗法,尽早减轻有害因素对机体的损害。②在多尿期早期,仍按少尿期的原则处理;多尿期晚期,根据病情适当及时补充水和电解质,防止脱水、低钾血症、低钠血症发生,适当补充蛋白质,利于组织修复,同时仍需预防感染。③恢复期应避免使用损伤肾脏的药物,加强营养,预防感染,定期复查肾功能。

参考文献

［1］郭晓华．病理学实验教程与学习指导．2 版．西安：第四军医大学出版社，2013

［2］赵小玉．病理生理学实验指导．北京：人民卫生出版社，2009

［3］王建枝．病理生理学．8 版．北京：人民卫生出版社，2013

［4］杨芳炬．机能学实验．北京：高等教育出版社，2010

［5］李玉林．病理学．8 版．北京：人民卫生出版社，2013

附　录

附录 1　病理学常用检测技术

病理学常用检测技术包括常规技术和特殊技术。

病理学常规技术应包括尸体剖检技术、组织病理学制片技术、诊断细胞学技术、大体标本制作等几个方面。习惯上将石蜡切片和苏木精伊红染色(HE 染色)称为病理学常规技术，因为这是病理学科中最基本也是最大量使用的技术方法。

特殊技术一般指在 HE 染色的石蜡切片基础上，为确立病理诊断和进行科研而补充使用的技术方法，包括特殊染色、酶组织化学、免疫组织化学、细胞培养、分子原位杂交等技术方法。

免疫组织化学

免疫组织化学(immunohistochemistry,IHC)简称免疫组化，或称免疫细胞化学，是组织化学的一个分支。免疫组织化学利用免疫学抗原抗体特异性结合的原理，用标记的特异性抗体(或抗原)对组织内抗原(或抗体)或其他物质进行原位显示，在光镜或电镜下进行观察与分析。

病理学是应用免疫组织化学技术和方法最为广泛和深入的学科之一，它可以在常规甲醛固定和石蜡包埋的组织切片或细胞刷片、印片、涂片上检测细胞内外及细胞表面的正常或异常物质，用以研究疾病的病因、发病机制和预后或辅助病理诊断。在肿瘤诊断、肾疾病、消化器官疾病、免疫性疾病(自身免疫性疾病、免疫缺陷病)、皮肤病的诊断和研究，以及病原体的快速检测等发面均显示出较大的价值。特别是随着技术方法的改进，陈旧性蜡块也可以进行免疫组织化学染色，这就为疾病的回顾性研究提供了有力的工具。

一、免疫组织化学有以下特点

(一)特异性高

免疫组织化学利用了抗原抗体反应特性和组织化学的显示方法相结合，在抗原识别上可达到单个氨基酸的水平，故呈现出高度的特异性，而其他组织化学技术是难以达到的。

(二)敏感性高

敏感性又称灵敏度，一般是指所检测的抗原量，不同的免疫组织化学方法其敏感性不同，过氧化物酶抗过氧化物酶法(PAP 法)是一般间接法的 2 倍，而 ABC 法则是 PAP 法的

20~40倍,CSA 法则是 SP 法的 1000 倍,方法越是灵敏其抗体用量越少,即抗体稀释度越高,抗体可稀释达数千倍甚至更高。

(三) 程序相对一致

虽然免疫组织化学技术的方法很多,但基本程序相同,只要掌握了原理和一种方法,其他方法大同小异。

(四) 既可定位、定性又可定量

免疫组织化学技术用于组织或细胞成分定性、定位的研究已被公认。目前随着流式细胞术、图像分析等技术与免疫组织化学方法相结合,定量分析已成可能。

二、免疫组织化学技术分类

根据标记物的不同分为以下类型:

1. 免疫荧光细胞化学技术。

2. 免疫酶细胞化学技术。

3. 免疫胶体金化学技术。

4. 亲和免疫细胞化学技术。

5. 电子显微镜免疫细胞化学技术。

6. 免疫铁蛋白化学技术。

三、免疫组织化学染色的基本操作程序

免疫组化染色的基本方法是将组织切片或细胞涂片依次滴加抗体血清或将切片漂浮于反应板凹孔内的抗血清中(漂浮染色法),在 4℃、室温或 37℃下,使抗原抗体反应充分进行,基本步骤为:标记抗体与标本中抗原反应;用 PBS 洗去未结合的抗体;观察结果(免疫荧光法)或显色后再观察(免疫酶标法)。间接法、桥接法、双标记法等均在此基础上发展而来。

免疫组织化学标准化染色方法:

1. 将石蜡组织切片黏附在防脱片处理的载物片上。

2. 切片脱蜡至水。

3. 灭活内源性过氧化物酶,缓冲液洗涤。

4. 血清封闭孵育,缓冲液洗涤。

5. 抗原修复,缓冲液洗涤。

6. 加载相应一抗,孵育,缓冲液洗涤。

7. 加载相应二抗,孵育,缓冲液洗涤。

8. 加载相应的酶结合物孵育,缓冲液洗涤。

9. 加载相对应的酶底物,显色,对比染色,脱水,透明,封固,观察。

原位杂交技术

原位杂交是应用生物化学中核酸分子杂交的原理,在组织切片、细胞涂片或印片上原位检测某种 DNA 或 RNA 序列的一项技术。是将分子杂交与组织学相结合的一项技术,也称之为杂交组织化学、细胞杂交或原位杂交组织化学。

原位杂交可以检测组织细胞本身的或外源的 DNA 或 RNA 序列。原位分子杂交保持细胞、组织的原有结构,有清晰的信号和背景对比;检测的核酸分子具有定位性,分析的灵敏性高,能反映细胞及细胞间遗传信息改变的差异及相互关系。目前应用并获得结果较多的集中在肿瘤研究方面。突出的有以 DNA 或 RNA 病毒核酸片段为探针检测与一些肿瘤发生的关系的研究,如人乳头瘤病毒(HPV)与宫颈癌的关系,EB 病毒与鼻咽癌、肺癌、恶性淋巴瘤的关系,HBV 与肝癌的关系等。

一、原位杂交的基本原理

核酸分子杂交的基本原理是利用核酸分子(DNA,RNA)的碱基对形成氢键的互补性(A:T,A:U,C:G),用一标记的核酸探针去检测与之碱基互补的靶核酸,这与免疫学中抗原—抗体的反应相似。螺旋双链的 DNA 分子在碱性条件下加热至 100℃(95℃~98℃)或加变性剂时,其双链间互补碱基的氢链解开而成为单链,此过程称变性。这两条互补的核酸单链在一定离子浓度和逐渐降温时,其互补碱基间的氢链又可再连接而成双链核酸分子,此过程称退火或复性。在退火或复性过程中,如果加入外源且序列互补的单链 DNA 或 RNA 片段,则也可与原来解开的一条单链互补连接而成异质双链核酸分子。这一合成异质双链核酸分子的过程就称为核酸杂交或核酸分子杂交。如在加入的单链 DNA 或 RNA 片段上加以标记作为探针(probe),则可显示出核酸杂交所形成的杂交子而检出与探针互补的核酸。原位杂交是不经核酸提取的步骤,在组织细胞原位进行核酸杂交;再在光学显微镜或电子显微镜下观察杂交信号。

原位杂交技术具有下列优点:①分子杂交的特异性强、灵敏度高,同时又有组织细胞化学染色的可见性。②既可用新鲜组织,又可用石蜡包埋组织做回顾性研究。③所需样本量少,可用活组织细针穿刺和细胞涂片。④应用范围广泛,可对特定的基因(如癌基因、病毒基因)DNA、mRNA 的表达进行定位、定性和定量、组织细胞分布和杂交电镜的亚细胞定位研究。

二、探针

探针(probe)是含有互补顺序的外源性被标记的 DNA 或 RNA 片段,是在原位杂交中用于检测细胞内特定 DNA 或 RNA 顺序定位的特殊试剂,探针的碱基序列是已知的,只能与特定的核酸分子结合上。用于原位杂交的探针有不同种类,可用于不同靶核酸的探测。

(一)探针种类、来源和应用

1. 双链 cDNA 探针　　从 cDNA 文库中获得。广泛应用于 Northern、Southern 和 DNA-DNA

原位杂交。

2. 单链 cDNA 探针　　来源：①cDNA 导入 M13 衍生载体中，则可产生大量的 sscDNA。由于 M13 衍生载体构建困难，加之可供插入 M13cDNA 有限，因此 sscDNA 应用不广泛。②PCR。

3. 寡核苷酸探针　　多通过 DNA 合成仪合成。一般为 10～50 个核苷酸，其序列特异结合(靶基因序列)，且与无关序列不产生杂交反应。寡核苷酸探针的优点是组织穿透性好，特异性强，稳定性好。缺点是灵敏性低(因寡核苷酸序列短)。

4. cRNA 探针　　通过体外转录法获得，系单链，无变性问题，且 cRNA–mRNA 较 cDNA–mRNA 杂交稳定。应用广泛。

(二)探针标记的种类

1. 放射性标记　　标记物为放射性同位素，其中以 ^{32}P 能量高，信号强，最为常用。放射性标记的优点是敏感性高，特异性较好；缺点一是对人体有潜在伤害性，二是存在半衰期问题。

2. 非放射性标记　　最常用的为生物素和地高辛，此外还有荧光素、酶类，如辣根过氧化酶(HRP)和碱性磷酸酶(ALP)等。

(三)探针标记方法

1. 切口移位法　　亦称缺口平移法，是常用的标记 DNA 的方法。最常用的标记物为 ^{32}P，也可用地高辛和生物素进行标记。

2. 引物延伸法　　此法产量低，可标记纯度不太高的 DNA。

3. 末端标记法　　分为 5′末端和 3′末端标记。此法适用于合成的寡核苷酸探针。3′末端标记效率高，杂交敏感性低；而 5′末端标记效率低，杂交敏感性高。

4. 体外转录法　　此法应用于制备 RNA 探针。

(四)标记探针的纯化

纯化是将标记反应未被化合的，即游离的标记核苷酸与掺入 cDNA 或 cRNA 的标记核苷酸分开，并将游离的部分去除。纯化方法有层析法、沉淀法。

三、原位杂交的分类

(一)核酸杂交的类型

核酸分子杂交可按作用环境大致分为固相杂交和液相杂交两种类型。

1. 固相杂交　　在硝酸纤维膜支持物上进行杂交；常用的有斑点杂交、Southern blot 和 Northern blot 三种类型。固相杂交后，未杂交的游离片段可容易地漂洗除去，膜上留下的杂交物容易检测和能防止靶 DNA 自我复性等，故该法最为常用。

2. 液相杂交　　杂交在溶液中进行，是一种研究最早且操作简便的杂交类型，其主要类型有吸附杂交、发光液相杂交、液相夹心杂交和复性速率液相分子杂交等，但其应用不如固相杂交普遍，主要原因是杂交后过量的未杂交探针在溶液中除去较为困难和误差较高。

(二)原位杂交的类型

根据探针—标记物是否能直接被检测到，原位杂交分为：

1. 直接法　一般标记物为放射性同位素、酶或荧光。

2. 间接法　一般标记物为半抗原,如地高辛或生物素。

四、原位杂交的基本步骤

（一）取材

最重要的是保持材料新鲜,尤其是 RNA 降解快,要求在 30 分钟内固定。

（二）固定

1. 交联固定剂　甲醛,戊二醛。保持形态好,但渗透慢。

2. 沉淀固定剂　甲醇,乙醇,丙酮。保持形态差,可影响部分双链核酸。首选 4% 多聚甲醛,亦可用 4% 缓冲甲醛液。

（三）标本制备

1. 石蜡切片　较薄,一般 5μm;形态结构好,但敏感性低(杂交信号少)。

2. 冷冻切片　较厚,一般 10μm;形态结构相对差,但敏感性高(杂交信号多)。

3. 细胞涂片、贴片、爬片(细胞培养时)　及时固定,容易有阳性结果。

（四）杂交前处理

目的:提高组织通透性,防止非特异反应的发生。

1. 充分脱蜡

2. 去污处理　采用 Triton X-100,注意适度,因为过度会引起靶核酸的丢失和形态结构破坏。

3. 蛋白酶 K　用以增加细胞膜的通透性。

4. 酸酐和酸处理　使碱性蛋白变性,以降低背景。

5. 去除内源性酶、生物素　减少非特异性反应,降低背景。

（五）杂交反应

1. dsDNA 和靶 DNA 变性　加热 95℃ 5~15 分钟。

2. 探针浓度　同位素 0.5μg/ml;非同位素 2μg/ml。

3. 杂交液　5×Demhart 液。

2% SDS

50% 去离子甲酰胺

5×SSC

100μg/ml 鲑精 DNA

10% 硫酸葡聚糖。

4. 杂交温度　DNA—DNA 杂交 37℃,DNA—RNA 杂交 42℃~44℃,RNA—RNA 杂交 48℃~50℃。

5. 杂交时间　与浓度负相关。一般 4~6 小时(过夜),<24 小时。

（六）杂交后处理

目的:去除过剩探针。采用高盐浓度漂洗(SSC 从高浓度至低浓度),减少探针与组织静电结合。

（七）杂交体的检测和对比染色

对杂交体的检测和对比染色根据标记物不同而不同。

同位素标记——采用放射自显影检测。

生物素标记——采用 ABC、SP 或 LSAB 免疫组化方法检测。

地高辛标记——采用 anti—DIG—AP—NBT 检测系统。

荧光标记——荧光显微镜观测。

酶标记——底物直接显色。

（八）对照试验

1. 组织对照

（1）Southern 或 Northern 杂交,相互支持。

（2）免疫组化。

（3）阳性对照,肌动蛋白 RNA 或人胎盘 DNA 探针。

2. 探针对照　用已知阳性和阴性组织对照。

3. 杂交反应对照

（1）无标记探针对照　结果应为阴性。

（2）杂交前 DNA 酶或 RNA 酶处理　杂交信号减弱。

（3）标记与未标记探针竞争试验　未标记探针上升,杂交反应减弱。

4. 检测系统对照

（1）放射自显影检测对照　白片的阳性和阴性对照,检测曝光是否正常。

（2）非放射性原位杂交检测系统对照　免疫组化检测系统的特异性。

五、原位杂交应用注意事项

原位杂交应特别注意器材和试剂的准备,玻璃器皿应高压消毒,防止核酸酶的污染。试剂、药勺要高压灭菌或过滤除菌,进行 RNA 检测时,要用 DEPC 处理水。操作时要戴手套,谨防 RNA 污染。

六、原位杂交操作程序示例

（一）生物素标记 cDNA—mRNA 杂交

1. 试剂配制

（1）BFA 固定液（100ml）　20mg Na_2HPO_4,100mg KH_2PO_4,45ml 丙酮,25ml 甲醛,30ml 蒸馏水。

（2）0.1% DEPC（diethyl pyrocarbonate,焦碳酸二乙酯）水　DEPC 1ml,双蒸水 1000ml 37℃ 孵育过夜,高压灭菌备用。

（3）TBS（Tfis 缓冲生理盐水）　0.5mol/L Tris-HCl 100ml,NaCl 8.5～9g,双蒸水加至 1000ml。

（4）蛋白酶 K 溶液　1mol/L Tris-HCl（pH 为 8.0）10ml,0.5mol/L EDTA（pH 为 8.0）10ml 加消毒双蒸水至 100ml,使用前加入蛋白酶 K 储存液（1mg/ml,-20℃保存）,使用终浓度按需配制。

（5）1mol/L Tlis-HCl 缓冲液（pH 为 8.0 和 7.2）　Tris 碱 121.1g,双蒸水 800ml 用 HCl 和 NaOH 将 pH 调至 8.0 或 7.2,再加双蒸水至 1000ml,高压灭菌。

（6）0.5mol/L EDTA（pH8.0）　EDTA 钠盐 186.1g,双蒸水 600ml。60℃持续搅拌,同时加 NaOH（约 20g）,使 pH 接近 8.0,待 EDTA 完全溶解后,使溶液冷却至室温,然后用 NaOH 溶液将 pH 调至 8.0,最后加双蒸水至 1000ml,高压灭菌。

（7）0.2% 甘氨酸（用 DEPC-TBS 配制）　甘氨酸 0.2g,DEPC-TBS 100ml。

（8）DEPC-TBS　0.5mol/L Tris-HCl 100ml,NaCl 8.5 ~ 9g,DEPC 水加至 1000ml。

（9）2×SSC-50% 甲酰胺（100ml）　10×SSC 20ml,甲酰胺 50mol,DEPC 水加至 100ml。

（10）预杂交液　50% 甲酰胺,5×SSC,5×Denhmdt's,10% 硫酸葡聚糖,100μg/ml 剪断的鲑鱼精子 DNA,250μg/ml 酵母 tRNA,RNasin 1U/μl。

（11）10×SSC　NaCl 87.65g,枸橼酸钠 44.10g,溶于 800ml 双蒸水中,用 10mol/L NaOH 将 pH 调至 7.0,再加双蒸水至 1000ml,高压消毒。

（12）DAB-H_2O_2 显色液　DAB（3,3-二氨基联苯胺）50mg,0.05mol/L Tfis-HCl 100ml（pH 为 7.6）,30% H_2O_2 30 ~ 40μl/ml,先以少量的 Tris-HCl 液溶解 50mg DAB,然后加入余量的 Tris-HCl 充分混匀,使 DAB 终浓度为 0.05%,过滤后显色前加入 H_2O_2,使其终浓度为 0.01%。

2. **生物素标记 cDNA—mRNA 杂交程序**

（1）杂交前预处理

①石蜡切片脱蜡至水,BFA 液固定的细胞涂片或冰冻室温复温。用 PAP 笔在细胞周围画圈,待干。

②入 80% 乙醇 5 分钟,蒸馏水速洗后,DEPC 水洗。

③用含 0.1% DEPC 的 TBS 洗 2×3 分钟。

④ 0.2mol/L 盐酸酸化 10 分钟,DEPC-TBS 洗 2×3 分钟。

⑤样品加 5μg/ml（细胞涂片或冷冻切片）或 25μg/ml（石蜡切片）蛋白酶 K,37℃15 分钟。

⑥ 0.2% 甘氨酸（用 DEPC-TBS 配制）2 分钟中止反应,DEPC-TBS 洗 2×3 分钟。

⑦ 2×SSC-50% 甲酰胺中 52℃ 10 分钟。

（2）预杂交　向玻片圈内加预杂交液（50% 甲酰胺,5×SSC,1×Denhardt's,10% 硫酸葡聚糖,100μg/ml 剪断的鲑鱼精子 DNA,250μg/ml 酵母 tRNA。RNA 杂交时,加 RNasin 1U/μl）,42℃ 90 分钟。

（3）杂交　将 Bio-cDNA 探针置沸水中变性 5 ~ 10 分钟后,按 2.5μg/ml 稀释于上述预杂交液中,滴加样品上,42℃杂交过夜。

（4）杂交后洗涤

①2×SSC-50% 甲酰胺洗涤,42℃,2×15 分钟。

②2×SSC 洗涤 2×15 分钟。

③1×SSC 洗涤 2×5 分钟。

④0.5×SSC 洗涤 2×5 分钟。

⑤0.2×SSC 洗涤 2×5 分钟。

⑥TBS 洗涤 2×5 分钟。

（5）杂交后检测：

①加 HRP-SA（1∶1000）37℃ 1 小时。

②TBS 洗涤 3×5 分钟。

③DAB 显色，镜下控制显色效果。

④自来水冲洗终止反应。

（6）对比染色苏木素对比染色核，常规脱水、透明和封固。

3. 对照实验　实验同时设置如下对照：

（1）探针对照：杂交液中不加探针，其余各步相同。

（2）检测系统对照：用 TBS 代替 HBP-SA，其余各步相同。

4. 结果判定　阳性结果呈棕黄色，位于细胞质内，细胞核对比染色呈浅蓝色。

（罗　宇）

附录2　病理尸体剖验

尸检的意义及须知

一、概述

病理尸体剖检（autopsy），简称尸检，是由病理学工作者对死者的遗体进行病理解剖，通过观察器官、组织的改变，并结合临床资料进行综合分析，对疾病作出诊断和查明死亡原因。病理尸检的特点是观察全面而系统，诊断客观而确切。所以，作为医务工作者、医学生乃至一般市民，都应该对尸检有所了解。应该提倡和积极动员尸检，提高尸检率，以解决临床疑难疾病的诊断或医疗纠纷，增强医院的医疗水平，促进医学的发展，为人类战胜疾病和提高生活质量而服务。

二、病理尸检的意义

1. 协助临床验证诊断和治疗是否正确，从中总结经验，吸取教训，对提高临床工作质量起到指导作用。通过对尸体的病理解剖，可观察病死者各器官的病理变化，找出其主要病症，判断死亡原因，帮助验证临床检查各项诊断及医疗措施是否正确合理，总结经验，提高医疗水平，因此，大力开展尸体病理解剖是促进医学科学发展的重要方法之一。

2. 及时发现或确诊某些传染病、地方病、流行病、职业病或新的疾病,为防治措施提供依据。

3. 可以积累人体病理材料,积累科学研究资料,为深入研究疾病并探索其本质、发展病理学作出贡献。

4. 为病理学教学提供标本资源,积累教学资料。

5. 通过尸检获取疾病的第一手材料,对于培养专业医师和医学生的分析和解决问题的能力、理论联系实际的能力等,具有重要的价值。

6. 有助于器官组织移植手术的开展。

7. 协助法医检查死因,解决刑事和法律纠纷。

8. 查明死亡原因,为解决医疗纠纷提供重要的依据。

三、病理尸检须知

1. 我国卫生部门将尸检分为三种,即普通解剖、病理解剖和法医解剖。病理解剖限于教学、医疗、医学科学研究和医疗预防机构的病理科(室)施行。

2. 凡符合下列条件之一者应进行病理解剖

(1)死因不明者。

(2)有科学研究价值者。

(3)死者生前有遗嘱或家属愿供解剖者。

(4)疑似职业中毒、烈性传染病或集体中毒死亡者。

(5)对于家属提出疑问,发生医疗纠纷的病例,应做病理解剖。

上述 1、2 项及医疗纠纷的尸体,必须由医院和死者的法定监护者双方同意,签字后提出申请,法律生效后,方可进行尸检。

3. 解剖尸体必须经过医师或法医进行死亡鉴定、签署死亡证明后方可进行。

4. 尸检相关操作规定有:

(1)有临床医师签署的尸体检验申请书。

(2)事先征得患者近亲属的同意,并由医院主管部门负责,签署尸体解剖知情同意书。

(3)病理解剖的尸体,可以留取部分组织或器官作为诊断及研究之用,但必须向死者近亲属和(或)单位负责人说明,并在尸体检验同意书中予以确认。

(4)涉及医疗纠纷或刑事案件的尸体解剖,应当由属地司法部门按规定授权,在医院或在法医部门指定的地点进行。

(5)凡发生医疗事故或事件、临床诊断不能明确死亡原因的,在有条件的地方必须进行尸检。尸检应在死后 48 小时以内,由卫生行政部门指定医院病理解剖技术人员进行,有条件的应当请当地法医参加。医疗单位或者病员家属拒绝进行尸检,或者拖延尸检时间超过 48 小时、影响对死因的判定的,由拒绝或拖延的一方负责。

(6)参加尸体检验的病理医师和技术人员要经过专门的培训与考核授权。

(7)在尸检时,如发现有他杀或自杀可疑情况时,应报请公安局派法医进行尸检,或由法医和病理医师共同解剖。

（8）尸体检验报告一般应在 50 个工作日内发出。尸检报告需由三级医师签字后发出。

（9）如发现其死因为烈性传染病者，应于准确诊断后 12 小时内报告当地卫生主管部门。

（10）尸检档案要完整保存。

（11）尸检标本至少保存至尸检报告发出后 1 年，涉及纠纷和刑事案件者除外。

尸体病理解剖的方法和步骤

一、程序及配合

按职责分工，尸检主要由病理医师完成，实验技术人员给予必要的配合。

（一）尸检前的准备

尸检前的准备工作由实验技术人员完成，主要分两部分，一部分是日常准备工作，如各种解剖物品的配备、维护和消毒，设备的检修、保养等；另一部分是接到尸检通知单后的准备工作。

1. 尸检设备器械物品的准备

（1）尸检器械的准备。

（2）隔离衣物的准备，特别要准备好各种型号的乳胶手套并保证无破损。

（3）闭路电视、摄影、摄像、录音设备以及网络系统的准备和调试。

（4）检查上、下水道是否通畅，发现阻塞应及时疏通。

（5）检查照明和其他电器设备，发现故障及时修理。

（6）准备好大小标本缸，并配好中性甲醛溶液置于缸内。

（7）准备好尸检时所用的纱布及填塞物、尸检记录单和记录笔、尸检后的消毒药液等。

（8）与有关部门联系供应热浴水。

（9）协助送尸工将尸体送进解剖室，置于解剖台上备检。

2. 病理解剖前的准备工作　病理尸检一般由有关单位以及死者的法定监护者双方同意，签字后提出申请，法律生效后由病理学教研室（或医院病理科、室）负责进行。临床医师应先写好死者的病史摘要和死亡经过，以供解剖、分析死因和书写病理尸检报告时参考。尸体解剖一般在患者死亡后 24 小时内进行，不宜过迟，否则会因死后自溶和腐败而造成检查、诊断上的困难。

（二）尸检的技术操作及配合

病理医师站在尸体的右侧，实验技术人员站在尸体的左侧，便于配合。台下应有一人记录或采用主检者口述录音的方法。

二、尸体病理解剖的方法和记录

（一）一般状态

记录死者的年龄、性别、身长、体重、发育、营养状况，全身皮肤颜色，有无出血（瘀点或瘀斑)、水肿、黄疸、有无瘢痕及外伤等。

（二）死后现象

1. 尸冷　检查并记录尸体的体温，有衣物覆盖的成人尸体，气温在 11℃~15℃ 的环境中，须经 28 小时，尸温开始下降至与周围温度相同。

2. 尸僵　死后各部肌肉渐成僵硬，一般于死后 2 小时自下颌开始，渐延及颈部、躯干、上肢及下肢、持续 24 小时以上，以后逐渐消失，顺序同上。急死或死前有痉挛者，尸僵出现较早，程度较强，持续时间较长；老弱久病者，则尸僵程度较弱，持续时间较短。气温较高时尸僵出现较早，消失也较快，寒冷时则相反。

3. 尸斑　死后血管内血液逐渐向尸体下垂部沉降，在身体低下部位未受压处皮肤显出不规则的紫红色斑纹或斑块，即为尸斑。一般在死后 2~4 小时出现，但也有死后很快发生者。开始时，压之即退色，24 小时后则压之不退。尸斑通常为紫红色，时间愈长，颜色愈深。

4. 角膜混浊　死后由于眼睑不能闭合和自溶，角膜即逐渐干燥混浊。

5. 尸体腐败　死后由于尸体的组织蛋白受细菌的作用而分解，称为尸体腐败。表现为腹壁皮肤变绿、变软，发生气泡、水泡，甚至全身膨胀、舌眼突出、口唇及面部肿胀，呈所谓"巨人观"。尸体腐败由体内腐败菌引起。通常在死后一昼夜末或数日才明显出现。快慢与温度、湿度、空气是否流通等有关。

（三）体表各部状态

头皮有无血肿、肿块；头发颜色、长度、密度，有否脱发秃顶等；两侧瞳孔是否等大，并记录其直径；结合膜是否有充血、出血，巩膜有无黄疸，眼睑有无水肿；鼻腔及外耳道有无内容物流出；口腔有无液体流出，牙齿有无脱落，口唇是否青紫；腮腺、甲状腺是否肿大；胸廓平坦或隆起，左右是否对称，腹壁是否膨隆，有无手术创口、工人肛门等；背部及骶部有无褥疮；外生殖器有无疤痕；肛门有无痔核；四肢有无损伤或疤痕；体表有无畸形；浅表淋巴结是否肿大等。

（四）各脏器的取出方法

1. 切开胸腹腔　胸、腹壁皮肤和皮下组织的切开方法常用的有"T"形及直线切开法。"T"形切开法其横切线自左肩峰起，沿锁骨、胸骨柄达于右肩峰，直切线自胸骨柄起，沿正中线，绕过脐凹左侧，止于耻骨联合处。为更好地检查髂动脉及股动脉，当直切行至脐凹与耻骨联合之间的中点稍下处时停止，然后将切线健身两侧腹股沟中点用两切线；直线切开法以下颌骨下方，大约相当于甲状软骨处为起点，沿前正中线切开，切线绕过脐凹左侧，止于耻骨联合处。颈部器官的剖检：将置于颈部的木枕向背部移动，使颈部垫高，以利操作。如用"T"形切开法，沿横切线从锁骨、胸骨柄起向上将颈前半部的皮肤，连同皮下组织剥离。刀口朝下，以免割穿皮肤，影响外观；左手提起皮瓣相助。待颈前皮肤及皮下组织与颈部器官和肌肉分离完毕，沿下颌骨内侧，从正中分别向左右将口腔底部肌肉与下颌骨分离。然后从下颌骨下将舌等器官向下拉出，再把软腭切断，在尽量高的位置切断两侧颈外及颈内动脉，然后向下沿颈椎将软组织剥离，这样便可将颈部各器官组织剖出（剥离时注意连带将两侧扁桃体完整剥下，一并取出）。如用直线切开法，自下颌下正中开始起沿中线绕过脐部左侧，直到耻骨联合,将皮肤、皮下组织、肌肉等一并切开。此法取颈部器官较便利。方法则从颈部正中切线向两侧及上方将颈前半部的皮肤及皮下组织剥离(其余同"T"形切开法)。

胸壁皮肤切开后,连同皮下组织、胸大肌等自正中线向两侧剥离至腋线。剥离时可用左手紧握皮肤和肌肉,手背面对皮肤用力向上外翻起,右手执刀,将胸廓外组织尽量切除,充分暴露肋骨、肋软骨、肋间肌,观察胸壁软组织有无损伤及出血(形态、大小、范围),有无肋骨骨折(骨折部位、形态),有无其他病变。疑有气胸者,将已剥离的胸壁软组织提起围成袋状后注入清水,用刀尖在水中将第一或者第二肋间刺破(勿伤及肺、保持刺破口通畅),如有气泡冒出,即证明有气胸存在。

腹腔的切开则在腹壁沿切线切开,注意腹部皮下脂肪(通常约1.5cm厚度)及肌肉的状态,观察腹膜有无粘连,然后,以有齿镊子夹住腹膜向上提起,用小刀割破一小孔(注意有无液体等溢出),从孔中伸入左手食指和中指,略向上提,以剪刀沿两指之间剪开腹膜至耻骨联合上方,再沿肋弓缘将连接胸腹壁的肌肉等切断,充分暴露腹腔,检查腹壁有无损伤、出血及其部位、形态、大小等;注意有无异味,检查大网膜及腹腔各器官的位置是否正常,腹腔内有无积血、积液等,记录积血、积液的量、性状、颜色、积血的凝固情况,并查找血源,注意寻找器官或大血管破裂处。观察各脏器间有无粘连,检查器官有无穿孔。测量肝、脾下缘及横膈高度(正常横膈的顶点,右侧为第四肋间或肋骨,左侧为第五肋间或肋骨)。肝脏是否增大,其前缘在锁骨中线处是否超过肋弓(记录肋弓下多少cm)。脾脏是否增大、肋弓下多少cm。观察胃肠有无胀气,有无肠扭转、肠套叠,胰腺有无出血、坏死及其发生部位与程度。女性尸体应检查子宫、输卵管、卵巢等有无损伤及病变。大网膜正常时呈灰白色,菲薄而透明。

胸腹壁切开后,先用软骨刀或解剖刀自肋骨与肋软骨交接部的内侧约1cm处第二肋骨开始切断两侧肋软骨,切线距肋软骨与肋骨交界处0.5~1cm为宜。继用手术刀将胸锁关节切断(避免切破锁骨下动、静脉,防止血液注入胸腔),并用肋骨剪剪断两侧第一肋骨,然后将肋弓提起,紧贴胸骨及肋软骨后面,分享膈肌和纵隔,注意勿损伤大血管,最后将胸骨(连同肋软骨)摘除,暴露胸腔,检查胸腔有无积液,记录其量及性状,肺膜与胸壁有无粘连。将胸腺剥离取出,记录其脂肪取代程度及重量。用镊子在心脏基底部夹住心包壁层并在此做一小孔,将剪刀钝头由此小孔插入,以"Y"字形或"人"字形剪开心包。第一剪沿大血管的方向向上,直到壁层心包与脏层心包的交界处。第二剪直达心尖部,第三剪沿右心室的侧缘剪向右下方。剪开心包,记录心包腔内液体量和性状(正常有5~10ml淡黄色清亮液)。并检查壁层心包的内面及心外膜的情况。如果要取血液化验或培养,可在此时抽取右心血液。疑有空气栓塞者,将心包剪口提起后注满清水,用刀尖在右心房、右心室各刺一孔,如有气泡冒出,即可证实有静脉空气栓塞。

2. 各脏器取出方法　一般采用联合取出法,自环状软骨离断后进行剥离,用圆头剪剪断膈肌,用止血钳夹住直肠上端,并用圆头剪剪断。这样就可以将胸、腹腔脏器全部托出,以保持各器官及管道原来的关系。此法在解剖学上称为全脏器切除法,是目前最常用的方法。另一种是先胸腔、后腹腔将器官分别取出的局部脏器切除法。

也可在颈部器官剥离后,切断无名动脉及左锁骨下动脉,然后将气管连同心、肺一并拉出胸腔,一般可自横膈以上将食管、胸主动脉等切断,取出心肺。若主动脉有病理变化需保存整个主动脉时,须将心脏及主动脉与肺分离,待腹腔各器官取出后,再将心脏连同主动脉整个取出。肺单独取出时,可将肺提出胸腔,在胸廓肋软骨断面边缘上,然后用解剖刀在肺门处将主支气管和肺动脉切断,即可将肺取出。

3. 胸腔器官检查

(1)心脏　心脏的剖检一般是在与肺未分离之前进行(把心肺平放在垫板上,左手提起心脏,然后进行剖开)。但如估计无主动脉病变及先天性心脏病等时,可将心脏与肺分享后进行剖检。即提起心脏,剪断肺静脉,然后在心包壁层与脏层转折处剪断主动脉,即可将心脏取出,疑有肺动脉栓塞者,须在心肺取出之前,将心脏及肺动脉剪开,以观察其腔内有无血栓阻塞(注意,曾做过心脏按压者,血栓质块可被压碎,须保留可疑的碎块做切片检查),并应同时检查下腔静脉及髂静脉等有无血栓存在。

心脏的剪开,一般须血流方向先从下腔静脉将右心房剪开(如有心脏疾患者需检查窦房结时,必须保留上腔静脉及其入口处1cm以内的心房组织),然后用肠剪沿右心室缘(锐缘)剪至心尖部,再从心尖部,距心室中隔约1cm将右心室前壁及肺动脉剪开,检查右心各部分;左心,从左右肺静脉口间剪开左心房,检查二尖瓣口有无狭窄(正常成人可容二指通过),再沿左心室左缘(钝缘)剪至心尖部,从心尖部沿心室中隔左缘向上剪开左心前壁,至靠近肺动脉根部时,尽量避免剪断左冠状动脉前降支,切线宜稍向左偏,然后剪断左冠状动脉回旋支,在左冠状动脉主干左缘,即肺动脉干与左心耳之间剪开主动脉。这样对检查冠状动脉的病变有很大好处,有时,也可用脏器刀先将右心室右缘及左心室左缘切开,然后经瓣口的瓣膜交界处将左、右心房剪开,这样可以避免剪断腱索及瓣膜。

检查并记录心脏的重量(正常成人约270g)、大小(约如死者右拳),左、右心室肌壁的厚度(一般在两侧切缘的中点测量,肉柱及心外膜下脂肪组织均须除外,正常右心室肌壁厚约0.4cm,左心室厚约1.2cm)。疑有肺心病时,须在距肺动脉瓣游离缘下2~2.5cm处测量右心室肌壁厚度(正常厚0.3~0.4cm,大于0.4cm即为右心室肌肥大)。

检查各瓣膜有无增厚或赘生物,有无缺损、粘连、缩短等。腱索有无变粗、缩短。测量各瓣口周长(正常成人三尖瓣口周长约12cm、肺动脉瓣口约8.5cm、二尖瓣口约10.4cm、主动脉瓣口约7.7cm)。检查心腔有无扩张,心肌有无色泽改变、变软、梗死或疤痕等,有无先天性畸形(卵圆孔、动脉导管是否关闭,房间隔、室间隔有无缺损等)。

冠状动脉:检查左、右冠状动脉口有无狭窄或闭塞。冠状动脉的检查一般在心脏固定以后进行,方法是沿左、右冠状动脉走向每隔2~3cm做横切面(注意切面须与动脉中轴垂直),观察每一切面有无斑块及血栓。

主动脉:检查内膜有无斑块。

(2)肺　先检查两肺表面肺膜有无增厚,有无炎性渗出物,各肺叶有无实变病灶或肿块,剪开肺动脉各大分支,观察腔内有无血栓。剪开各叶支气管,观察其管腔有无扩张,有无黏液阻塞或肿块。肺的切开常用脏器刀沿其长轴自外侧凸缘向肺门做一水平切面。观察肺切面的颜色,有无病灶,轻压之有无血液或泡沫状血水流出。肺门淋巴结是否肿大。

4. 颈部器官检查

（1）上消化道　舌有无溃疡；两侧扁桃体是否肿大，表面有无渗出物；食管黏膜面有无溃疡。

（2）呼吸道　喉头有无水肿或渗出物，气管及主支气管有无内容物或渗出物。

（3）甲状腺　是否肿大，有无结节状肿块。

（4）其他　颈部有无肿大的淋巴结。

5. 腹腔器官检查

（1）脾脏　记录其大小（正常约13cm×8.5cm×3.5cm）及重量（正常约150g）。包膜是否光滑，有无增厚。表面及切面颜色、性状，脾小结能否看到，脾髓用刀能否刮下，有无梗死灶等。

（2）肠及肠系膜　先将大网膜拜及横结肠往上推开，即可见到空肠与十二指肠交界处。用肠钳夹紧交界处然后切断空肠。然后以左手提起空肠，右手以长刃刀沿肠系膜附着处将小肠与肠系膜分离。再将大肠与腹膜后其他软组织分离至乙状结肠与直肠交界处即可切断。然后以肠剪沿肠系膜附着线剪开小肠，大肠可沿肠系膜对侧剪开，检查肠内有无寄生虫，肠黏膜有无充血、出血或溃疡形成，有无肿物，肠壁是否增厚，肠腔有无狭窄或扩张。必要时可用流水轻轻洗去肠内容物，以利观察。

（3）胆囊和胆管　通常将胃、十二指肠，连同胰腺、肝脏等一并取出。在剖验之前宜先查看下腔静脉有无血栓。左手提起系膜，用剪刀将肠系膜、十二指肠及胰等与腹膜后的软组织分离，继而往上剪断腹腔静脉，然后用手剥离肝右叶后面的软组织，再将膈肌与肝相连部分剪去，剪去肝镰状韧带。这样就可将上述各器官一并取出按原来位置放在垫板上，将肝前缘向上翻起，然后将十二指肠剪开，暴露十二指肠乳头（Vater 氏壶腹开口处），挤压胆囊，检查胆道通畅情况。观察胆管有无扩张，剪开胆总管及肝管，检查管壁是否增厚，管腔有无扩张或阻塞，腔内有无结寄生虫或肿瘤。剪开胆囊，观察裹壁是否增厚，黏膜是否变粗糙，内容性状，腔内有无结石等。检查完毕，即可用剪将其与肝脏分离，并在肝门处将肝十二指肠韧带连同其中的胆总管、门静脉及肝动脉剪断。

（4）胃和十二指肠　沿十二指肠前壁剪开，经幽门部，沿胃大弯至贲门将胃剪开。观察胃壁有无增厚，胃黏膜有无出血，胃小弯、幽门窦及十二指肠球部黏膜有无溃疡等。

（5）胰　可用解剖刀在胰体部做一横切面，找出胰管断面，然后用血管剪向胰尾及胰头将胰管剪开，直至十二指肠乳头处，观察胰管与胆总管汇合处的情况，胰管有无扩张和结石。把胰平放在垫板上，做若干横切面，观察其小叶结构是否清楚、有无出血、坏死灶及肿块等。

（6）肝脏　测量其大小（正常左右径 25 ~ 30cm、前后径 19 ~ 21cm、厚 6 ~ 9cm、重量约130g）。观察肝表面是否光滑、色泽（正常呈红褐色）及质地。分别剪开左、右肝管，观察有无扩张、结石或肿块；剪开门静脉，检查有无血栓。检查切面色泽、有无肿块等。

（7）肾上腺和肾脏　剪开左侧腰部腹膜，剥离左肾上极脂肪组织即可将左肾上腺分离取出。右肾上腺因位于右肾上极与肝之间，须将肝脏向左上方提起，方易剥离之。两肾上腺正常重 7.6 ~ 8.4g。切面观察皮髓质结构是否清楚（正常时皮质呈黄褐色，髓质灰红色），有无出血或肿瘤等。

切开两侧腰部腹膜,剥离肾周脂肪组织,即可将肾提起,然后左手握肾,肾门向下,将输尿管、血管等夹于中指与无名指之间,右手用长刃刀沿外侧缘正中向肾门做纵行切开,直至只留少许软组织为止。剪开肾盂、输尿管,检查有无病变。

测量肾的大小(正常约为11cm×5cm×3cm),重量(一侧约140g)。肾纤维膜是否易于剥离,观察肾表面色泽(暗红褐色),有无裂口、疤痕。切面皮质有无增宽或变窄(正常约为0.6cm)。皮、髓质结构是否清楚。

6. 盆腔器官检查 若肾、输尿管均有病变,宜将肾脏及输尿管连同盆腔各器官一并取出。

睾丸、附睾及输精管:是否粘连,有无肿块。

膀胱、子宫和直肠:先将膀胱顶部的腹膜剥离。继用手伸入盆腔两侧及后壁,分离膀胱及直肠周围软组织。然后以左手握着盆腔器官,右手用长刃刀沿耻骨联合切断前列腺与尿道的交界处(女性的尿道和阴道)及直肠下端,取出整个盆腔器官。

沿前壁剪开膀胱,检查其黏膜有无出血、溃疡等。男性检查前列腺是否肥大。女性将子宫与膀胱、直肠分离,以剪刀由子宫颈口自子宫颈至子宫底将前壁剪开,再从子宫底向两侧子宫角剪开,形成Y字形切口。检查子宫内膜面有无妊娠、出血或坏死,子宫肌壁厚度及有无肿瘤等。检查两侧输卵管有无扩张,卵巢有无肿瘤。沿直肠后壁正中线剪开直肠,检查其黏膜有无溃疡、痔核或肿瘤。

7. 脑和脊髓检查 套好头颅固定器,自一侧乳突上方约1cm处经颅顶部至另一侧乳突同样部位做一切口切开皮肤。将头皮分别向枕部及额部剥离,将头皮翻转,充分暴露颅骨。标记在额部平行于眶上缘并距离该缘1~2cm,向两侧延长,经颞肌向后会合于枕骨粗隆处的锯线,然后沿锯线锯开颅骨,用T字凿及锤子分离并移去颅骨。沿头骨锯线将硬脑膜剪开,并剪断大脑镰前端,然后用解剖刀断离延髓,即可将硬脑膜由前向后剥离。

脑的取出:以左手四指插入额叶与额骨之间,将额叶向上后方轻轻拨开,右手持剪,剪去嗅神经、视神经、颈内动脉、脑垂体蒂及两侧颅神经。继向两侧剪开小脑幕,最后于刀所能及的最下端将脊髓切断将脑取出。然后,用刀分离周围组织,由蝶鞍取出脑垂体。

测量脑的重量(正常约1400g),观察软脑膜血管有无充血,蛛网膜下腔有无出血或积液。两侧大脑半球是否对称,脑回有无变扁(或变窄小),脑沟有无变浅(或变宽)。脑底动脉有无硬化。

因脑组织十分柔软,脑的切开一般在固定数周后进行。经固定后,将脑放在垫板上用脑刀经脑岛做一水平切面,检查脑基底核有无出血、软化灶,侧脑室有无扩张等。亦可采用额状切面法,先切断大脑脚,将小脑及脑干取下,然后从额叶至枕叶将大脑做多个额状切面,每个切面相隔约1cm。

小脑和第四脑室的检查:注意有无脑疝。经小脑蚓突部做水平切面或矢状切面,观察有无出血或肿瘤。第四脑室有无扩张。

脑干的检查,可沿中脑、脑桥、延髓做多个横切面,每切面相隔0.5cm。观察有无出血及软化灶。

8. 尸检全部脏器剖验检查完毕后,用填充物填充胸、腹腔,将皮肤切口严密缝合,以保持尸体外表的完整性。用填充物填充取出脑组织后的颅腔,将颅骨扣覆原位,缝合头皮;用纱布和清水擦去尸体表面的血迹和污物,整理好仪容;与太平间工作人员联系送回尸体;整理、清洗并擦干器械,打包后送消毒室消毒;解剖室的洗消,除可采用紫外线灯法、臭氧空气消毒仪法、喷雾法(0.8%过氧乙酸20ml/m³)、甲醛—高锰酸钾熏蒸法等进行整体密闭消毒外,对墙面、地面和解剖台可使用含氯消毒液或0.5%过氧乙酸消毒液进行擦拭,擦拭后注意清除液滴和水渍。尸检工作完成后,方可洗浴更衣。

三、剖检后标本的技术处理

尸检提取的各脏器或组织均应及时放入中性福尔马林溶液中固定,固定容器大小及固定液量要适宜,防止组织挤压。对容易漂浮的组织(如肺)在表面可用棉花覆盖。并按规定要求切取组织块,做切片组织学检查(标本的技术处理详见常规病理制片、染色章节)。

尸检注意事项

一、尸检过程中的注意事项

1. 尸检是一项严肃的科学工作,因此尸检时应认真对待,环境要肃穆,工作人员要穿戴整齐,态度严肃认真,绝对禁止在解剖室内嬉戏打闹、大声喧哗及抽烟、吃东西等。

2. 观摩尸检要经过申请批准,非专业性的无关人员不得进入解剖室观看尸检工作。凡因教学或业务相关,需要观摩尸检的人员(含医学院校学员)要经过申请批准,必须在指定地点观看,不得随意走动或喧哗,不得干扰尸检工作,也无权将所见所闻透露给死者家属和其他人员。

3. 尸检时要遵守操作规程,尸检时一定要严格遵守规程,按步骤和方法仔细操作,并避免出现器械误伤操作者和污物、血液溅射情况。取出的结石、弹头、弹片等异物,应及时放在干燥清洁的器皿里,以备分析之用,注意不要被水冲走或丢失。

4. 注意个人防护、保护环境,尸检前工作人员一定要按要求穿好隔离衣物,所戴的乳胶手套在操作过程中要常用水冲洗,以保持清洁。如不慎割破手套但未伤皮肤时,要及时更换手套。如已割破皮肤,要立即下台,严格按外科伤口清创处理。尸检时,应避免将血液、粪便污水及其他污物弃在地面,以免污染解剖室。所用器械要经常清洗,保持清洁,切不可有脓血污迹存在,以防被检脏器污染。尸检排放的污水应先入消毒池处理,再进入公用下水管道。废弃物品要用专用袋子盛装并送到指定的收纳处。

5. 对传染病死者尸检要严格隔离消毒,如遇到特殊病例的尸检(如传染病、原因不明的疾病等),应严格按国家规定的隔离消毒方法进行,绝对禁止将解剖时所用的物品或器械带出室外或任意丢弃。

6. 按规定发布尸检结果,尸检结束后,一切结论应以尸检报告为准。在正式报告未发出之前,参加尸检人员不得将尸检情况向无关人员泄露或发表不负责任的言论,这一点在存在医疗纠纷时更要注意。

二、病理诊断的注意事项

1. 尸检诊断的一般性原则

(1)尸检诊断是病理医师对逝者生前所患疾病的最终诊断。它是在全面综合分析逝者生前的临床资料以及对尸检肉眼检查、各脏器取材组织学检查及其他实验技术对样本进行检查后得出的。

(2)尸检诊断的形成需要经历一个过程,它开始于尸检操作前的病历阅读及与医患双方针对病程及病情的沟通,体现在解剖术式的选择、尸检的肉眼所见、重点脏器的检查、组织切片的阅读、特殊检材的提取及检验等多个环节,任一环节的疏漏都可能影响尸检诊断的准确性。

(3)在逝者生前所患的各种疾病中,需要结合临床过程,分清主要疾病、继发疾病及伴发疾病。对于恶性肿瘤的患者,还需要区分原发与转移,并根据肿瘤的部位、大小及继发性改变等进一步评估其对机体的影响。

(4)系统的尸体剖验除需要进行最终病理诊断外,还应结合逝者生前所患各种疾病及其他外界因素对机体的影响,对逝者的死亡进行死因分析,分清逝者死亡的直接死因、根本死因、中介死因、死亡诱因,力求得出准确的死因结论。

(5)对于新发疾病或接受新的检查和治疗方式的病例,尸检除需要进行常规诊断外,还需要更为详细的描述与讨论,以促进对新病种、新的检查技术或治疗方式的认识与理解,促进医学进步。

2. 在尸检过程中,对每一器官尽可能地作出初步的肉眼诊断。待尸检进行完毕,对于各器官的病理变化必须全面地进行综合分析,找出这些病变中,什么是主要的,什么是次要的(从属的);什么是原发的,什么是继发的,然后按照主、次、原发、继发将病变加以排列,确定什么是本例的主要疾病,再将由此主要病变引起的一系列病变按先后排列;其次将与主要疾病无关的其他病变排列在后面。这样就得出一套肉眼诊断。

讨论和总结:内容大致包括以下三方面:①初步确定本例的主要疾病;②分析各种病变的相互关系;③初步确定本例的死亡原因。

上述工作完毕后,即可发出尸检初步报告。但正式的尸检报告须待组织学检查以后才能整理发出。在整理正式的尸检报告时,对初步报告所做的诊断的讨论可做必要的修正及补充。

(罗秉庆)

附录3　器官体积与重量正常参考值

心脏:

　　重量:男 284±50g　女 258±49g

　　大小:长径 12～14cm　横径 9～11cm　前后径 6～7cm

厚度:左右心房壁0.1~0.2cm　左心房壁0.9~1.2cm　右心房壁0.3~0.4cm

心脏周径:三尖瓣11cm　二尖瓣10cm　肺动脉瓣8.5cm　主动脉瓣7.5cm

脑:

重量:男1300~1500g　女1100~1300g

肺脏:

左肺重量:325~480g

右肺重量:360~570g

肝脏:

重量:男1154~1447g　女1029~1379g

大小:左右径25~30g　前后径19~21g　上下厚度6~9g

胆囊:

长8~12cm　宽3~5cm　容量30~60ml

甲状腺:

重量30~50g　大小(5~7)cm×(3~4)cm×(1.5~2.5)cm

(重量与大小还因地区不同而异)

脾脏:

重量150~190g

大小(12~14)cm×(8~9)cm×(3~4)cm

胰腺:

重量80.84~116.58g

大小17cm×(3~5)cm×(1.5~2.5)cm

肾脏:

重量(单侧)134~148g

大小11.5cm×(4~6)cm×(3~5)cm

皮质厚度0.5cm

肾上腺:

重量(单侧)7~8g

大小(5~6)×(2.5~3.5)×1cm

前列腺:

重量与年龄有关:20~30岁15g　　51~60岁20g

大小(1.4~2.3)cm×3cm×(3.2~4.7)cm

子宫:

重量:未孕妇女33~41g　　经产妇102~107g

大小:未孕妇女　　长(宫底至宫外口)7.8~8.1cm

宽(宫底处)3.4~4.5cm

厚(宫底之下)1.8~2.7cm

宫颈大小：

  未孕妇女(2.9~3.5)cm×2.5cm×(1.6~2)cm

  经产妇(8.7~9.4)cm×5.8cm×(3.2~3.6)cm

卵巢：

  重量：(成年女子单侧)5~6g

  大小：(成年女子)4cm×3cm×1cm

附录4 显微镜的构造及使用

一、显微镜的主要构造

普通光学显微镜的构造主要分为三部分：机械部分、照明部分和光学部分。

1. 机械部分

（1）镜座 是显微镜的底座，用以支持整个镜体。

（2）镜柱 是镜座上面直立的部分，用以连接镜座和镜臂。

（3）镜臂 一端连于镜柱，一端连于镜筒，是取放显微镜时手握部位。

（4）镜筒 连在镜臂的前上方，镜筒上端装有目镜，下端装有物镜转换器。

（5）物镜转换器（旋转器） 接于棱镜壳的下方，可自由转动，盘上有3~4个圆孔，是安装物镜部位，转动转换器，可以调换不同倍数的物镜，当听到碰叩声时，方可进行观察，此时物镜光轴恰好对准通光孔中心，光路接通。

（6）镜台（载物台） 在镜筒下方，形状有方、圆两种，用以放置玻片标本，中央有一通光孔，我们所用的显微镜其镜台上装有玻片标本推进器（推片器），推进器左侧有弹簧夹，用以夹持玻片标本，镜台下有推进器调节轮，可使玻片标本做左右、前后方向的移动。

（7）调节器 是装在镜柱上的大小两种螺旋，调节时使镜台做上下方向的移动。

①粗调节器（粗螺旋）：大螺旋称粗调节器，移动时可使镜台做快速和较大幅度的升降，所以能迅速调节物镜和标本之间的距离使物象呈现于视野中，通常在使用低倍镜时，先用粗调节器迅速找到物像。

②细调节器（细螺旋）：小螺旋称细调节器，移动时可使镜台缓慢地升降，多在运用高倍镜时使用，从而得到更清晰的物像，并借以观察标本的不同层次和不同深度的结构。

2. 照明部分 装在镜台下方，包括反光镜，集光器。

（1）反光镜 装在镜座上面，可向任意方向转动，它有平、凹两面，其作用是将光源光线反射到聚光器上，再经通光孔照明标本，凹面镜聚光作用强，适于光线较弱的时候使用，平面镜聚光作用弱，适于光线较强时使用。

（2）集光器（聚光器） 位于镜台下方的集光器架上，由聚光镜和光圈组成，其作用是把光线集中到所要观察的标本上。

①聚光镜：由一片或数片透镜组成，起汇聚光线的作用，加强对标本的照明，并使光线射

入物镜内,镜柱旁有一调节螺旋,转动它可升降聚光器,以调节视野中光亮度的强弱。

②光圈(虹彩光圈):在聚光镜下方,由十几张金属薄片组成,其外侧伸出一柄,推动它可调节其开孔的大小,以调节光量。

3. 光学部分

(1)目镜　装在镜筒的上端,通常备有 2 ~ 3 个,上面刻有 5×、10×或 15×符号以表示其放大倍数,一般装的是 10×的目镜。

(2)物镜　装在镜筒下端的旋转器上,一般有 3 ~ 4 个物镜,其中最短的刻有"10×"符号的为低倍镜,较长的刻有"40×"符号的为高倍镜,最长的刻有"100×"符号的为油镜,此外,在高倍镜和油镜上还常加有一圈不同颜色的线,以示区别。

在物镜上,还有镜口率(N. A.)的标志,它反应该镜头分辨力的大小,其数字越大,表示分辨率越高,各物镜的镜口率如下表:

物镜	镜口率(N. A.)	工作距离(mm)
10×	0. 25	5. 40
40×	0. 65	0. 39
100×	1. 30	0. 11

表中的工作距离是指显微镜处于工作状态(物象调节清楚)时物镜的下表面与盖玻片(盖玻片的厚度一般为 0. 17mm)上表面之间的距离,物镜的放大倍数愈大,它的工作距离愈小。

显微镜的放大倍数是物镜的放大倍数与目镜的放大倍数的乘积,如物镜为 10×,目镜为 10×,其放大倍数就为 10×10 = 100×。

下图为普通光学显微镜。

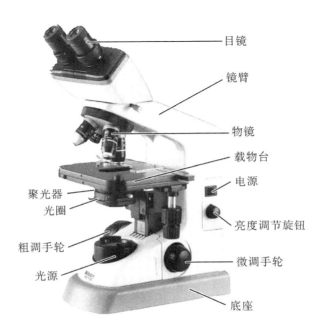

二、显微镜的使用方法

1. 低倍镜的使用方法

（1）取镜和放置　显微镜平时存放在柜或箱中，用时从柜中取出，右手紧握镜臂，左一手托住镜座，将显微镜放在自己左肩前方的实验台上，镜座后端距桌边 1~2 寸为宜，便于坐着操作。

（2）对光　用拇指和中指移动旋转器（切忌手持物镜移动），使低倍镜对准镜台的通光孔（当转动听到碰叩声时，说明物镜光轴已对准镜筒中心）。打开光圈，上升集光器，并将反光镜转向光源，以左眼在目镜上观察（右眼睁开），同时调节反光镜方向，直到视野内的光线均匀明亮为止。

（3）放置玻片标本　取一玻片标本放在镜台上，一定使有盖玻片的一面朝上，切不可放反，用推片器弹簧夹夹住，然后旋转推片器螺旋，将所要观察的部位调到通光孔的正中。

（4）调节焦距　以左手按逆时针方向转动粗调节器，使镜台缓慢地上升至物镜距标本片约 5mm 处，应注意在上升镜台时，切勿在目镜上观察。一定要从右侧看着镜台上升，以免上升过多，造成镜头或标本片的损坏。然后，两眼同时睁开，用左眼在目镜上观察，左手顺时针方向缓慢转动粗调节器，使镜台缓慢下降，直到视野中出现清晰的物像为止。

如果物像不在视野中心，可调节推片器将其调到中心（注意移动玻片的方向与视野物像移动的方向是相反的）。如果视野内的亮度不合适，可通过升降集光器的位置或开闭光圈的大小来调节，如果在调节焦距时，镜台下降已超过工作距离（>5.40mm）而未见到物像，说明此次操作失败，则应重新操作，切不可心急而盲目地上升镜台。

2. 高倍镜的使用方法

（1）选好目标　一定要先在低倍镜下把需进一步观察的部位调到中心，同时把物像调节到最清晰的程度，才能进行高倍镜的观察。

（2）转动转换器，调换上高倍镜头，转换高倍镜时转动速度要慢，并从侧面进行观察（防止高倍镜头碰撞玻片），如高倍镜头碰到玻片，说明低倍镜的焦距没有调好，应重新操作。

（3）调节焦距　转换好高倍镜后，用左眼在目镜上观察，此时一般能见到一个不太清楚的物像，可将细调节器的螺旋逆时针移动 0.5~1 圈，即可获得清晰的物像，切勿用粗调节器！

如果视野的亮度不合适，可用集光器和光圈加以调节，如果需要更换玻片标本时，必须顺时针（切勿转错方向）转动粗调节器使镜台下降，方可取下玻片标本。

3. 油镜的使用方法

（1）在使用油镜之前，必须先经低、高倍镜观察，然后将需进一步放大的部分移到视野的中心。

（2）将集光器上升到最高位置，光圈开到最大。

（3）转动转换器，使高倍镜头离开通光孔，在需观察部位的玻片上滴加一滴香柏油，然后慢慢转动油镜，在转换油镜时，从侧面水平注视镜头与玻片的距离，使镜头浸入油中而又不以压破载玻片为宜。

（4）用左眼观察目镜，并慢慢转动细调节器至物像清晰为止。

如果不出现物象或者目标不理想要重找，在加油区之外重找时应按：低倍→高倍→油镜程序。在加油区内重找应按：低倍→油镜程序，不得经高倍镜，以免油沾污镜头。

（5）油镜使用完毕，先用擦镜纸沾少许二甲苯将镜头上和标本上的香柏油擦去，然后再用干擦镜纸擦干净。

三、显微镜的使用注意事项

1. 持镜时必须是右手握臂、左手托座的姿势，不可单手提取，以免零件脱落或碰撞到其他地方。

2. 轻拿轻放，不可把显微镜放置在实验台的边缘，以免碰翻落地。

3. 保持显微镜的清洁，光学和照明部分只能用擦镜纸擦拭，切忌口吹手抹或用布擦，机械部分用布擦拭。

4. 水滴、酒精或其他药品切勿接触镜头和镜台，如果沾污应立即擦净。

5. 放置玻片标本时要对准通光孔中央，且不能反放玻片，防止压坏玻片或碰坏物镜。

6. 要养成两眼同时睁开的习惯，以左眼观察视野，右眼用以绘图。

7. 不要随意取下目镜，以防止尘土落入物镜，也不要任意拆卸各种零件，以防损坏。

8. 使用完毕后，必须复原才能放回镜箱内，其步骤是：取下标本片，转动旋转器使镜头离开通光孔，下降镜台，平放反光镜，下降集光器（但不要接触反光镜）、关闭光圈，推片器回位，盖上绸布和外罩，放回实验台柜内。

反侵权盗版声明

电子工业出版社依法对本作品享有专有出版权。任何未经权利人书面许可，复制、销售或通过信息网络传播本作品的行为，歪曲、篡改、剽窃本作品的行为，均违反《中华人民共和国著作权法》，其行为人应承担相应的民事责任和行政责任，构成犯罪的，将被依法追究刑事责任。

为了维护市场秩序，保护权利人的合法权益，我社将依法查处和打击侵权盗版的单位和个人。欢迎社会各界人士积极举报侵权盗版行为，本社将奖励举报有功人员，并保证举报人的信息不被泄露。

举报电话：（010）88254396；（010）88258888

传　　真：（010）88254397

E-mail：dbqq@ phei. com. cn

通信地址：北京市万寿路 173 信箱

　　　　　电子工业出版社总编办公室

邮　　编：100036